职场中的反社会人格

识别和远离伤害的职场指南

（原书第2版）

[美] 保罗·巴比亚克（Paul Babiak）
[加] 罗伯特·D. 黑尔（Robert D. Hare） 著

孟慧 骆瑒 等译

Snakes in Suits Revised Edition

Understanding and Surviving the Psychopaths in Your Office

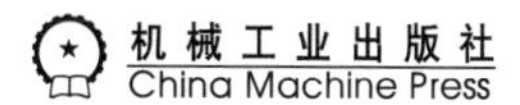

图书在版编目（CIP）数据

职场中的反社会人格：识别和远离伤害的职场指南：原书第2版/（美）保罗·巴比亚克（Paul Babiak），（加）罗伯特·D. 黑尔（Robert D. Hare）著；孟慧等译. —北京：机械工业出版社，2022.10

书名原文：Snakes in Suits, Revised Edition: Understanding and Surviving the Psychopaths in Your Office

ISBN 978-7-111-71648-8

I. ① 职… II.① 保… ② 罗… ③ 孟… III. ① 人格障碍－关系－职业选择－指南 IV. ① R749.91-62 ② C913.2-62

中国版本图书馆CIP数据核字（2022）第196086号

北京市版权局著作权合同登记 图字：01-2022-2318 号。

职场中的反社会人格

识别和远离伤害的职场指南（原书第2版）

出版发行：机械工业出版社（北京市西城区百万庄大街22号 邮政编码：100037）
责任编辑：朱婧琬
责任校对：李小宝 王 延
印 刷：三河市国英印务有限公司
版 次：2023年1月第1版第1次印刷
开 本：147mm×210mm 1/32
印 张：10.625
书 号：ISBN 978-7-111-71648-8
定 价：69.00元

客服电话：（010）88361066 68326294

译者序

2020 年夏天，我结束了一学期的网络直播课程，就接到了本书第 2 版[1]的翻译邀请。6 年前第一次阅读这本书时的兴奋时刻至今历历在目。过去 6 年间，也许是过去 20 年间，这条穿着西装的蛇在美国和加拿大的商业界、企业咨询界以及工业与组织心理学界等各界或隐匿伺机或翻云覆雨，然后带着浓浓的学术气息卷土重来，想与我国读者再次对话。

在第 1 版的译者序中，我们介绍了蛇在西方文化中的形象是奸诈狡猾，代表了诱惑和邪恶。在基督教中，蛇是罪恶的源泉，是反叛上帝的力量。这一原型起源于《圣经》第 1 卷《创世纪》："在神所造的一切活物中，蛇是最狡猾的。"它在伊甸园中引诱夏娃吃下禁果，从此让人类生来就带有原罪。本书的主角正是隐匿在职场中的

[1] 本书第 1 版《穿西装的蛇》(*Snakes in Suits*) 由机械工业出版社出版。

“蛇”——反社会人格者。他们冷酷无情但又天资聪颖，可以迅速改变自身适应职场环境。为了达成自己的目标，在职场中获得权力、地位和金钱，他们狡猾地编织了一个又一个谎言，操纵、利用甚至虐待身边的每一个人。他们可能是你在职场中遇到的同事、上司、下属或合作伙伴，也可能是你的家人。

全书可根据两条逻辑线索来阅读。线索一“戴夫的案例”，是一部描写反社会人格者的舞台剧，共有十个场景，读者可以跟随主角戴夫，身临其境地见证一名反社会人格者如何在职场中利用、操纵和背叛身边的同事和上司，平步青云。线索二是本书的主体部分，作者逐层递进，从三个视角展开叙述。首先，作者从人格层面剖析反社会人格者的本质和特征；其次，作者介绍了反社会人格者在职场中评估－操纵－抛弃他人的具体技术和实际案例；最后，结合多年的研究和咨询经验，作者为读者支招，帮助读者在生活中或职场上遇到反社会人格者时保护自己免遭其害。书中还有大量真实案例和补充资料，提供更详细的信息，帮助读者获得一个更全面、具体的反社会人格者人物画像[⊖]。

十多年前，反社会人格的研究大多在犯罪心理学领域中开展，学者和大众都未曾料到反社会人格者能在企业中兴风作浪。而本书作者从有限的企业案例和犯罪心理理论中窥见了反社会人格者对职场大众和企业的巨大危害，他们匆匆写成了本书第 1 版，希望用生动而通俗易懂的语言警示大众，保护职场读者免遭反社会人格者的辱虐。也因此，本书第 1 版读来有一丝浅尝辄止的感觉。此后 6 年，两位作者持续投入企业反社会人格的研究和实践，取得了令人振奋的成果，并将这些经历和成果再次呈现在读者面前。与第 1 版相比，

⊖ 是指对人物整体性格和行为模式的描述。——译者注

第2版更像是一本介绍企业反社会人格的教科书。作者更深入地探讨了企业反社会人格的本质，增加了进化心理学和神经影像学的视角；在阐述反社会人格者的人格特征及其在职场中如何能够轻易操纵他人不劳而获时，增加了大量的补充资料，帮助读者理解其言行背后的心理特征，也对书中的大部分论点备注了参考文献供查阅。此外，第2版新增了两章：第9章介绍了一项企业反社会人格者的实证研究，第10章则介绍了相关评估工具的开发及其有效性和在实践中的应用。

本书的第一位作者保罗•巴比亚克（Paul Babiak）是工业与组织心理学家，他在实际的顾问工作中积累了大量职场中反社会人格者的案例。另一位作者罗伯特•D. 黑尔（Robert D. Hare）则是研究反社会人格的犯罪心理专家，他和他的团队共同开发的《反社会人格检查表（修订版）》（Hare Psychopathy Checklist-Revised，PCL-R）和衍生的一系列量表是学术界最具权威的反社会人格测量工具。两位作者持续合作20多年，将专业知识、真实案例，以反社会人格者为主角的剧本以及大量补充资料深入浅出地融合在了一起，促成了这本引人入胜的专业著作。“让普通大众也能了解反社会人格”是作者撰写此书的目的之一，他们言能践行。

在此，我要特别感谢翻译团队中的每位成员，他们是骆瑒、陈向欣、张东一、董璞、蔡亚岑、谢声宏和李静一。他们发挥各自所长，通力合作，顺利地完成了翻译工作。作者在书中使用了大量的俚语和心理学术语，再加上文本资料中时间跨度近90年，增加了翻译的难度和读者的理解困难。为此，翻译团队请教了多位现代汉语和临床心理学方面的学者、职场顾问和久居美国的专业人士，并与作者积极沟通，将这些疑惑逐一解开。同时，为便于读者理解，针对书中出现的心理学术语以及一些需要说明的背景，我们也都增加了译者注。我也要感谢参加本书第 1 版翻译的成员，他们在第 1 版翻译时与我一起感受了这本充满“艺术气质的”专业著作，促使我们在翻译第 2 版时能够精益求精。希望我们的专业化努力能使读者体验到我们阅读此书时的兴奋与成长，也希望无论是心理学专业的读者还是普通大众，都能够津津有味地“享用”此书。

最后，我衷心地感谢机械工业出版社的编辑，让我有幸成为这本如此令人着迷的专业著作的中文译者，同时包容我们的延迟交稿。

孟　慧

2021 年 1 月于上海

前言

世上大多数人都是诚实、忠诚、守法的公民，他们忙于谋生、供养家庭、造福社会。但有一些人则恰恰相反，他们自私自利，脚踩道德，追名逐利。[1]不幸的是，职场中的确存在着这样的人，他们被领导职责和伴随而来的各种特权迷惑，丧失了内心的道德准绳。随着他们手中握有的权力越来越大，能够占用的资源越来越惊人，道德标准和价值观的泯灭也越来越快，我们看到大型组织中职权滥用的案例层出不穷。

当面对过多的诱惑和可以轻易获得的权力时，商业和政府机构中手握权力的人开始摇摆不定，他们心目中代表"是非"的道德感开始逐渐变淡；另一些人则觉得获得与组织规模相称的报酬是正当的，认为那些批评他们奢侈的人是"酸葡萄"心理；还有一些人信奉"人不为己，天诛地灭"的信条，认为"为达目的，不择手段"才是谋生的法则。

此外，还存在着一个群体，比起上述那些被贪婪和自我膨胀驱使的人，他们的行为和态度对组织、员工、政府机构和社会来说更具破坏性。这个群体正是本书将要讨论的对象，他们自私冷漠、自我中心、谎话连篇、操纵他人、欺上瞒下，更可怕的是，他们这些具有潜在破坏性的特质是根深蒂固的，已然是一种人格障碍，即反社会型人格障碍。

反社会型人格障碍的独特性在于患者具有一系列典型的特征，这些特征容易使他们倾向于做出与社会规范和法律相冲突的行为。一些反社会人格者因谋财害命等暴力行径入狱；另一些则因经济犯罪而锒铛入狱（也称白领犯罪，如欺诈、挪用公款、操纵股市等）。但是在反社会人格罪犯中，有不少人能够狡猾脱罪或者为自己争取到很轻的刑罚，并且继续活跃在经济犯罪领域。正如第 2 章中将会提到的，我们使用专业的测评工具来评估个体的反社会人格，发现个体间的差别很大，从毫无反社会性到极端反社会性，形成了一个连续的谱系。如同我们将血压高于临界值的患者称作“高血压”患者，我们将反社会性得分明显较高的群体称为反社会人格（psychopathic）或反社会人格者（psychopath，具体的谱系参数见图 9-1）。

具有多种反社会人格特质的个体惯于违法犯罪并通常能够成功脱罪。有些研究者称他们为“成功的反社会人格者”。在我们看来，把“狡猾脱罪”定义为“成功”并不合适。反社会人格者进行一系列寄生性的、掠夺性的、反社会性的活动，包括公然违反交通法规、性暴力、对配偶和孩子实施辱虐和欺凌、商业诈骗等，对他人（包括家人和朋友）的生理和心理均造成了严重的伤害。对于本书的主人公们——反社会人格者来说，成功的定义是获得权力、地位和金钱，即使牺牲他人的快乐和福祉也毫不愧疚。他们其中有些人的确能够获得成功，而更多人的成功却是零星的、偶然的，甚至是渺茫的。[2]

我们撰写第 1 版时，对于罪犯的反社会人格的科学研究已经比较广泛了，但鲜有针对组织中的反社会人格的实证研究。在我们对企业反社会人格者进行一系列研究之前，学者和专家普遍认为因其本性，反社会人格者很难适应社会或在商业及产业领域大展拳脚。

十多年前，人们对于反社会人格者如何能够在各类组织（营利性企业、非营利性组织、市政服务机构、宗教团体、学术组织等）中躲过各种甄别手段知之甚少。撰写第 1 版的动因源于我们意识到，公众需要了解更多信息以识别貌似成功人士的反社会人格者的欺骗和操纵伎俩。正如我们在第 1 版中所述，“反社会人格者确实存在于现代组织中。根据大多数衡量职业成就的标准，他们通常事业有成，且其破坏性的人格特点往往又被身边大多数人所忽视。他们能够破坏甚至控制继任计划和绩效管理系统，以保证自身行为的合法性；他们善于利用沟通上的漏洞、组织系统和流程、人际冲突以及对所有企业都有危害的常见压力源；他们辱虐同事，并通过降低士气和挑起冲突来损害公司；他们中的有些人甚至还会进行偷窃和诈骗”。（pp.139–140）[3]

讲述反社会人格罪犯的科学读物很多，而且仍在逐年增加，但一般比较适合刑侦科学家、临床医生和刑事司法专业人员阅读。因此，我们希望通过使用非专业的语言和案例分析，让身处职场的读者对反社会人格有所理解。我们也希望通过展示我们在工作中遇到的各种真实的场景、真实的对话等，让读者有身临其境的感觉，好像就在反社会人格者身边工作一般。具有反社会人格的同事可能正在以有形或无形的方式危害你的事业，我们希望书中的这些知识能够在未来帮助你保护自己，免遭他们的辱虐。自从第 1 版发行后，我们收到了很多读者的来信和电邮，他们与我们分享了他们亲历的反社会人格的同事、上司或是家庭成员，并衷心感谢我们提供了生活中或职场中反社会人格的科普信息。

与第 1 版著书时不同，我们现在掌握了大量企业反社会人格的实证研究资料，我们将在这一版中与读者分享。虽然研究证明我们提出的关于工作场所反社会人格的建议是有效的，但关于企业反社会人格的科学研究仍非常不成熟，有许多问题仍需要实证研究的解答。比如，反社会人格者是如何进入组织的？反社会人格者对组织及其人员的职能和声誉会产生哪些影响？我们修订第 1 版的目标是让读者能够与时俱进地了解有关反社会人格的最新知识，并与读者分享我们对这一现象不断加深的理解。

我们将向读者展示反社会人格者的本质以及他们对工作场所的影响。在第 1 章和第 2 章，我们将详细探索反社会人格的特质和特征。在第 3 ～ 10 章，我们将着重展示反社会人格者如何使用操纵技术辱虐他人。在本书的第 11 ～ 13 章，我们将根据多年的组织咨询和指导经验，提供最佳实践帮助读者应对目前或是将来可能遇到的工作中的反社会人格者。

为了帮助读者更好地理解诸多概念，我们将把案例研究与论述相结合。“戴夫的案例”以舞台剧的方式展示，共分了 10 个场景。读者不仅可以在剧本中亲身感受到反社会人格者的存在，同时可以结合相应的阐述段落看穿戴夫的阴谋诡计。另一个案例，“斗牛犬的案例”则完整展示了反社会人格者在真实环境中操纵过程的始末。对于某些特殊的知识点，我们也在书中辅以较短的案例，帮助读者理解。（如无例外，我们在案例中一概隐去了真实姓名，并更改了具有辨识性的信息。）

此外，我们收集了最新的研究摘要作为补充资料，补充资料有编号和标题，正文中会提示详细信息可参考哪个补充资料。例如，第2章的第一个补充材料是“补充资料2-1”，资料内容位于该章的末尾，有兴趣的读者可以通过阅读这些资料了解更多的数据和信息，不感兴趣的可以跳过这些内容直接阅读下一章节。我们还设计了一些研讨问题激发读者考虑一些微妙的细节，这些问题也适合在课堂或读书会上讨论。注释部分提供了本书所阐述内容的参考资料，按照章节排序。有很多关于反社会人格的纪录片，我们选取了一些佳作，读者可在推荐纪录片部分中找到它们。或者通过直接访问相关网页了解信息，例如反社会人格科学研究会（Society for the Scientific Study of Psychopathy，SSSP）的主页和“善后：反社会人格被害幸存者基金会”（Aftermath: Surviving Psychopathy Foundation）的主页提供了大量有关反社会人格研究的重要信息以及与他们接触时保护自己的技巧。

本书将向你展示这些“穿着西装的蛇”如何操纵他人，帮助你看穿他们的把戏，并为你提供关于如何保护自己、维护事业、维持公司正常运营的切实可行的建议。

Snakes In Suits

目 录

Snakes In Suits

01
第一幕

戴夫的案例
一条蛇能穿着如此华丽的西装吗

场景一：粉墨登场

看到他迈着自然而矫健的步伐、满怀信心地出现在大堂里，你一定会误以为自己来到了*GQ*的拍摄现场。他穿着精美的西装、利落的衬衫，脸上绽放出灿烂的笑容，整个人看上去是如此完美！

他对前台说："嗨，我是戴夫，我和弗兰克有个预约。"

前台小姐微笑着回应道："先生，我会电话通知他的，请先坐一下。很高兴再次见到你。"

"嗨，戴夫，很高兴再次见到你。"弗兰克在大堂那头说，"过来路上还顺利吧？"

"不错，很舒适。"戴夫紧紧地握了下弗兰克的手。

"你今天有几场面试。"弗兰克说道，"你要见一些人力资源部门的同事，还要和我的上司及公司的副总裁会个面，然后是午餐，最后我会带你参观一下公司附近的社区环境。"

“太棒了，我已经准备好开始了。”戴夫热情地说。

如同许多高科技公司一样，加里戴博科技公司（Garrideb Technologies）在美国中西部的一个车库中诞生，随后迅速发展，获得了巨大成功。甚至连创始人都没预料到公司能有今天这样的成就。由于公司的飞速发展，组织急需进行一系列变革，其重中之重便是招聘更多的员工。管理层渴求各路能兵强将，以帮助公司应对市场对产品和服务日益增长的需求。很少有候选人能具备公司目前所需的专业教育背景和经验，而戴夫恰好符合了所有的条件。

人力资源部门的面试比往常要顺利。相对于用人部门的面试，人力资源部门会对人们的求职动机有更深入的探查，他们问了他许多过去工作的具体细节，戴夫都礼貌地欣然作答。他微笑着表示：“您有什么问题，请尽管问我，我将知无不答，这就是我今天过来的意义。”面试结束后，人事助理将戴夫带到了公司的高管办公区。

“欢迎你，戴夫，很高兴我们终于见面了，过来的路上还好吧？”负责新产品的副总裁约翰说道，同时注意到戴夫昂贵的西装和领带。

“简直太棒了！这里的风景真不错，我有空了一定要好好游览一下。另外，我想说，贵公司的设备很先进，大楼的设计也很新颖，我从没见过这样的建筑。”

“谢谢。”约翰答道，“我们一直努力为员工营造一个舒适的环境，在这一点上我们从不吝啬。成功就该享有回报。”

“我从弗兰克那边了解了一些您的战略计划，也浏览了公司的网页，但我还是想向您请教一些细节，毕竟您是帮助公司获得成功的主要战略家。所有这一切，您是如何做到的？”约翰很高兴戴夫对公司的未来感兴趣。他从书架上的一个活页夹中抽出几张单页，将几张图表展示给戴夫看，同时开始向戴夫介绍他的计划。“简直难以置信！您精心策划了一切，真了不起！”戴夫高声赞叹道。

经过一番交流，约翰对戴夫非常满意。眼前的年轻人，虽然年龄不大，却对创立企业所面临的各种复杂问题有深刻的认识。他将之前人力资源部门为他准备的面试问题搁在一边，转而请戴夫自我介绍一下。戴夫也热切地顺从了约翰的意愿，描述了自己的工作经历。戴夫举了大量例子来显示自己在工作中的热情、勤奋与努力，这恰好是约翰最为赞赏的品质。从简历和人事资料来看，作为一个35岁的年轻人，戴夫的工作经历相当出色，几乎能抵上大多数人的整个职业生涯。

面试结束时，戴夫微笑着向约翰伸出手，并直视着约翰说：“非常感谢您抽出宝贵的时间，我很期待能与您并肩作战，也确信自己可以帮助您实现战略远景。”

“我很荣幸，期待再次见到你。”约翰的秘书把戴夫送回大堂去等待弗兰克。而约翰自己一边心里想着“不会再有更合适的候选人了”，一边拨通了弗兰克的电话，告诉他自己批准对戴夫的录用。

弗兰克挂断约翰的电话，抓起外套准备去接戴夫，但刚走到办公室门口，电话铃又响了。人力资源总监打来电话说：“我希望在今天晚些时候，大家能够聚在一起讨论戴夫的录用问题。”

“喔，梅兰妮，没有那个必要了。约翰和我都认为戴夫是这个职位的最佳人选，我正打算去和他共进午餐并告诉他这个录用决定。”

梅兰妮提醒弗兰克：“但我们之前的约定是所有面试官一起

详细讨论每名候选人，而且我们想再面试一下汤姆，就是那个从纽约来的人。”

“已经不需要了，显然不会有人比戴夫更适合这个职位了。”说完，弗兰克挂了电话。弗兰克非常高兴自己找到了一个与这个职位和公司都非常匹配的候选人，他可不想让戴夫跑了。

午餐结束时，弗兰克告诉戴夫公司的聘用决定以及薪酬条件。尽管这个薪酬条件已经是该级别中的高薪了，但戴夫仍然提出了异议。最后，弗兰克同意再额外给他一笔入职奖金，并承诺在六个月后根据业绩调整薪水。

弗兰克很高兴看到当聘用条件提高后，戴夫最终接受了录用。他看到了戴夫身上潜在的领导力，加上工作方式、才智和专业技术知识，戴夫是这个成功且正快速成长的高科技企业最理想的管理层候选人。每个面试戴夫的人都觉得他是完美的，一名来自实验室的经理甚至认为他“好得令人难以置信”。戴夫将在两周后开始为弗兰克工作。

这是在企业中越来越常见的一幕。为了抢在竞争对手之前吸引、录用和留下高潜力人才，企业不得不加快招聘的流程。细致的审批流程已经不适用了。竞争是残酷的，合格的候选人又不多，机会稍纵即逝，先下手为强是人们的共识。可是，雇用戴夫是一个明智的决定吗？

本书中，我们将跟随戴夫以及一些与他相似的人，探索究竟是什么使他们看起来如此迷人，而对组织存在潜在的破坏力。我们将会描写他们如何被录取，并且一路晋升，到达一个又一个更有权力和影响的位置，同时他们又是如何对公司和员工造成了巨大的伤害。之后，我们会向他们潜在的目标群体提供建议。我们会告诉他们的下属和同事如何在工作中保全自己免遭他们的辱虐，并向经理和高层管理者提议如何在他们肆无忌惮的操纵中保全公司。

讨论问题

- 你会如何描述戴夫的人格？
- 你觉得弗兰克录用戴夫的决定是否明智？这一推断源自戴夫的哪些表现？
- 戴夫的言行中有没有让你觉得可疑的地方？

Snakes In Suits

第1章

斗牛犬的案例[1]

一天的工作后，弗雷德带着一群人来到“奥海尔”[一]小酒馆。他打开酒水单，替在场的每个公司员工点了一杯酒。越来越多的同事陆续到来，他们相互击掌庆祝自己的好运气，欢呼声此起彼伏。弗雷德举起酒杯，准备祝酒。大家逐渐安静下来，转向弗雷德，举起了酒杯。“‘斗牛犬’已死，新王万岁！”[二]弗雷德向周围人高喊道。

“干杯！……干杯！……”大家相互干杯，掌声、欢呼声、大笑声充满了整个房间。今夜，在此地，没有一个伤心难过的人，这与“奥海尔”过去两年来大部分周五的晚上完全不同。

早期，公司的一切都很好。高额的薪资、丰厚的奖金、舒适的工作环境以及效力于业界最资深最受尊重的传奇人物的工作机会，对许多人来说都极具吸引力。不过，好景不长。两年前，公司的CEO“老贝利”（大多数员工都是他的朋友）将其金融服务公司卖给了一家更大的竞争对手公司。然而，像许多企业家一样，他不想就这样静静地离开，他需要继续参与公司的事务。于是他为自己在董事会中谋得一个临时顾问的职位，以协助公司完成转型。

董事会乐于接受他的建议，并允许他偶尔访问之前公司的总部（现在是一个区域性部门 / 分公司）。老贝利想在分公司中维持他之前在员工中培养的价值理念，并希望这些理念能传递到总公司的其他分支机构，但是他失败了。新的母公司有

[一] 一家小酒馆，以店主的名字“奥海尔”命名。——译者注

[二] 原文为“The Pit Bull is dead. Long live the Pit Bull!”。Pit Bull意为斗牛犬，在此喻指后文中提到的在公司中兴风作浪的人，在本章节中，指的是海伦。——译者注

许多分支机构和跨地区分公司，而他在业界的那点小名声和影响力，随着公司的每一次收购就更减小一分。其他分公司有自己的价值观、服务准则和行事方法。员工们对于整个公司应该有怎样的文化都有自己的想法。

很快，啤酒和花生散满了酒馆里屋的桌面，来自不同部门的员工混在一起。已经听说一些传言的员工试图探寻更多的内幕，其他人则希望确认之前听说的一些信息。将不同零碎的片段拼凑起来，了解“斗牛犬”终结的来龙去脉，带给大家极大的乐趣。

尽管贝利再三表示自己不会插手分公司的日常运营，但盖斯被任命为分公司首席运营官一事却着实困扰了他。贝利一直认为盖斯是个趋炎附势的马屁精，他避免对质，难以让人们负起责任，而且还喜欢听奉承话。贝利认为盖斯花了太多时间与公司的人员社交，反而没有时间做好自己分内的事情。

盖斯就职后的六个月间，一切变得糟糕透顶。有史以来，贝利的分公司第一次没完成业绩指标，以至于市场分析师开始做出尖刻的评论，危害到整个公司的声誉。更糟的是，由于违背了一些政府规定，公司有可能面临一大笔具有羞辱性的公开罚款。这件事虽然最终未见诸报端，但如果没有及时处理，足以成为头条新闻。贝利觉得应该立即解雇盖斯，而且在找到更适合的候选人之前，自己可以暂时管理公司业务。董事会否定了这个提议。非但如此，为了帮助盖斯尽快适应新职位，董事会决定增设一个运营总监岗位来协助盖斯工作。

海伦被认为是这个职位的最佳候选人，也是随另一家被收购公司而来的后起之秀。绩效评估报告显示海伦积极向上、认真勤奋、精力充沛，并且有领导天赋。她以擅长促进变革、积极推进事件以及按时完成任务而闻名。然而贝利不以为然，他指出海伦在职期间产生了许多附带损害，而且她所在的分公司表现低迷，预算也不断超支。遗憾的是，将她列在关键培养人才名单里的管理层却并没有关注这些。贝利想知道公司管理层为什么会忽略这些数字，并且安排一个花钱大手大脚的人来负责财政上的问题。但是他已经不再能做决定了。

海伦在招聘委员会的考察面试中表现优秀。积极主动和投入的态度以及她自称的解决组织问题的能力让她成了这个职位的不二人选。外部的分析师也认为，对于一个处于明显衰退中的公司来说，任命这样一名果断、有活力、有领导力的员工，表达了公司解决问题的决心。她的风格和行事方式同时符合了公司和分析师想要看到的特质。真可谓是天时、地利、人和。最终，除了一票反对（贝利投的），董事会其他成员一致决定任用海伦。

海伦对聘约有点失望。她一开始以为盖斯会被解雇，自己可以获得那个最高职位。人力资源部门向她解释，这个新的总监岗位是改善分公司日常工作水平的关键岗位，是一个非常有发展潜力的岗位；她帮助盖斯在短期内改善现状的所有努力都会被看到；而且从长期来看，在新岗位上的优秀表现能为她带来快速而显著的晋升。

海伦提出，如果公司能够保证给予她所需的全部支持，她会考虑接受这个职位。大家一致认为这是合理的要求。为了解决当前的问题，公司准备采取任何必要的措施，并批准任何特权的申请。盖斯和海伦可以获得他们申请的任何资源，甚至更多，这与全公司的财务控制形成了鲜明的对比。这种保证相当于给了她一张不限金额的支票。在获得了这样的保证后，海伦接受了这个职位。

六个多月过去了，之前困扰公司的问题似乎消失了。与政府签订的合约完成了95%，产生问题的地方（人力的、电脑系统的、流程上的）都被一一发现并迅速修正，合规性的问题也悄悄地被解决了。海伦因拯救了整个分公司而受到公开表扬。连盖斯都对她赞不绝口，尤其对她的道德操守、勤奋努力以及对工作的全身心投入大加赞赏。董事会投票决定将她安排进入总裁继任计划。

弗雷德穿行在三五成群的小团体间，期间不断有人向他敬酒。尽管人声嘈杂，还是能断断续续听到人们热烈的交谈。收发室的瑞克证实了州立警察的确在公司的后门把守，以确保每个人都待在楼里。他还说："两名穿黑制服的人拿走了电脑、文件和碎纸机里的东西。"安保组的希拉证实早上接到了电话，随后便接到命令，安排安保人员去前门。"是的，还有手铐。"她回答了市场组同事的疑问。

海伦与执行委员会的成员争论，指责盖斯是造成之前公司糟糕状况的罪魁祸首。因此，当盖斯随后被赶下台时，没人觉得惊讶——也许除了盖斯自己。海伦在工作中表现出强烈的好胜心并引人注目，她喜欢将自己放在聚光灯下成为焦点。帮助分公司扭亏为盈为她在公司中的事业发展赢得了一个巨大的筹码。总之，她顺理成章接替了盖斯的位置，晋升成为首席运营官。

酒馆前门被缓慢地推开，门口站着一个身着黑色长外套、个头高大的男人。他看了眼手表，走向吧台。奥海尔向这名穿着正式的男人点头问好。那男人脱下黑手套，点了一杯盛在苏格兰威士忌杯中带搅拌棒的姜汁汽水。奥海尔点头，开始调制。

但是，海伦的大部分手下并不信任她。她用鄙视的态度对待资历尚浅的员工，经常嘲讽他们的能力和胜任力。对那些对她事业有帮助的人，她表现得亲切迷人又幽默。她有一种能力，在她认为重要的人面前展现自己好的一面，同时否认、排挤、解雇和替换任何与她意见相左的人。海伦对管理层阿谀奉承，她会精心策划每一次与管理层的会议，把董事们哄得像好莱坞电影制片人那样。海伦是个印象管理高手，她成功操纵了上层管理者，威慑了下属，展现出了迷人的人格魅力。

那个男人拿起了饮料，环顾酒馆四周。这个地方很安静，除了后面房间里传来的吵闹声。

盖斯被调离后，海伦专横的管理风格变本加厉。在员工会议中，她经常显示出夸张甚至不可理喻的一面，参会者则经常在会议结束时感觉备受打击、羞愧万分。她新租了一间更大的办公室，常常盛气凌人地在新综合办公室里四处巡视，毫无预兆地大声命令他人，将员工弄得团团转。

这完全背离了贝利所持的价值观。贝利的办公室门永远向员工敞开，他还定期走访员工；他鼓励员工提出新的想法；他尊重员工，总能记住他们配偶的名字和孩子们在体育运动中的成就。他的这种能力总会让新员工感到受宠若惊。贝利不仅非常聪明，而且知道如何挣钱。他明白自己和公司的成功都取决于他的员工，因此也应该与这些并肩作战的同伴分享荣誉和报酬。

接下来的几个月，海伦招募了一些人组建自己的团队，替换了大批直接反对她的员工。她依靠自己的直觉招募手下。她往往承诺一大笔分红，诱惑年轻聪明的执行管理者们跳槽到她的团队。而仅在几天或几周内，一旦她觉得他们不够好、不称职或者不够忠诚，就会毫不犹豫地辞掉他们。她毫不考虑她的决定对他人的职业、家庭造成的伤害，以及她可能为公司带来的潜在的法律问题。她直接雇用了几个朋友，而基本上没有与人力资源部门就这些决定进行协商。

海伦似乎总能得到她想要的东西，包括采购当季的奢侈品，不论是新车、昂贵的办公室家具、公司付费的公寓房，还是租用公司的商务机去度假。海伦组织了一系列豪华的管理层会议，她将会议地点定在热带地区，邀请地位显赫的主讲人。在会上，她高调展示了分公司的成就。她对外展示成功的同时，分公司内部却是阴云密布，员工的凝聚力和士气日渐衰弱。然而，不知为何，公司高层并没有注意到这个失调的现象。

对她行为的质疑会激起她强烈的反应。例如，公司为磨平她的棱角，使她变得更为圆滑而聘请的高管教练遭到她的解雇。她觉得自己从来不会错，并只对正面消息感兴趣。人们对她像蜂后那样招摇的方式深感厌恶。她喜欢炫耀自己的地位、权力和在公司里享有的领导特权。大多数员工都很害怕她，在背后称她为“斗牛犬”。

那个男人又看了一次表，查看屋子的四周，好像在找什么人。“他们在那里。”奥海尔用下巴指了指里屋的门说道，“我猜他们没料到你会来，但你可以直接进去。”

真正惹恼员工的是海伦越来越频繁地不在办公室。同时不知所踪的还有公司的二把手，海伦新任命的业务发展部经理奈德，也是海伦的私人密友。这引起了一些不善的传闻。更严重的传闻是关于他不顾公司制度的禁止，自己还经营着另一家公司。奈德的存在是令人厌烦的，但海伦保护着他，没人敢反对或质疑海伦。

财务部的琳达坐在房间的角落里，小口啜着啤酒。她身边同事嘈杂的谈话让她陷入自己的一段回忆中。拥有会计和金融学位的她，很幸运一毕业就在这样一家有名的公司工作。当时，审计组的资深员工朱莉让她将一些在学校学到的司法会计技术引进公司内部审计流程，琳达非常激动。

“琳达，你应该感到开心。你看到了一些事情，也说了出来，而且那个（此处省略若干不文明用语）已经走了。”朱莉说道。

琳达喝了一口酒，羞涩地笑了笑。过去的几周对她来说非常难熬。当奈德告诉那只斗牛犬，琳达正在深入调查公司的会计数据库时，斗牛犬对整个财务部发火了。她要求辞退琳达，今天本来是她在公司的最后一天。

“听着，琳达，这个世界的人形形色色，你不幸在第一份工作中就遇到了一个混蛋，一个罪犯！但大多数人和你一样，是好人而且想要好好工作。你身边有很多朋友，你做了正确的事情，你是我们的英雄！”桌旁的同事们都露出了安慰和支持的神情，朱莉也搂住了微笑的琳达。

那个拿着酒杯穿黑色大衣的男人慢慢推开了里屋的门。除了弗雷德，没人注意到有来访者。“奈德正试图从餐厅逃离。”希拉描述道，“当他们给他戴上手铐时，他大声抗议，要求打电话给他的律师。”

“‘斗牛犬’试图驾机逃跑是怎么回事？”山姆问道。他每次对各种八卦都后知后觉。

当弗雷德看清来人，试图大声咳嗽提醒众人有人进了房间时，却没人听到。他用戒指敲了敲酒杯，终于引起了大家的注意。大声的喧闹转为窃窃私语，逐渐变为安静，越来越多的人注意到了新来的那个人。

这场骗局设计得很巧妙，设计者胆大包天地伪造了数个虚假账户。没人料到用于公司周转和业务发展的关键账户都是假的。办公室里几乎没人意识到，奈德和斗牛犬利用高级的访问权限入侵了公司的服务器，并且篡改了几个真实的客户账户，逐渐将资金转入一个离岸账户。大家都没料到自己一直在和一对骗子并肩工作。

这位先生环视了一下屋子里的人，向熟人微笑示意。看到财务部的雪莉坐在后面的那张桌子后，他径直向那里走了过去。那桌的人大多数都站了起来，但是琳达背对着门，仍然深陷在自己的思绪里，没有看到他。他走到桌边，人群自动分开。他站到琳达身边问：“你是琳达吗？”琳达从恍惚中惊醒过来，转身看清了站在她身边的人。

很少有公司会发生如此戏剧化的一幕。奈德那天刚好在公司，看到州警和正在停靠的警车，他连忙电话通知了海伦，然后试图从后门逃跑，却被逮了个正着。海伦在便衣警察到达她住的那条街之前，就从她富丽堂皇的别墅后门悄悄溜出来，穿过院子，来到隔壁一条街。她在那里准备了一辆车以备不时之需。公司的飞机虽然被监视了，但没人料到她还租了一架私人飞机，停在小镇另一头的简易跑道上。

“是的，先生。”琳达胆怯地说道。

“我想当面向你表达感谢，感谢你对公司的帮助。我非常欣赏你的勇气和诚实。”

“贝利先生，”弗雷德来到他身后，“非常高兴见到你！欢迎参加我们的小聚会。”

“我也非常高兴见到你，弗雷德。看上去我们的啤酒喝完了。”他意味深长地说道，同时搬了一把凳子坐在琳达身边，“伙计们，这次聚会我请客。弗雷德，你能再帮我拿杯饮料来吗？奥海尔知道我爱喝什么。”

讨论问题

- 分别描述一下老贝利、盖斯和海伦的管理风格。
- 分别描述一下他们的人格。
- 有没有可能他们中的某个（些）人是反社会人格者？
- 你在考虑上述问题时，对象的性别和/或年龄因素会影响你的看法吗？

Snakes In Suits

第2章

这些人是谁

在小说和电影中，描绘反社会人格者的方式总是显得极端又老套。他们要么是冷血的连环杀手、跟踪狂、性侵者、骗子，要么就是典型的恶魔，喜欢操纵他人的恶棍（例如诺博士㊀和汉尼拔·莱克特㊁）。现实世界中的反社会人格者的确与这样的形象有些类似，但更为复杂。大多数人和一些专家经常混用反社会人格（psychopathy）、反社会型人格障碍（antisocial personality disorder，ASPD）和反社会（sociopathy）这三个词。事实上，它们虽然都有反社会的特点，但不尽相同。

- **反社会人格**是一个多维度的临床概念，本书主角的人格特征和行为就是基于这个概念（见表2-1）。[1]反社会人格不仅仅是社会和环境影响的产物，对于其所表现出的关键人格特质和气质来说，遗传也是一个重要的影响因素。因而，反社会人格在个体身上的终身表达是生物/气质倾向和社会影响交互的产物。那些有助于界定成年反社会人格者的特质和行为在童年时就会显现出来。[2]反社会人格者相对来说缺少道德感，难以对他人共情、感到内疚或忠于他人。人群中大约有1%的人、在押罪犯中大约有15%的人符合本书描述的反社会人格的研究标准。一些理论家和研究者认为反社会人格是一种障碍，是大脑功能异常或损坏的结果；

㊀ 诺博士（Dr. No），英国“007”系列电影开山之作《诺博士》（*Dr. No*）中的反派人物。——译者注

㊁ 汉尼拔·莱克特（Hannibal Lecter），托马斯·哈里斯（Thomas Harris）的悬疑小说《沉默的羔羊》（*The Silence of the Lambs*）中的虚构人物，智商超高，在多个领域造诣极高，却同时是一名臭名昭著的食人狂魔。——译者注

另一些学者则认为反社会人格不是一种障碍，而是一种进化适应。本书的第二作者认为第二种观点比较具有说服力（见补充资料2-1）。附录提供了一份使用神经影像学研究反社会人格的综述。

- **反社会型人格障碍**是一个宽泛的诊断类别。这一界定源自美国精神医学学会编制的《精神障碍诊断与统计手册》第3版（*DSM-Ⅲ*，1980）和第4版（*DSM-Ⅳ*，1994）。[3] 其典型症状是反社会性的行为和犯罪行为，从这个意义上说，反社会型人格障碍与后面提到的“反社会”类似。当个体表现出以下7项标准中的3项及以上时，可以将其诊断为反社会型人格障碍：无法遵守与合法行为相关的社会规范，欺骗，好斗或无法提前做计划，易激怒且具有攻击性，不顾自己和他人安危的鲁莽，始终没有责任感，不知悔改。

反社会人格者和反社会型人格障碍患者的差异在于，前者拥有一些诸如缺乏共情、自大、情感淡漠的人格特质，而这些特质对于诊断反社会型人格障碍来说不是必需的。在总人群和监狱群体中，反社会型人格障碍都比反社会人格者更为普遍。

由于对反社会型人格障碍患者的描述过于强调这类人的犯罪行为，所以美国精神医学学会曾计划在《精神障碍诊断与统计手册》的第5版（*DSM-5*，2013）中修改反社会型人格障碍的诊断标准。在*DSM-5*的开发过程中，负责修订人格障碍的工作组曾提出将反社会型人格障碍命名为“反社会人格类型”（Antisocial Psychopathy Type），旨在将关于反社会人格的广泛理论和研究整合到这种人格障碍的诊断标准中。此命名中的“反社会人格”就是精神病学家赫维·克莱克利（Hervey Cleckley）在其多个版本的著作《理性的面具》（*The Mask of Sanity*，见下文讨论）中所精妙阐述的，同时也是《反社会人格检查表》（见下文及表2-1）及其衍生工具所测量的临床概念。然而，在多年的争论和构思欠佳的现场试验之后，*DSM-5*保留了上述反社会型人格障碍的原始诊断标准。学者们最终没能将反社会型人格障碍整合到更实用的“反社会人格”概念中，许多杰出的临床医师和研究者都曾对此做出了评论。[4]

- **反社会**并不是一种真正意义上的精神病学状态。20世纪30年代，有些临床医师用它来描述消极的社会影响所导致的“反社会人格”特征。这个词沿用至今，指在社会大环境下被认为是反社会性的、犯罪性的态度和行为模式。但这种态度和行为模式可能在个体成长的亚文化或社会环境中是习以为常或必不可少的。例如，在犯罪、边缘性或贫困的亚文化中长大的人，通常会采用其亚文化的态度和习俗。心理学家大卫·莱肯（David Lykken）的早期作品对黑尔的研究生涯有着重大影响。莱肯将反社会者看作是反社会型人格障碍的一个亚群，是由未社会化的和/或不称职的父母导致的。[5]反社会者可能具备正常的或接近正常的共情、内疚和忠诚的能力，但是他们对正误的评判却基于他们身处的亚文化或群体的规范和期望。一些临床医师和研究者将这些个体称为次级反社会人格者（secondary psychopaths），或称他们“具有外化（行动化）行为”。很多罪犯和帮派团伙符合这种特征。本书中，我们通常将这类人群的特点称为反社会的。

传统临床概念中的反社会人格

反社会人格是一个多维的临床概念，包括一组涉及人际、情感、生活方式的和反社会的特征和行为。这些特征和行为包括欺骗、操纵、不负责任、好斗、刺激寻求、行为控制能力差、情感淡漠，以及缺乏共情、内疚和自责，还有一系列反复出现的不道德行为和反社会行为，而这些行为并不一定是犯罪行为。反社会人格最具破坏力的特征是冷酷、漠视他人的权利、掠夺性和攻击性行为。在《黑尔变态心理学》（*Without Conscience*）[6]一书中，黑尔这样描述反社会行为：

> “他们魅惑并操纵他人，无情地开辟自己的人生道路，所经之处皆是受伤的心灵、散落一地的期望和空空如也的钱包，他们是人类社会中的捕食者。由于完全缺乏道德感和共情能力，他们只管自私地拿取所欲之物，肆意妄为，违背社会规范和期望却没有一丁点的内疚或歉意（p.xi）……媒体描述的连环杀手、强奸犯、小偷、诈骗犯、骗子、家暴者、白领罪犯、股票推销员、电话交易员、虐待儿童者、帮派成员、被取消律师资格者、毒贩、职业赌徒、犯罪团伙成员、失去执业资格的医生、恐怖分子、邪教领袖、雇佣兵、黑心商人等，很大一部分都是反社会人格者（p.2）。”

我们已经了解到，不管男性还是女性的反社会人格者，其犯下罪行的数量和种类都比其他罪犯要多。[7] 相比其他罪犯，他们的罪行更暴力，整体的行为也更具有控制性、侵犯性、威胁性和辱虐性。同时，其侵犯和暴力行为本质上具有掠夺性——冷血，且缺少大多数人出现暴力行为时伴随的强烈情感唤起。这些行为也具有工具性，只是他们为了达到目的使用的手段，做出这些行为后他们甚至不会关心一下他们施加给他人的痛苦和折磨。而大多数其他罪犯的暴力是一种应答性行为（reactive），是犯罪者对感受到的威胁或情景做出的回应。这种类型的暴力通常被称作情感暴力或冲动犯罪，即当事人犯罪时通常伴随强烈的情绪状态，且一般会因对他人造成的伤害而感到懊悔或内疚。反社会人格者也能做出应答性的暴力行为，但是除了愤怒和挫败感之外不会有其他强烈的情绪。[8] 反社会人格者在人群中的比例相对较小，但是具有这种障碍的个体所造成的社会、经济、身体和心理上的破坏远远超过其数量占比。特别值得注意的是，从公共安全的角度来看，反社会人格罪犯比其他罪犯再犯的概率更高，再犯罪的时间也更早[9]（见补充资料 2-2）。

一些反社会人格者生活在社会中且并未真正触犯法律，但是他们可能走在犯罪的边界旁，背地里通过经济、心理和情感上的虐待行为伤害着别人。[10] 他们不是温暖、充满爱意的父母、儿女或家庭成员，也不是可靠的朋友或同事。他们会利用并滥用朋友和家庭对他们的信任和支持。可能你的上司、同事或配偶就是这样一个具有反社会人格的人，而你却不知道。他也可能是你的邻居、朋友或家庭成员，在平日的相处中，你可能会对此人的行为感到震惊、困惑或者厌恶。鉴于他们惯于打破规则并挑战人类行为的极限，很可能工作场所中也有一些反社会人格者做出了非法行为，只不过这些行为是隐秘的，或者组织因保护声誉的考虑而将其隐藏起来了。

那么心理学家和精神病学家如何来精确地判断一个人是否具有反社会人格呢？在对反社会人格早期的研究中（20 世纪 70 年代后期之前），并没有一个公认的测量标准。精神病学的标准在实际应用中有些含糊，容易让人感到困惑。同时，研究者和诊断者的临床经验和个人经历也会对诊断产生影响。各种各样的自我报告量表都声称能够测量反社会人格，但彼此的结果并不相关，并且与精神病学诊断结果也不相关。[11] 不过最近 50 年以来，这种混乱和含糊的状况得到了很大的改善，在临床和司法领域，反社会人格已经逐渐成为一个被广泛研究和理解的变量。现在反社会人格研究的临床框架和灵感来源于许多早期临床医师提供的描述性和理论性的叙述，其中之一便是赫维·克莱克利。

从临床到实证

科学依赖于精确和标准化的工具来测量科学家们感兴趣的现象。例如，临床观察到的症状可以作为怀疑病人患心脏病的初始依据，但最终确诊仍需要借助科学的测量工具（比如心电图和血管造影）来提供关于患者心血管系统状况的以实验为基础的、生物计量学信息。同样关于反社会人格，心理学家德鲁·韦斯滕（Drew Westen）和乔尔·温伯格（Joel Weinberger）这样描述反社会人格从临床到实证研究的转变："大量研究证明，同其他观察法一样，临床观察也可以通过标准化的心理测量流程被量化，因此临床描述变成了统计预测。"另外，"事实上，反社会人格研究的黄金标准（PCL-R）㊀正是基于一位杰出临床旁观者（Cleckley，

㊀ PCL-R，Hare Psychopathy Checklist-Revised，《反社会人格检查表（修订版）》。——译者注

1941）潜心钻研和归纳总结的成果编制而成的”。[12]

赫维·克莱克利（1903—1984）是一位颇具影响力的美国精神科医生，他对反社会人格及其临床表现进行的翔实且富有洞察的描述对现在反社会人格的概念化具有至关重要的影响。他也影响了现今作为国际标准的反社会人格临床和司法测量工具PCL-R。[13] 他因1957年与科比特·西格彭（Corbett Thigpen）合著的《三面夏娃》（*The Three Faces of Eve*）而出名，他留给后世最伟大的财富是关于反社会人格的早期作品和预见性的观点。

和现在一样，20世纪30年代时，一些有心理疾病的罪犯最终被送到司法精神病医院治疗。作为一名年轻的精神科医生，克莱克利有机会仔细研究他的患者。他发现，很多患者都没有表现出心理疾病的惯常症状，并且在大多数情况下看起来都“正常”。他看到这些人魅惑、操纵并利用其他患者、家人甚至医院员工。对于训练有素的克莱克利来说，这些人是反社会人格者。反社会人格一直以来都是一个模糊的精神病学概念，该概念的发展可以追溯到一个世纪前，并且有着令人困扰和有争议的历史。

克莱克利根据自己的经历写了一本关于反社会人格的经典临床教材——《理性的面具》。这本开创性的著作出版于1941年，它第一次尝试为人们呈现一幅关于反社会人格及其表现的清晰且细致的临床图景。《理性的面具》第5版于1976年出版。[14] 克莱克利提到，尽管这些反社会人格者智力正常，但他们对于生活的判断力很差，无法从个人经历中汲取经验。这导致他们不断重复一些失调和无效的行为。他们缺乏自我觉察，也无法觉察到自己的行为对其他人造成的影响。但是他们对这些根本不以为意，因为他们不能理解或很少在意他人的感受。即使是涉及与他们现状关系密切的重要事情，他们也表现得很不靠谱。他们似乎对于生活没有目标和计划。他们很不真诚，但是对那些与他们交往不多的人，表面上却显得非常真诚。最明显的一点是，这些反社会人格者都是完美的说谎者。

克莱克利医生未曾想过以他的观察记录作为正式的诊断量表，也从未在统计上验证过他的模型。他只是简单地记录了那些对他来说能够描述这种症状的特征，这些记录却非常有说服力。因此，验证他的观察并发展科学的评估方法就成了黑尔及其同事和学生团队在 20 世纪七八十年代的主要任务。近期的一篇文章认为，在那个历史时期，克莱克利和黑尔互相鼓励对方完成探索反社会人格的事业，并评论道："如果没有克莱克利和黑尔的携手共进，《理性的面具》第 5 版和黑尔作为反社会人格研究者的职业生涯都很难成为现实。"[15]

在 20 世纪 70 年代，黑尔和其他研究者面对的问题是，没有标准且可靠的评估工具来测量克莱克利和其他早期临床医生描述的症状。在这个时期，黑尔及其学生开展了大量研究。他们基于克莱克利的成果，创造了一个反社会人格"评分"系统，与当事人细致面谈，并对当事人的档案信息进行深度检查。[16]尽管这些评分是有用的，但还是需要创建一种可靠、有效并在心理学和心理测量学意义上严谨的反社会人格测量工具。黑尔及其同事和学生收集了大量已知的描述反社会人格特征和行为的单词，并使用统计技术进行分析，意欲找到能够定义反社会人格的最常见、最确切的特质和行为。通过对访谈内容和档案（或间接资料）进行记分，他们形成了一份最初 22 题的量表，与传统临床量表一样，这份量表结合了人格特质和反社会行为。[17]之后，结合其他研究者的意见和黑尔及其同事逾十年的大量经验，PCL-R 于 1991 年发表，第 2 版于 2003 年发表。[18]

2005年反社会人格科学研究会创立了罗伯特·黑尔终身成就奖，黑尔是第一位获奖者。2007年和2011年，这个奖项分别颁发给了已去世的大卫·莱肯和赫维·克莱克利。黑尔认为能够通过这种方式与两位对他开创职业生涯最有影响的学者联系在一起是一种至高的荣耀。

反社会人格的临床/司法评估

PCL-R

尽管PCL-R是可靠、有效评估反社会人格的首选工具，但使用者必须具有适当的经验和培训经历，以及与行业伦理和专业准则相匹配的专业资质。[19，20] 临床医生和研究者通过半结构化的访谈和大量的档案或间接资料，根据个体与手册中的每个评分标准匹配的程度，对每个题目进行评分：0 = 题目与个体不匹配；1 = 题目一定程度上与个体匹配；2 = 题目与个体匹配。因此，PCL-R总分为0～40分，代表了个体与传统的、典型的反社会人格者匹配的程度。当PCL-R用于研究和诊断时，其分数达到30通常就代表个体具有严重的反社会人格，也许能够将这个人称作“反社会人格者”。然而要注意，这个分数阈值是人为设定的，而且所有此类工具都会受到测量误差的影响。另外，统计分析表明这些题目测量的是一个多维度的概念，而不是界限分明的类别。在表2-1（左边一列）中我们会看到，这些题目落在四个相互关联的维度（或称因素、域）中：人际（我们如何向他人呈现自我）；情感（我们如何感觉情绪）；生活方式（我们在社会上如何生活）；以及反社会性（我们做出反社会行为的倾向）。只有当个体有犯罪行为时，PCL-R 和 PCL:YV 中的第 19 题和第 20 题才会得分。

PCL:SV

据我们所知，目前只有一项研究将 PCL-R 用于对企业反社会人格的大型研究（见第 9 章）。在社区和工作场所的研究，更适合使用《反社会人格检查表筛查版》（*The Psychopathy Checklist:Screening Vision*，PCL:SV）进行评估。PCL:SV 比 PCL-R 更简短，也更容易操作，两者使用的评分程序是相同的。[21，22] PCL:SV 的得分为 0 ～ 24 分，18 分约等于 PCL-R 中的 30 分。普通人得分为 0 ～ 3 分，而罪犯的平均得分是 13。如表 2-1（中间部分）所示，PCL:SV 也有四个维度，与 PCL-R 中发现的维度相同。PCL-R 和 PCL:SV 的结构和心理测量学属性基本上都是相同的。在评估反社会人格时，这两个量表实际上是等效的。我们稍后会在本书中讨论关于青少年和儿童的反社会人格特质研究（见第 2 章注 2），在此也将《反社会人格检查表青少年版》（*Psychopathy Checklist:Youth Version*，PCL:YV）中的题目罗列了。基本上 PCL:YV 和其他 PCL 量表的结构和特性都是相同的。

表 2-1　黑尔 PCL 量表四因子模型

PCL-R	PCL:SV	PCL:YV
人际 1. 花言巧语 / 流于表面的魅力 2. 夸大的自我价值 4. 病理性说谎 5. 哄骗 / 操纵他人	**人际** 1. 肤浅 2. 浮夸 3. 虚伪	**人际** 1. 印象管理 2. 花言巧语 / 流于表面的魅力 4. 病理性说谎 5. 为个人利益操纵他人

（续）

PCL-R	PCL:SV	PCL:YV
情感 6. 缺乏悔意或罪疚感 7. 情感淡漠 8. 冷漠 / 缺乏同理心 16. 无法对自己的行为负责	**情感** 4. 缺乏悔意 5. 缺乏同理心 6. 无法对自己的行为负责	**情感** 6. 缺乏悔意 7. 情感淡漠 8. 冷漠 / 缺乏同理心 16. 无法对自己的行为负责
生活方式 3. 寻求刺激 9. 寄生虫生活方式 13. 缺乏现实、长期的目标 14. 好斗 15. 不负责任	**生活方式** 7. 好斗 9. 缺乏目标 10. 不负责任	**行为** 3. 寻求刺激 9. 寄生导向 13. 缺乏目标 14. 好斗 15. 不负责任
反社会性 10. 难以控制自己的行为 12. 早期行为问题 18. 青少年犯罪 19. 被取消假释 20. 犯罪行为多种多样	**反社会性** 8. 难以控制自己的行为 11. 青少年反社会行为 12. 成人反社会行为	**反社会性** 10. 难以控制愤怒 12. 早期行为问题 18. 严重犯罪行为 19. 严重违反假释条件 20. 犯罪行为多种多样

注：PCL-R=《反社会人格检查表修订版》。PCL:SV =《反社会人格检查表筛查版》。PCL:YV=《反社会人格检查表青少年版》。转印已经过罗伯特·黑尔和 Multi-Health Systems 同意。评分者根据出版手册中的正式标准对每个题项进行评分。PCL-R 的 11 题（性行为混乱）和 17 题（拥有多段短期婚姻关系）计入总分，但不计入任何一个因素。有些研究者使用两因素模型：因素 1 = 人际和情感，因素 2 = 生活方式和反社会。

然而，基本没有人力资源（human resources，HR）部门有 PCL 量表日常使用的相关经验和培训，这会产生很多问题。因为大多数 HR 人员使用的是各种用来测量一般人格特质的自陈量表，这些量表很少测量个体的反社会性，测量的有效性也会受到反社会人格者的伪装和积极印象管理的影响。[23] 有时候，临床评分和自我报告提供了理解同一个概念的不同视角，两者结合使用能够帮助我们更好地理解反社会人格。但有时候，两个量表上虽然出现了相同的名字，测量的却是不同或不太相关的构念。

在本书中，我们还是会适时对那些使用自陈量表评估企业反社会人格的研究进行描述和评论。各种版本的黑暗三煞（Dark Triad）是最流行的测验，其中包括反社会人格、马基雅维利主义和自恋（见补充资料 2-3）。

我是一个反社会人格者吗

反社会人格者的特征列表经常会唤起人们一闪念的担心："我的天啊，我的老板那么好斗而且不负责任，还会当面撒谎。或许他是一个反社会人格者！""我喜欢冒险而且性关系很混乱。我是一个反社会人格者吗？"或许情况真的如此，但只有同时符合大多数反社会人格的相关特质和特点，诊断才能成立。

反社会人格是一个多维度的连续谱系，包括表 2-1 中描述的人际、情感、生活方式和反社会性特点。个体身上的反社会人格特征的数量和严重程度（密度）也是从趋近 0 到异常的高（PCL-R 的 40 分和 PCL:SV 的 24 分）。大多数人位于连续谱系的低分区，最多可能会有一些反社会特征。我们把那些得分位于高分区的个体称作反社会人格者。他们在人际、情感、生活方式和反社会等方面都显示出大量的反社会人格的特质。虽然那些得分中等的人显示出了一定数量的反社会人格特征，但是从严格的定义来说，他们不是反社会人格者。他们拥有的特征的特定组合决定了他们的诊断结果。当然，他们中的许多人肯定不是模范市民，也不会是大好人，有的可能只是符合“咄咄逼人”“寻欢作乐”“自命不凡”“雄心勃勃”“过于务实”或者“难以相处”等特征。更有些自视甚高者认为自己才是“正宗的”反社会人格者(通常并非如此)。黑尔在其职业生涯中收到过很多自称是反社会人格者（有人说“反社会人格者是人类进化的下一阶段”）的邮件和来信，其中很多人愿意做研究对象。

在第9章，我们可以分别看到PCL:SV分数在一个社区样本中和一个企业样本中的分布图。

也许他们会随着年龄增长而好转

研究表明，随着年龄的增长，部分反社会人格罪犯的PCL-R分数会降低。然而，这种变化只发生在因素2的特征和行为（例如好斗、寻求刺激、难以控制自己的行为）之中。因素1的特征（例如浮夸、病理性说谎、欺骗、哄骗/操纵他人、缺乏同理心和悔意）则相对稳定，不随年龄的变化而变化。[24]关于年龄增长对白领反社会人格者的影响我们知之甚少，他们中的大多数往往不会表现出高水平的因素2的特征和行为，但是黑尔博士在他的《黑尔变态心理学》一书中提道：

1987年7月，我收到了一封来自纽约地区助理检察官布莱恩·罗斯纳（Brain Rosner）的信。他在《纽约时报》上看到了一篇有关我的反社会人格研究工作的总结，因此写信给我。信里说到他最近参加了一名被判国际银行诈骗罪、涉案金额

> 达数百万美元的男子的量刑听证会，并在会上发言。“根据您的文章的描述，这名被告属于类型‘T’……在欺诈部门，我们每天斗智斗勇的对象（套用您的话来说）就是这些奸诈的律师、医生和商人。我认为您的工作将帮助我们说服法庭理解为什么这些受过教育、西装革履的人会犯罪，以及必须怎么判决和裁定。如果您感兴趣的话，我随信附上了这个案例里的一些材料。如果您需要实例来验证理论，这些材料应该可以帮得上忙。”随信附有的材料描述了36岁的小约翰·格兰布林（John Grambling，Jr）的故事。他在一名同伙的帮助下，欺诈了很多家银行。两人在没有任何担保的情况下，让银行拱手相送了数百万美元。

罗斯纳的书《诈骗》（*Swindle*）和他寄给黑尔的材料，全面细致地描述了一个出生在特权家庭，却选择了肆无忌惮、冷血猎食生活的人。[25] 正如罗斯纳所说，“他的恶劣行径使这个国家中许多人的事业和抱负遭受了重创。他造成的经济损失可以计算，但人们的痛苦和心理伤害却不能［计算］”（p.86）。罗斯纳及其同事根据一份关于格兰布林家庭关系的详尽报告得出结论，他们“从未见过如此全面的对白领犯罪的心理分析：对财富积累的无尽追求，不断利用他人达到目的，抛弃了除自爱之外的所有情感和人类依恋”（p.361）。我们推荐大家读一读罗斯纳关于反社会人格的白领罪犯的精彩描述。

1986年格兰布林36岁，他现在70多岁。也许他会像许多罪犯一样，或精疲力竭或变得成熟又或者信奉了宗教。然而事实并非如此！2012年，美国肯塔基州地方法院以违约和“欺诈性和过失失实陈述”为由，对格兰布林及其公司骗贷一案做出了

690 万美元的罚款判决。[26]

黑尔最近联系了罗斯纳，想了解一下格兰布林最近的活动。罗斯纳告诉黑尔，大约每隔 6 个月，他就会接到不同的人的来电，他们说："你一定不会相信，这个家伙试图借钱 / 卖东西给我，我觉得不对劲就上网查了一下，他就是那个家伙吗？"关于这个话题，罗斯纳做了一个有趣的评论："真可悲，有些人本就如此不幸，而且死不悔改，我猜这个观察结果或许与你的工作结论相一致吧。"[27]

讨论问题

- 你认识貌似有反社会人格特征的人吗？
- 你在他的身上观察到了哪些特征？
- 你认识随着年龄的增长，反社会人格特征减少的人吗？
- 随着年龄的增长，格兰布林的哪些反社会人格特征没有改变或缓和？

补充资料2-1

先天还是后天？二者皆有！

反社会人格的特征是先天具有的，还是后天形成的？或者，更明确的问法是："先天和后天各自在多大程度上影响了反社会人格的特征和行为的发展？"随着行为遗传学在人格特征和行为倾向研究中的应用，这个问题的答案正逐渐明朗。

行为遗传学

心理学家（Waldman，Rhee，LoParo & Park，2018）回顾了双生子研究和收养研究，发现了令人信服的证据，证明遗传因素在反社会人格特征的发展中起着重要作用。[28] 这并非意味着某个人必定会成长为反社会人格者，但它表明社会环境改变先天遗传的过程是漫长而艰难的。先天遗传因素以及一些未知的影响发育中的胎儿和新生儿的生物学因素，使反社会人格的心理发展具有特殊性，比如无法体验共情，无法体验包括恐惧在内的所有情感。结果是个体有关内部控制、良知的形成以及与他人建立情感“联系”的能力都减弱了。

近来，行为表观遗传学（behavioral epigenetics）的证据表明，环境事件可以开启或关闭基因，这使得理解先天与后天的关系问题更加复杂了。“表观遗传的机制是控制环境调节生物体基因组方式的分子层面的活动。表观遗传过程使个体在外表、生理、认知和行为上存在差异——这组特征被称为表现型。”（p.588）[29] 例如，如果某人拥有某种反社会人格特征的一个基因（或一组基因），那么早期的童年经历或创伤可能会开启这种基因。

早期创伤

在表观遗传学影响反社会人格发展的因素中，最能够被理解的一种也许就是早期创伤，尤其是儿童虐待（身体虐待、情感虐待、性虐待和忽视）。然而，儿童虐待事件背后的动因过于复杂，每个家庭环境的动力结构也各不相同，以至于研究人员（特别是那些使用自我报告方法来研究童年经历的研究者）

很难得出关于早期虐待对成年后反社会人格和行为影响的一般结论。

多项研究表明，儿童虐待与成人反社会人格的某些特征（PCL-R 测量的）相关。然而，这种相关通常较弱，并在很大程度上取决于所涉及的虐待类型和 PCL-R 的单个维度（或因素）。例如，在一项对女性罪犯的研究中研究者发现，自我报告的童年期虐待经历（身体虐待和性虐待）和自杀倾向与反社会和犯罪行为（因素 2 的特征）有关，而与操纵、欺骗、夸大、冷漠、情感淡漠和缺乏同理心（因素 1 的特征）无关。[30] 之后对于潜在创伤事件（potentially traumatic event，PTE，童年创伤）、创伤后应激障碍（PTSD）和女性反社会人格的研究得到了类似的结果。[31] 这些研究显示，PCL-R 的人际因素（例如浮夸、操纵他人和病理性说谎）和情感因素（例如缺乏同理心、自责或内疚，情感淡漠）与潜在创伤事件及创伤后应激障碍都不相关；生活方式因素（例如好斗、寻求刺激）和反社会因素（例如难以控制自己的行为、早期行为问题、反社会活动）均与潜在创伤事件相关；反社会因素还与创伤后应激障碍的症状相关。还有研究者发现，拘留所中性侵犯的童年期虐待经历主要与 PCL-R 的反社会维度相关。[32]

类似地，最近的一份报告得出结论，在男性罪犯中，早期身体虐待与反社会因素有关，但与人际关系或情感因素无关。[33] 其作者指出，在某些情况下，“一旦父母无法应对孩子潜在的反社会人格的性情，就会严重影响亲子之间的互动”。也就是说，童年创伤似乎更能预测一系列反社会和外化行为（如付诸行动、攻击），而对反社会人格者的人格特征预测效果一般。[34]

障碍还是适应

许多反社会人格者寻觅多位性伴侣、不断寻求新的刺激、利用每一个可利用的人和机会，是社区中人尽皆知的麻烦。他们对待性关系随意，缺乏对伴侣真诚的、长期的情感和个人依恋。他们（无论男女）的共同点是把性作为武器，频繁地建立性关系，之后却无情地对待亲密伴侣。

最近，进化心理学的理论和研究为这种流浪者式的生活方式提供了解释，认为这种态度和行为受遗传因素影响。在这个模型中，反社会人格是一种可遗传的、适应性的生活策略，目标在于保证基因得以延续（早期的攻击性性行为就是一种保障基因延续的策略）。个体的基因有多种延续方式，包括精心培养少量后代。[35] 反社会人格者的模式则完全不同，但同样（甚至更）有效——生育大量的孩子，但很少甚至从不进行情感和身体上的培养来保障孩子的幸福。一些反社会人格的男性和女性可能会把后代看作是自己的延伸，目的仍然是为自己服务（为了权力、控制、占有、福利金等）。他们对孩子缺乏真正的感情，也不会营造有利的养育环境，他们往往忽视孩子在身体和情感上的需求，甚至遗弃孩子。

这种模式包括持续使用冷酷的欺骗和操纵手段来吸引潜在的配偶，时刻准备抛弃配偶及后代，并立即寻找新的配偶继续繁衍后代。更概括地说，反社会人格者可能是进化压力的产物，在环境和遗传因素的复杂交互作用下，这些压力迫使一些个体将具有操控性和掠夺性的社会互动作为他们的生活策略。[36,37]

这些互动可能包括骗子策略（例如操纵他人、欺骗和自私），战鹰策略（例如好斗、侵略、冷酷、暴力），或者两者兼有，即骗鹰策略㊀。[38] 据推测，不同的反社会人格者（在不同的环境和时间下）会采取不同的操纵或攻击策略。从这个角度看，反社会人格者是人际欺骗者和社会掠夺者，他们以最少的投入获得了生理上、心理上和繁殖上的成功。美国公共电视网（PBS）曾推出一系列精彩节目，指出了这种敲诈、欺骗、攻击性和类似反社会人格的行为在许多动物中是很常见的。[39] 这就引出了一个相关的问题：反社会人格究竟是一种精神障碍，还是一种进化的生活策略？一些研究者认为，如果反社会人格是一种精神障碍，那么它应该显示出一些发育不稳定的迹象，并且有对智力、执行力或繁殖力不利的证据。[40] 然而，它并没有表现出这些精神障碍的特征。这些研究者还指出："尽管反社会人格者在大脑功能和结构上与他人有所差异，但差异并不等同于功能障碍。"黑尔博士反复强调了这一点，[41] 并指出：

> 我的观点是，反社会人格的个体在智力层面充分理解社会规则和传统意义上的是非，他们也很清楚自己在做什么。就像莎士比亚的《奥赛罗》中的伊阿古一样，他们对自身利益和周围环境进行审慎评估，对他人感情或幸福漠不关心，进而选择遵守或无视哪些规则。对于自己的所作所为，他们缺乏同理心、内疚感或自责感，并在情感上与他人"脱节"。但是，他们不会无视或破坏所有的道德或法律准则，也不会让自己遇到的每一个人都成为受害者。从理论上讲，许多反

㊀ 反社会人格的研究指出，反社会人格者（在其一生的不同阶段）会使用到"骗子"和"战鹰"两种策略，也就是反社会人格者的"骗鹰假说"。——译者注

社会人格者的特征都与他们特殊的、与常人相异的大脑结构和功能有关……但这并不一定意味着他们一定患有神经系统缺陷或功能障碍。事实上，反社会人格者可能说正因为自己没有被情感所困，所以他们比大多数人更理性。在我们的一个研究项目中，一个拥有反社会人格的罪犯说："精神科医生说我的问题是我更多地用头脑思考，而不是用心思考。"他并不认为这是个问题，甚至得寸进尺地称自己是"老鼠世界里的一只猫"。

这句出于无心但简明的影射体现了罪犯的进化视角，他将反社会人格视作一种适应性的策略，暗指自己的所作所为只不过是遵从天性罢了。不管这种观点的价值何在，我们都应该考虑这样一种可能性，即反社会人格者的行为反映了他们异于常人的认知、情感、行为的加工和策略，而非传统医学和精神病学意义上的神经系统疾病或缺陷。

我这样说，是因为对于专家和外行人来说，都很容易用"某种东西不能正常工作了"来理解反社会人格者麻木、强势、冷酷的行为。尤其当我们观察到反社会人格者在负责情感、社交和执行功能的大脑区域和神经回路与常人不同时，这种解释便更站得住脚了。在应对已判决的罪犯，特别是那些暴力罪犯时，许多观察人士往往戴着有色眼镜从功能障碍的角度来审视临床描述和实证结果。然而，面对反社会人格的企业家、股票经纪人、财务顾问、政治家、临床医生、律师、学者等时，就很难用"功能障碍"来解释了（pp.vii-viii）。

争论是科学界的常态。判断的标准也是老生常谈的"我们需要更多的研究”。关于神经影像学和反社会人格的概述请见附录。

补充资料2-2

反社会性和致命暴力

反社会性是各种反社会行为和犯罪行为的一大主要诱因。[42] 事实上，社会学家马特·德利西（Matt DeLisi）[43] 认为反社会性是“犯罪的统一理论”。然而，根据PCL量表得分，凶杀罪犯的反社会程度与一般罪犯其实是差不多的。[44,45] 福克斯（Fox）和德利西详细分析了凶杀案数据，发现反社会性和凶杀之间的联系强度很大程度上取决于凶杀的类型和严重程度。[46] “换句话说，凶杀类型越暴力、越极端、越耸人听闻（一般犯罪、性犯罪、虐待/残害、连环犯罪、多重犯罪），反社会性与凶杀亚型之间的关系就越紧密”（p.75）。PCL的因素1（见表2-1）是导致这种相关的主要因素。反社会人格者常常“用一种随意的、置身事外的、责怪他人的、像进行外科手术那样冷静客观的态度描述杀人，好像杀人行为就像干杂活一样平凡琐碎”。在对19项研究和5161名男性罪犯进行的元分析中，[47] 奥康奈尔（O' Connell）和马库斯（Marcus）发现，PCL-R的因素1和因素2都与施虐有关。施虐者“对他人缺乏同理心，并会为了自己的利益或愉悦利用他人（因素1），并具有一种冲动破坏规则的行为模式（因素2）”。

许多研究者用“冷血”描述反社会人格者的暴力行为。[48,49] 正如黑尔所概括：“他们的暴力是无情和功利的，只是一种用来满足简单需求（例如性）或获取所需的手段，并且反社会人格者对暴力或犯罪事件的反应很可能是冷漠的，感到自己有力量，或是愉悦和沾沾自喜，而不是对他们所造成的伤害感到悔恨。当然，更不会为此失眠。”（p.71）

这些研究发现对本书的主题有重要的价值，不仅因为存在潜在的反社会暴力（见补充资料 3-2），而且反社会人格者比其他人更有可能卷入最严重的企业不良行为（如欺诈和贪污），并对组织中的人员造成极大伤害。

补充资料2-3

黑暗三煞

2002 年，保鲁斯（Paulhus）和威廉姆斯（Williams）提出了黑暗三煞的概念，这一概念包括三种暗黑人格，分别为自恋、马基雅维利主义和反社会人格。我们将在本书第 3 章描述自恋和马基雅维利主义。

在研究黑暗三煞的三种人格时，保鲁斯和威廉姆斯解释道：“尽管起源不同，但这三种人格有多种共性。这三种人格在不同程度上都带有社会恶意，喜欢自吹自擂、情感冷漠、口是心非且有攻击性。”（p.557）[50] 然而，作者也同时提到，这些人格不能等同。那么，究竟哪些是暗黑人格的共同特质？有证据表明，黑尔的 PCL-R 因素 1 中与自私自利有关的成分（例如操纵他人、欺骗、冷酷或缺乏同理心）是黑暗三煞的核心。[51] 从进化的角度来看（见补充资料 2-1），这些成分代表了“稳定的适应性策略，直接指向即时奖励和满足，并且与个体的繁殖和生存息息相关”。[52]

值得注意的是，在黑暗三煞中，反社会人格似乎是最不诚实、最危险、最具破坏性的人格。虽然这些说法通常用于一般人群中的反社会人格者，但我们认为在工作场所同样适用。

补充资料 12-2 中介绍了其他一些暗黑人格的特质。

补充资料2-4

性别、种族、文化

反社会人格很可能普遍存在于所有的种族、民族和文化社会中，也普遍存在于男性和女性中。[53]但是，这种人格的某些行为表现可能源于某一特定社会对其成员行为规范和期望的差异。例如，许多社会分别对男性和女性的行为有外显或内隐的期望。同样，一些社会期望也取决于其成员的种族、民族、宗教、政治、社会经济地位等。如下所示，诸如此类因素可能会影响反社会人格的测量实施。接下来，我们会围绕 PCL-R 及其衍生量表展开简短论述。关于其他测量工具的详细讨论请参考别章。[54,55]

性别

许多研究表明，女性（包括成年女性和青春期女性）在反社会人格的得分低于境况相似的男性。[56,57]女性可能在本性上没有男性那么反社会。然而，也有可能是性别角色期望和文化因素抑制或改变了某些行为的表达，尤其是那些反社会或攻击性的行为。实证研究显示，一般而言，反社会人格者的人际关系和情感（因素 1，例如浮夸、欺骗、操纵他人、冷酷、缺乏内疚或自责）的得分在男性和女性中并无差异；但在侵略性和反社会（因素 2）的表现上存在性别差异。与男性相比，女性早期行为问题较少，攻击性和暴力行为较少，表现形式也不同。心理学家韦罗纳（Verona）和瓦伊塔尔（Vitale）[58] 对这一问题进行了全面回顾，他们认为在对女性反社会人格的评估中，需要将一些女性特有的反社会外化行为（因素 2）和对关系的破坏性行为加入评估指标。这些行为包括卖淫、性冒险、人际暴力、自我攻击以及背叛友谊和诽谤等。我们注意到，PCL-R 中的"乱交性行为"项已经包括了对卖淫和性冒险的测量。

尽管存在上述差异，已有的北美 PCL-R 评分（比如 20 ～ 30 分）显示在女性和男性中，反社会水平大致相同。[59] 此外，根据 PCL 的测量，成年后和青春期的男性和女性具有几乎相同的反社会人格的四因子结构。

种族/文化

与性别因素相似，种族文化差异也是影响反社会人格者表现的因素。例如，文化因素、经济水平、就业机会、地区高犯罪率等，都可能提高反社会人格者在反社会特征上的得分。自从 1991 年 PCL-R 的面世，临床医生和研究人员就开始关注社会对非裔美国人以及加拿大人对原住民的潜在偏见。这两个人群的个体在 PCL-R 总分和因素 2 的得分都比白人高。然而，这三个人群在反社会人格特质、反社会人格的因素结构和对暴力及犯罪的预测能力是相似的。[60,61] 这一结论在多个国家和文化中被证实。[62] 事实上，PCL-R 及其衍生量表在北美洲国家、许多欧洲国家、一些南美洲和亚洲国家以及澳大利亚和新西兰等国的研究中均作为主要的反社会人格的评估标准。

最后一点，我们注意到，一项关于反社会人格特征及其相关因素的全球调查结果表明，反社会人格结构具有广泛的普遍性。[63]这项研究涉及11个地区、58个国家以及33016名参与者（58%为女性）。研究未直接使用PCL-R或PCL:SV，而是使用了SRP-E（PCL-R自评版本的翻译版）。[64]在各个地区的参与者中，自我报告为高反社会人格者（总分大于30分）的女性比例低于男性。但男性和女性人群中，反社会人格的因子结构相同，符合表2-1所述的四因子结构。总体来说，高反社会人格者的比例及其各因子得分存在性别和地区差异，且差异的形式符合预期。但由于具体结果过于复杂，无法在此详述。显然，文化对基于自我报告的反社会人格的行为表现有一定影响，但性别对反社会人格的各个因素得分的影响在不同的地区是相似的。这些结果表明，文化对反社会人格者行为表现的影响具有一定的普遍性。

Snakes In Suits

01
第一幕

戴夫的案例

场景二：走马上任

入职的第一天，弗兰克带着戴夫参观了整个部门，并向同事们隆重介绍了戴夫。他在部门里引起了不小的动静。大家纷纷讨论着这个从行业巨头公司里面挖过来的新人，猜想他是否能挽回前阵子公司由于新产品方案失误导致的损失。每个人都跑去和戴夫打招呼，几乎所有人在见到他的第一眼就喜欢上了他。他一表人才，自信而富有个人魅力，更不用说他在公司的主要研究领域还有过硬的技术背景。

随后，弗兰克把他带到他的新办公室。"噢，"戴夫小声嘀咕着，似乎对于眼前的所见有点失望，"我以为它会更靠近中心区域一些，"他停顿了一下，"而且会更大一些。"

弗兰克听到了戴夫的抱怨，纳闷自己居然心生歉意，他连忙解释道："公司发展太快，办公空间总也不够用。不过你不会在这个位置坐很久的，我们会时常调整员工的办公位置，你很快就能体验不同的办公室了！这可是我们公司公开的槽点，哈哈！”

戴夫一点儿也不觉得好笑，但是当他转身面向弗兰克的时候，脸上露出了微笑，并说道：“太棒了，我最好尽快把自己安顿下来并开始工作。”

弗兰克回到办公室，继续埋头于他的一系列会议、撰写报告、工作电话中。他和戴夫约定13:30带他去公司餐厅吃午餐。这是一个非常不错的餐厅，为员工提供免费高品质的工作餐饮。如果有可能，他还会带戴夫去参观公司的高管办公区，把他介绍给公司的创始人兼CEO杰克·加里戴博（Jack Garrideb，如果他在公司并且刚好有空的话）。

这个上午过得很快，弗兰克完全沉浸在工作中，当秘书玛琪在13:15敲门的时候，他被吓了一跳。“弗兰克，加里戴博的秘书维多利亚打电话过来说，他需要您现在过去一趟。”接着在他提问前，玛琪又抢先说道：“但没说具体是什么事。”弗兰克拿起他的项目书和日程表，抓起门后挂着的外套，边穿边走出办公室，向大厅走去。路过戴夫办公室的时候，弗兰克想通知他午餐可能会推迟一会儿，但戴夫不在办公室。于是弗兰克继续向高管区走去，同时思考着手头未完成的项目以及CEO那么紧急地让他过去，可能会是什么事情。

来到综合楼另一端的行政层管理办公室，弗兰克走向维多利亚的桌子，开玩笑地说：“嗨，维姬[1]，我又有麻烦了，是吗？”

“哦，对加里戴博先生来说，您永远不会是麻烦，您永远是他的爱将。”维多利亚同样用开玩笑的口吻答道。维多利亚和弗

---

[1] Viki，维多利亚的昵称。——译者注

兰克在同一天认识了加里戴博，从那以后他们就成了朋友。整个公司的氛围友好、轻松、随意，但高管办公区却是个例外。大家都觉得为了体现出大公司的姿态，有必要在来访者和客户面前摆出让人望而生畏的架势。

加里戴博开着门，看到弗兰克站在维多利亚桌前，便挥手让他进来。弗兰克看见办公室里有人坐着，但看不太清坐在豪华皮椅上的人到底是谁。在戴夫站起来转过身的时候，加里戴博说道："嗨，弗兰克，我刚刚正在和你的同事谈话，我们现在又有了一个好的备选方案。如果你的新同事可以将他的想法再具体些，研发部可真要有得忙了。"

弗兰克看到戴夫在CEO办公室有点吃惊，他笑着和加里戴博握了握手，说道："是啊，杰克，我们必须赶上市场部的节奏，那些家伙不停地向客户兜售着公司还没做出来的产品。"

在弗兰克和戴夫准备离开的时候，杰克对戴夫说："祝你好运，戴夫，你现在正在为我们行业中的佼佼者工作！"

弗兰克和戴夫沿着走廊走向餐厅。"他真是个很好的人。"戴夫说道。

此时，弗兰克的思绪已经又回到这个小插曲发生前他正在写的项目报告上，于是随口接了一句："你运气不错，他今天居然在办公室，要知道他经常全世界跑。"

讨论问题

- 上班的第一天，你会贸然拜访公司的CEO吗？
- 对于戴夫表现出的这种主动性，弗兰克应该感到担忧还是高兴？

Snakes In Suits

第3章

眼见未必为实

艾琳接上女儿出发去上班。她把公寓门锁好，下了楼梯来到大街上。她和女儿坐公交车来到了宽阔明亮的主街。正是中午时分，如织的游客游逛闲谈。她的工作可都要指望这些人了，她期待这个下午能有不错的收获。

拥挤的人群挤满了主街，挡住了她的去路。穿过人群，她看到很多人挤在一起，在玩一种考眼力的纸牌赌博游戏。尽管游客们事先都被告诫要远离这类骗局，但总是有人经不住诱惑。庄家手里有三张纸牌正面朝上放在桌上，一张是K或Q或J，另两张是数字牌。庄家将牌翻过来，正面朝下，一边在桌上快速移动，一边会不停地吆喝，邀请围观群众下赌注，竞猜哪张牌是人头牌。当他手停下后，如果没人下注，他便向大家展示那张牌并开始新一轮的游戏。总会有一些围观者觉得自己的眼睛比庄家的手快，忍不住想赌一把。当然，赢的人总是庄家。

多轮游戏过后，围观人群换了几波，外围的人移动到了临近桌子的地方。艾琳带着女儿到了牌桌前。庄家微笑着对她女儿说："你真是个聪明可爱的孩子，就像你妈妈一样，我敢保证你以后一定能考上大学。"庄家继续用幽默的语气和前排的人聊天，同时手不停歇地移动着桌上的牌。有一瞬间，一张人头牌掀起了一角，正面露了出来。庄家赶紧将牌盖上，又移动了几下，企图掩饰刚才的失手。但艾琳和一些围观群众还是看到了这一幕。

"我来，我要下注。"艾琳紧张地说道。

"押多少？"庄家试探性地问道。这个时候围观者纷纷往前挤，想看看究竟发生了什么。艾琳身上带着租金，如果能将其中一部分翻倍，肯定对支付账单大有帮助，她思虑再三。"你到底要不要下注？"庄家对艾琳喊道。

"要，要的，一百美元。"那些离赌桌较近的人们不禁屏气凝神，艾琳看起来不像是有一百美元的人，更不用说用一百美元来下注了。庄家迟疑了，如果她赢了，他就必须付出赌注的双倍。但此时有观众喊道：“让她玩！接受赌注！”越来越多的人加入了围观，庄家看起来更紧张了。

“好的，好的。把你的钱拿出来看看。”他说道。艾琳看起来有一些紧张，她不知道为什么要这样做，因为怎么看她都赢定了，但是庄家很坚持。“快啊，给他看看你的钱。”站在她后面的人喊道。她从衬衫前口袋里拿出了一张百元大钞，放在面前。“选定你的牌。”他说道。艾琳照做了。

接下来发生的每个动作，像是慢动作一般，但实际上却在片刻间就结束了。庄家翻开艾琳选择的牌，那是张方块七，他将旁边的另一张牌翻开，是草花 K。这时，突然人群里有人喊：“有警察！”庄家一把夺过艾琳手上的百元大钞，快速合起牌桌，和他的同伙消失在了移动的人潮中。艾琳呆若木鸡地站在原地，泪水瞬间涌上她的眼眶。“这是我用来付房租的钱！”她哭了起来。人群中的一些人摇着头走开了，一个穿着蓝色旧外套的老妇人安慰艾琳，并摸了摸她小女儿的头。老妇人从自己的钱包中拿出十美元给了艾琳，其他人也纷纷试图安慰她们，给了她一点钱。但这些善意的举动并不能弥补艾琳失去的一百美元，也难以抹平她掉进一个老套骗局而产生的屈辱感。与其他众多案例一样，这些骗子都是以娴熟的技巧利用人性的弱点诱骗那些毫无戒心的人。

美国人口中大约有 1% ～ 2% 的人具有反社会人格特质，这意味着（几乎可以肯定）我们大部分人每天至少会遇到一个反社会人格者。由于反社会人格者狡猾地隐藏着他们真正的本质，所以我们很难将他们和在街上遇到的其他人区分开来。尽管在现实生活中，我们经常能在美国大城市的街道上看到上述情况，却不能在获得此人更多的相关信息之前，一眼确定这个人是个反社会人格者，或只是个骗子。我们都知道，这是一种小规模的犯罪活动（这种纸牌游戏在这座美国东部城市是非法的），旨在吸引那些好奇心强又容易上当受骗的人，并骗取他们的钱财。尽管游客有时候并不会在意，反而会觉得这种“了解生活另一面”的体验能够增加他们茶余饭后的谈资，但毋庸置疑这是一种犯罪行为。

反社会人格者比我们更加有技巧吗

与反社会人格者互动

我们想指出的是，反社会人格者的某些能力（事实上是技能）影响了我们的判断准确性。首先，他们具有“读人”的天赋。他们会尝试确定一个人的好恶、动机、需求和弱点及其是否好下手。他们知道怎么玩弄我们的情感。每个人身上或多或少都有些情结，或者称为“敏感点”，而反社会人格者随时准备好了去按下这些“按钮”，牢牢吸引我们（我们将在下一章对此进一步讨论）。其次，许多反社会人格者的口头表达能力和沟通技巧非常好。对很多人来说，在陌生的社交场合往往很难破冰，而反社会人格者能够迅速加入一段对话或讨论。反社会人格者清楚地认识到，很多人更在乎传达信息时的表达方式，而对信息本身的内容并不在意。富有激情、充满自信的语调，再佐以装模作样的行话和陈词滥调，就足以掩盖他们在互动过程中虚伪的姿态和缺乏实质内容的事实。这种技能，加上自认为理应得到一切的信念，反社会人格者能够在与别人互动时有效地利用对他人的了解损害对方——他们知道该说些什么，该怎样去说才能最好地施加影响。再次，他们非常擅长印象管理。对他人心理的洞察，加上浮夸却有说服力的言辞，让他们足以巧妙地调整自己的角色以适应环境和计划。他们善于在不同场合戴上不同的面具，根据不同的对象改变自己的角色，使自己成为目标受害者的宠儿。很少有人能够意识到自己正和一名反社会人格者相处，而后者正利用着前者的人格特征和弱点来操纵这段关系。如果将生活比作一场扑克游戏，反社会人格者知道你手里拿着什么牌，然后利用这一点来欺骗你。

经常和反社会人格者打交道的研究人员将反社会人格者形容为“社交变色龙”。顾名思义，变色龙会根据所处环境调整自己的肤色以便生存。趴在树叶上时，它们会变成绿色；趴在树枝上时，它们会变成棕色。通过变换肤色，它们能隐匿在周围的环境中，躲避天敌的捕猎，同时还能悄无声息地接近那些傻乎乎的昆虫，然后大快朵颐。它们是完美的隐形猎食者。同变色龙一样，反社会人格者面对受害者时能长期隐藏其真实的自我和意图，是近乎完美的人类隐形猎食者。

这并不是说，一名有魅力、有影响力的社交人物不能同时保持诚实——当然可以。很多人都会有意识地采用印象管理和操纵技术来影响他人，以获得他人的喜欢和信任或从中牟利。也有人刻意经过训练、练习和精心策划来达到自己的目的。然而，虚伪或者谎话连篇并非你获得他人的喜欢和尊敬，或者说是获得认可和尊重（一种正常的社交需要）的必经之路。当你忽略他人的感受或试图不公平地利用他人时，你会显得不真诚，而影响到社交操纵的效果。反社会人格者和正常人的区别在于前者的动机就是不公平地、无情地利用他人。他们为达目的不择手段，完全不考虑所作所为给他人造成的伤害。但是由于他们擅长隐藏这种动机，加上天才般的操纵能力，我们极难透过其充满魅力的表象看清其“反社会人格”。见补充资料 3-1。

并非所有的反社会人格者都是不着痕迹地操纵者。他们中的一些人没有足够优秀的社交技能或教育背景，无法仅凭社交手段就达到目的。他们只能通过恐吓、胁迫、强制和暴力去控制别人，从而得到他们想要的东西。本书仅有少量篇幅涉及这类人，更多的是谈论那些擅长并特意运用他们“致命的魅力”去操纵他人的人。当魅力的方式不起作用时，反社会人格者也将会转而采取隐蔽或公开的恐吓、威胁等手段。详见补充资料 3-2。

反社会人格和自恋

需要说明一下，反社会人格是一种人格障碍，人格障碍和心理疾病是不同的。简单来讲，有人格障碍的人遇到困难时，只会使用有限的、模式化的“解决方法”来应对，没有人格障碍的人则能够灵活采取各种行为来适应不同的情境。

因此，有人格障碍的个体有时会因为他们受限的视角和僵化的行事方式在生活中处处碰壁。一旦他们的生活环境发生了变化，与他们习惯的方式不同，他们就会无所适从。那些认识他们的人可能会认为他们故步自封、迂腐保守，有时候甚至会觉得他们很讨厌。

《精神障碍诊断与统计手册》收录了迄今为止正式被确诊的十种人格障碍，包括自恋型人格障碍和表演型人格障碍。我们有必要来了解一下这两种人格障碍，因为它们都与反社会人格者密切相关。

自恋型人格障碍的突出特点是极度渴望被崇拜和过分的优越

感。《精神障碍诊断与统计手册》第5版（*DSM-5*）[1]中对自恋型人格障碍者的描述为：自命不凡（表现在行为上或在自己的想象中）、渴望被崇拜、自以为天生高人一等、缺乏共情。

自恋者认为发生在其周围的一切，别人说的或做的每件事，都应该是关于他的。如果当时的情境并非如此，他们将采取行动成为众人关注的焦点。例如，在他人对话时强行插嘴，或通过贬低他人来赞扬自己。在自恋者的全部行为方式中，缺乏一些其他的可选项，例如关注其他人的需求和愿望，与他人分享，通过协商的方式获得他人的关注和反馈等。对自恋型人格障碍者来说，自恋并不是一件坏事，这种病态的自我崇拜在他们眼里是对自身完美的自然反应，毕竟"我身上哪一点不讨人喜欢呢？"一些自恋者甚至会抱怨他们的才华和魅力是自己必须承受的负担！

自恋者很难学习替代性的行为，但辅以适当的帮助，他们慢慢能学会控制自己的行为，并减少对他人造成的消极影响。对其他人来说，真正的问题在于，自恋中的优越感和缺乏共情的特质有时可能会发展成为反社会的破坏性行为，即攻击性的或恶意的自恋。这种情况下，我们很难将自恋型人格障碍与反社会人格区分开来。

表演型人格障碍与反社会人格也有一些相同的特征，其中最突出的两点是情绪化和对他人认可的过度需求。这类人通常给人的印象是夸张的、感情用事的，甚至是做作的。他们有时候会刻意打扮或表现得轻佻，试图引起别人的注意。与自恋者不同，他们不需要感到优越。如果可以的话，只要能够获得所需的心理支持，他们愿意扮演一个配角。

被诊断为自恋型人格障碍（只占美国总人口的1%）或表演型人格障碍（占美国总人口的2%～3%）的人很少。实际上，多数人并没有人格障碍，只是在身边人面前表现得“自恋”或“戏剧化”。不幸的是，一些真正的反社会人格者反而由于在公共场合表现出自我中心和情绪化特征，被误认为是自恋型或表演型人格障碍，而隐藏了他们的反社会人格。这不仅增加了诊断上的困难，而且使那些和患者有一面之缘的人心生疑虑。即使是接受过人格障碍诊断训练的心理学家或精神病学家，也对如何鉴别诊断反社会人格以及其他具有相似特征的人格障碍感到头疼。[2] 我们唯有进行细致的分析，才能拨开自恋和戏剧性的表象，观察到反社会人格者精心藏匿的症状特点。

注：以上是关于人格障碍的简单解释。感兴趣的读者可以阅读《精神障碍诊断与统计手册》第 5 版（*DSM-5*），手册中对各种人格障碍的异同有更加完整的论述。

行动中的反社会人格者

许多反社会人格者都是操纵大师、游戏高手。他们会使用本书中提到的各种诡计去实现自己的目标。黑尔博士和克莱克利医生提到的特质和特征很好地诠释了反社会人格者。如果用这些特质和特征来解释他们在日常生活中的所作所为，我们的理解会更深刻。理解反社会人格者在公众场合的各种表现有助于我们认识其魅力假象下的真实面目。我们希望这可以帮助读者识破反社会人格者精明的操纵手段，提高抵御能力。

我们首先来看看许多反社会人格者在三阶段操纵过程中常用的策略和手段。我们需要注意，三阶段操纵过程是他们在人格驱使下做出的自然反应，而非刻意为之。

第一阶段：评估

反社会人格者喜欢和人们玩游戏。对于一名反社会人格者来说，能够有机会欺骗和操控他人是他们的主要动机。他们总是想找些人来骗着玩。反社会人格式操纵的第一阶段是识别和评估目标或猎物。大多数反社会人格者是机会主义者和具有侵略性的猎食者，他们饥不择食，利用几乎所有他们遇到的人，另外一些反社会人格者更有计划性，等待着完美的、毫无防备的受害者步入他们的圈套。无论哪种情况，反社会人格者都在不断评估受害者的金钱、权力、性或影响力所能带给他们的价值。因此，有权有势、声名显赫或者社会地位显要的人对他们特别有吸引力。详见补充资料 3-1。

在商界，我们很容易识别出那些手握重权的人——宽敞的办公室、光鲜的头衔都可以帮助我们判断一个人在组织中的身份地位。但是不要以为你没有大的办公室或者耀眼的头衔、权力和财产，你在反社会人格者眼里就没有利用价值。你是老板的秘书，对其日程了如指掌，大多数人面见老板前必须通过你；你是工会代表，能缓和员工之间冲突并帮他们解决困难；你眼观六路，耳听八方，对公司里的各种消息了如指掌；或者，你是收发室里负责将重要文件准时送达目的地的人。这些都是非正式权力的例子，聪明的反社会人格者会利用这些权力来进一步实现更大的、对自己有利的目标。

反社会人格者不仅会评估他人的利用价值，还会寻找他人的感情弱点和心理防御模式，更完美地制订攻击计划。受个人风格、经历和偏好的影响，每个反社会人格者评估他人的方式和程度各不相同。一些反社会人格者喜欢面对挑战，他们的目标可能是自信而富有的名人、精明的专业人士或者拥有强大自我的高管。另一些反社会人格者则更倾向于去“掠夺”那些处于脆弱状态的人，包括那些孤单的、处在情感空窗期的、渴望陪伴的人，有固定收入的老人，未成年人或者天真的人，又或是那些最近遭受过创伤的人。尽管单纯从利益角度来看，处于脆弱状态的人的利用价值并不理想，但考虑到时间和精力等方面的投入，这些比较容易搞定的个体对反社会人格者也具有吸引力。

许多反社会人格的特质在这一阶段显现出来。表面看来，反社会人格者希望自己在公众眼里是成功人士，他们希望站在一个制高点操纵整盘游戏。但其实，与他们展现出来的精英形象刚好相反，他们中的许多人在生活中扮演的是寄生虫的角色，他们好吃懒做，靠别人的努力来养活自己，真正想做的是游手好闲的人。为了过上寄生的生活，他们毫无顾忌地向他人寻求经济支持，索要钱财。有时，供他吃喝的是某个家庭成员或朋友，也可能是某个被反社会人格者诱骗而自愿提供食物、住所和金钱的陌生人。一个人在艰难的日子中，依靠别人帮助甚至公众的资助来生活是无可厚非的，但反社会人格者即使拥有健全的体格和工作能力，完全可以养活自己，还是会恬不知耻地寄生于他人。当然不是所有的反社会人格者都没工作，我们很多最近的研究都是在商界和政府中进行的。然而，即使有工作，他们也喜欢公开或私下从别人身上揩油，包括从同事和雇主身上占便宜。

很典型的一点是，反社会人格者认为自己的寄生行为与对他人造成的经济上和情感上的影响无关。这在一定程度上是因为他们相信在这个竞争激烈的世界里，每个人都像他们一样贪婪和无情。而且，他们无法准确感知他人的情绪状态，因此只能错误地推断他人的情感生活都和他们一样肤浅、贫瘠。在他们的内心世界里，只有物质、目标和障碍物，而没有人的位置。对于大多数人来说，这是反社会人格者最令人难以理解（或明白）的心理特征之一。他们确实缺乏悔恨、自责和同理心。一些人提出，反社会人格者之所以能够成为高效的猎食者，正是因为他们不会被良心所困扰或折磨。

除了他们寄生的本质以及缺乏情感生活之外，还有证据表明，反社会人格者需要大量的新鲜刺激来驱散无聊。最近的研究表明，这种需求可能与他们大脑的生理结构有关。这种需求常常使他们需要不断寻找新鲜的刺激，从一段关系换到另一段关系，从一份工作跳槽到另一份工作。大部分（正常）人为了达成生命中的重要目标（例如修完大学学业、做学徒或在入门级的岗位上卖力工作以获得晋升），能忍受长时间单调而艰苦的工作。反社会人格者则很难忍受挫折，会想方设法寻找捷径。你或许会感到惊讶，他们中的许多人的确成功地从大学毕了业或获得了专业资质（我们的研究对象不少拥有硕士学历、医学学位、法律学位），但这些多半不是通过他们的努力和钻研得来的，而是通过作弊、找枪手以及通常所说的“钻空子”得来的。

这一特征在工作中显而易见。他们会逃避单调或者困难的任务，或者那些需要付出长时间的艰巨努力才能完成的任务。他们无法想象人如何能够以及为什么能够耐心等待机会或是努力工作去得到自己想要的任何东西。他们对于刺激的需求反映在他们喜欢从事高风险、高刺激的行为上。许多正常人虽然也追求这种肾上腺素飙升的感受，但与反社会人格者不同的是，他们通常会事先评估这个行为对自己和对他人的风险，不会因为追求刺激而将他人置于危险之中。可悲的是，对社会而言，反社会人格者对于刺激的需求很容易演化为反社会性的行为，甚至是犯罪行为。

反社会人格者有着强烈的优越感和特权感，强烈的自利意识使他们相信他人的存在只是为了照顾他们，认为别人帮助自己得到他人的财产是理所当然的。由于反社会人格骗子认为他人都是软弱、低等和容易欺骗的，所以他们会告诉你，这些受害者活该被骗。有些极端反社会人格者甚至认为让受害者支持他们是对受害者的一种“恩赐”。这在许多邪教领袖的案例中尤其明显（所谓领袖其实是江湖骗子或者是彻头彻尾的反社会人格者）。同样在一些小案件中，我们也能看到这种心态。对很多人来说，这种居高临下的态度给人一种狂妄自大和自命不凡的感觉。然而，有些人却觉得这样的行为颇具魅力，充满了领袖气质。接下来我们将做进一步讨论。

第二阶段：操纵

一旦确认某个个体有用并评估了他的弱点，反社会人格者就会着手制造一个用魅力和谎言粉饰的假象——我们称之为“反社会人格的传奇故事”。这就是操纵阶段的开始。

反社会人格者在这一阶段的首要目标是获取对方的信任。针对这一目标，他们的拿手绝招就是施展魅力，运用各种印象管理技术来吸引和讨好目标。通常他们举止优雅，使目标对他们的第一印象非常好。然后他们便开始构建一个精心设计的虚构形象。我们稍后会更详细地解释这是如何做到的，但一般来说，为了给之后的操纵剧目拉开序幕、得到对方的积极回应，反社会人格者能表现出强壮、天真、富有影响力、真诚、温顺、值得信赖、世俗或者任何一种被他们认为有效的人格面具。有些反社会人格者会借助社会刻板印象来制造面具。例如，饱受磨难的艺术家、被误解的配偶、成功的商人、某个名人、备受尊敬的专业人士，或者某个与富人、名人甚至臭名昭著的人都能搭上关系的人。

有些反社会人格者由于过度使用“魅力”而显得油腔滑调和肤浅，其言辞令人感觉毫不可信。然而真正有天赋的反社会人格者已经将自身的影响力提高到了一种艺术的境界。他们为自己能够成功地通过虚构一个以假乱真的自我来欺骗和愚弄他人而深感自豪，甚至时常吹嘘自己的这种能力。政治家、销售员和为项目筹款的人员必须通过努力才能实现的目标（比如让别人相信自己所说的话），反社会人格者仅凭本能就做到了。在许多犯罪案例中，司法机构只有在揭开一些十恶不赦的罪行或者高明的骗局后，才能撕开反社会人格者所谓真诚、正直和诚实的面具。在一些不那么夸张的案例中，也需要少数目光锐利的旁观者通过长期的日常接触，才能看穿反社会人格者的面具。事实上，这点很难做到，与反社会人格者保持密切关系的人反而会越来越被传奇故事所吸引。

反社会人格者之所以能让受害者对他们产生信任，很大程度归功于他们近乎病态的说谎能力。他们能够毫不犹豫地撒谎却毫无愧疚感。我们每个人的内心都有邪恶的一面，共情、悔恨和愧疚则作为我们本能的“刹车”，阻止了我们将人性中反社会性的想法付诸行动。反社会人格者却不受这些情感的阻止，毫无顾忌地讲述故事，这个故事是那么真实、有趣，是那么具有创造性，以至于听众对此深信不疑。

我们可能会认为一大串谎言最终将被戳穿，使反社会人格者的面具被揭开。很遗憾，这种情况很少发生。大部分旁观者无法看穿谎言，因为反社会人格者编造谎言时能够自圆其说，不仅安抚了受害者，消除了其疑虑和担心，同时证实了反社会人格者的传奇故事中的内容。他们生动而又令人不得不信的故事营造了一个个信任、接纳和真心愉悦的氛围。这种氛围让几乎所有的受害者都会立刻相信反社会人格者是表里如一的，并且无意识地忽略了反社会人格者在先前谈话中自相矛盾的言辞。即使是被当面对质或者揭穿谎言，反社会人格者也不会尴尬。他们会简单地修改或者精心构造一条故事线，将所有问题的细节糅合在一起，再编造出一个合理的谎言。通过精心排练的说辞和社交技能，反社会人格者能将这一连串的虚假信息说得合情合理。一些反社会人格者极擅长这些，他们甚至可以创造出一幅有关他们自己的世外桃源景象，逼真到令他人无法忘怀，甚至连反社会人格者自己都快相信了。

更让人惊讶的是，反社会人格者甚至会对已经知道事实真相的人撒谎。更神奇的是，往往最终受害者会怀疑自己掌握的真相，转而去相信反社会人格者所说的信息。这就是反社会人格者实施操控的力量。一些反社会人格者对这一特长非常自豪，取笑受害者很傻很天真，并且经常吹嘘自己如何玩弄他人。平心而论，他们在许多案例中的表现还真是可圈可点。

研究者尚不清楚反社会人格者撒谎究竟是为了有效地得到他们想要的东西，还是撒谎行为本身让他们感到快乐，抑或两者皆有。可能反社会人格者没能在儿时了解诚实的重要性，反而习得了通过撒谎可以从别人身上得到他们之所欲。对于一个典型的孩童来说，撒谎和编故事的情况会随着年龄增加而减少，然而反社会人格者的撒谎行为会持续到成年。他们看不到诚实的价值，而谎言能帮助他们实现目标，这是他们的一种商业决策。

反社会人格者的谎言和其他人的谎言区别在于后者通常不会如此精心策划，对他人不会造成如此大的破坏和伤害。后者的谎言（只是一些寻常的小谎言）也远远没前者那么有说服力。例如，男性连哄带骗让女性答应约会，青少年撒谎让父母允许他们去参加聚会，商人为了尽快签订合同说谎，或是政治家利用各种各样的谎言（善意或非善意的谎言）来赢得选举。但不像反社会人格者，这些损人利己、脱口而出的撒谎行为并不是普通人人格的有机组成部分，而且他们身上也没有其他反社会人格特征。

还有一种反社会人格特征是避免为出了差错的事情承担责任；他们会将责任推卸给其他人、环境、命运等，并试图寻找各种借口为自己辩护，解释为什么他们不必为那些伤害了别人的话和事而受惩罚。有趣的是，他们通过把责任推卸给别人可以达到一箭双雕的效果，不仅提升了自身的正面形象，同时散布了关于对手和拖后腿的人的负面消息。他们以忠诚于听众为借口堂而皇之地指责他人，传递了一种“把责任转嫁给第三方是在帮助或保护听众免受伤害”的信号。在很多组织机构中，会有一些同事不信任公司，或者对自己身上发生的事情感到愤怒。反社会人格者正是通过加入这些对系统、对公司甚至对整个社会怨声载道的团体来为自己的计划招募盟友。

毫不奇怪的是，即使反社会人格者最终承认参与了犯罪行为，也会将犯罪过程中他们对受害者造成的负面影响最小化。他们甚至可能提出一些具有说服力的证据来证明是受害者自己运气不好，自作自受。

操纵阶段是大部分反社会人格者的诡计的重要组成部分，我们将在随后的章节中深入研究他们所使用的策略和战术。

第三阶段：抛弃

一旦反社会人格者从受害者身上榨干了所有的价值，他们就会抛弃受害者，转而寻找下一个猎物。抛弃通常发生得很突然（比如反社会人格者在某天突然消失了）。通常情况下，受害者甚至不会意识到反社会人格者早就在寻找新目标了。

在诸如身份盗用、信用卡诈骗、施工诈骗等犯罪中，反社会人格者都能成功脱身，并在另外一个地点以另一个新的身份出现，继续寻找下一个目标。网络时代的到来给反社会罪犯的生活提供了更大的便利，他们可以找到更多可接近的目标群体，逃离和藏匿也变得更容易实现。

一个人必须对别人的伤痛无动于衷，才能如此残酷地伤害和抛弃他人。反社会人格者就是这样，因为他们对他人的情感和社会依恋很弱。大部分人伤害到他人的时候，至少会愧疚一阵子或后悔自己做了这些，而反社会人格者对这些概念只有一个模糊的认知，他们甚至认为这种情感是他人身上可笑的弱点，就是让他们来利用的，这也使得反社会人格者很容易把他人当作物品或棋子来随意摆弄。反社会人格者更善于理解他人的智力活动或认知世界，却难以理解自己的情感生活。总之，在反社会人格者眼里，一个人的价值取决于其能够提供的资源。一旦此人的资源被用尽，反社会人格者就会无情地弃他而去。

在反社会人格者的一生中，评估－操纵－抛弃过程带来的结果有很多是可预测的。首先，反社会人格者一生会有很多短期亲密关系。他们可能会带着信誓旦旦的承诺接近很多人，待这些人的资源耗尽，他们就会离开。由此产生了许多传统婚姻和法律意义上的婚姻关系、短期的同居关系等。他们往往留下的是被抛弃的爱人、受虐待的前配偶，以及无人抚养的孩子。有时候，这种行为模式会给他们带来“花花公子”的名声，一些反社会人格者甚至会提高这些名声来建立地位、营造神秘感。不幸的是，对反社会人格者的伴侣来说，这段关系是单方面的，并且他们经常被恐吓、虐待和暴力所困扰。更可悲的是，持续虐待配偶者中多达1/5具有反社会人格特征。许多人通过参加法庭强制的、对他们和伴侣都毫无用处的治疗项目来逃避牢狱之苦，另一些人则能有效地操纵律师、法官、治疗师和法庭指定的监护人，从而成功脱罪、逍遥法外。

其次，与其所说的截然相反，反社会人格者通常没有切实可行的长期职业或生活目标。他们的工作经历是一串互不关联的、随机选择的工作。尽管没有正规的职业，反社会人格者仍然会自称拥有种种目标与成就，并编织一段职业生涯的辉煌“历史”。他们的描述是那么生动可信，以至于很多人都会相信他们在生活中已经取得了巨大的成功。在商界，反社会人格者可能在推荐信中大言不惭地列举虚构的成就，信里写的都是他们自己编造的好话和虚假的获奖经历，并用朋友的名字署名。即使是选择犯罪的反社会人格者也缺乏明确的目标和目的，他们会参与各种各样的机会性犯罪，而不是像典型的职业罪犯那样专门从事某种犯罪活动。这是他们好斗、行为控制力差、挫折承受力低的结果。

综上所述，反社会人格者首先会评估个体的价值或可利用性及其心理优势与弱点；其次，他们会操纵目标对象（使之成为受害者），并通过给受害者灌输精心设计的信息（反社会人格者的传奇故事）来建立和维持对受害者的控制，然后再耗尽受害者在精神、心理、情感和经济各方面的资源；最后，当他们感到厌倦无聊或玩够了的时候，就会抛弃这些精疲力竭、不知所措的受害者。

讨论问题

- 在你的个人生活或职业生活中，你是否遇到过遵循这种评估-操纵-抛弃模式的人？
- 你是否有朋友曾被其认为关系稳定的人操纵并抛弃？他们向你讲述过哪些细节？
- 你认识的人中是否有人似乎缺乏基本的人类情感，可以用“内心冷漠和空虚”来形容？
- 在特定情况下，你是否曾经试图“伪装”情感？你“伪装”了哪一种情感？你成功了吗？

补充资料3-1

倾你所有

如果反社会人格者恰好很聪明，“有良好的教养”并且外表迷人，他们可能会给遇到的人产生毁灭性的影响。

例如，卡罗琳是一个非常有魅力而且聪明的50岁英国女人。她的父亲是一名律师，母亲是一名成功的舞台演员。卡罗琳上过几所最好的学校，但在任何一所待的时间都不长。她偶尔会遇到一些小麻烦（比如在慈善组织做志愿者时，她无法解释丢失的钱是怎么回事），但她的父母总是能帮她解困。她跻身上流社会，并一度拥有许多短暂的风流韵事。

30岁时，卡罗琳成了伪宗教团体的一员，她声称自己可以“与圣灵直接联系”，这使得她能够操纵老年人去“花钱买下天堂的一席之地”。后来，她遇到了一个国际走私犯，导致她因走私钻石被判三年徒刑，这也是她的第一次牢狱之灾。她很健谈，散发着迷人的魅力和智慧，让人对她深深着迷，谈话过程通常非常愉快。她对自己目前状况和前因后果的描述都带有浪漫色彩。卡罗琳喜欢快节奏的生活，也喜欢寻求刺激。过去20年，走私钻石的经历满足了她的这两种兴趣。她定期往返于约翰内斯堡、纽约、特拉维夫和阿姆斯特丹之间，每次行程都会携带价值数千美元的钻石。

卡罗琳不寻常的职业（这只不过是一系列有利可图的骗局中最新的一个）从两个方面给她带来了好处：为她提供了一笔可观的收入来维持她奢侈的生活，同时也一直是她寻求刺激的源泉。卡罗琳说，带着价值数千美元的走私钻石穿过机场会使她感到极度兴奋，这是“一种无与伦比的高潮”。第一次被一个已婚的海关工作人员抓住时，她为了说服对方不要扣留她，还和他发生了一段短暂的婚外情。后来，当她第二次被捕时，作为认罪交易的一部分，她向警方告发了这名海关工作人员。虽然对方失去了家庭、工作和名誉，但她不为所动地认为“他已经拥有了一段美好的时光，现在派对结束了”。

她唯一感到遗憾的是，现在国际刑警组织知道了她的情况，她作为走私者的日子可能已经结束了。她有一些模糊的计划，想做一名股票经纪人或房地产经纪人。与此同时，她正在筹划着被遣返英国，希望这能让她减刑。在一封给英国官员的信中，卡罗琳提到他的妻子或女朋友或许喜欢“在手指上戴一个闪闪发光的小东西”，而她“可以很容易地为他安排这件事”。这个策略最终失败了，但她成功地避免了行贿的法律诉讼。她目前的情况和下落不明。

补充资料3-2

红领罪犯

2003 年 5 月，我（黑尔）受邀在温哥华举办的西方心理学协会会议上发言，演讲的题目是《穿西装的蛇：当反社会人格者进入职场》（Snakes in Suits: When psychopaths go to work，一个有先见之明的标题！）。德尔·保卢斯（Del Paulhus）向出席会议的人们介绍说，我之前的研究主要集中于监狱人群，现在逐步转移到了工作场所。我还没来得及开始发言，两个警察就走了过来，问我是不是罗伯特·黑尔博士。我说我就是黑尔，他们立即给我发了传票。我没有戴老花镜，但能看出来传票上写着 25 万美元。我对德尔说，也许他对我研究地点的评断下得太早了。传票来自美国的一名律师，他因侵吞委托人的钱并杀人灭口而入狱。我在《黑尔变态心理学》中讲述了这个案例，该律师以此作为起诉我的依据，因为此案的法官、警长和检察官援引了该案例，驳回了他提出的转至看管安全级别最低的羁押场所的请求。律师在 2002 年 10 月自己起草了传票，但直到 2003 年 5 月才交给我。事实上，这名律师已于 2002 年 12 月去世。法院最终判定这个案子没有法律依据。

我提到这一点是因为这名律师的犯案风格与刑事审判律师、欺诈行为研究者弗兰克·佩里（Frank Perri）最近的研究对象一致，他把这类罪犯称为“红领罪犯”（red-collar criminal）。[3] 这个词指的是对客户实施诈骗，然后采取杀人的手段来阻止受害者发现或报案的白领罪犯。佩里列举了许多这类杀人案件，并得出结论说，大多数此类罪犯都有高度的反社会人格特征。根据对这些人背景的审查，佩里和他的同事认为，这些人犯谋杀罪并非一时冲动，[4]“事实上，恰恰相反，毫无悔意地杀人的能力是‘红领罪犯’心中的一颗种子，只要有适当的条件就会发芽”（p.21）。

02
第二幕

戴夫的案例

场景一：友好会面

戴夫开着车在停车场找空位。今天早上他睡过了头，眼看就要迟到了。通常他会在弗兰克到来前就坐在自己的办公桌前了。戴夫轻声咒骂了自己一声，将车驶向访客区，那边应该会有些空位。其实“北方40区”（离综合楼较远的停车场）还有很多空余的车位，但他不想多走路，想停得离办公室更近一点。他看到杰克·加里戴博车位旁“本月最佳员工”的车位上停着多萝西崭新的雷克萨斯跑车，他暗自想：“我当初应该要一个属于自己的固定车位的。”他知道多萝西，她可是市场部的红人。“我该进市场部”，戴夫心里一边想着这个念头，一边将车停进离办公楼最近的访客车位，拿起公文包，打开车门。

保安托德正在巡逻，上早班很合托德的心意。托德为人友善，喜欢向上班的员工挥手问候。加里戴博科技公司给保安的待遇远高于其他公司，所以他也很珍惜这份工作。突然，他注意到一辆红色的运动型轿车开向了访客停车场，于是决定去看一下。

他透过车窗看到了戴夫的胸卡，便问戴夫："您是加里戴博的员工，对吗？"

"什么？哦，是的。我今天早上要参加公司高层的会议，快迟到了。"戴夫边说边从车里出来，他举了举手里的公文包解释道，"我是调研部的戴夫，我对新产品系列有些想法要向领导汇报，如果我迟到了，对你我都没好处。"

"员工停车位在B、C、D区，很抱歉，您必须将车停到员工停车区。"托德提醒戴夫。

"听着，托德，"戴夫从托德的胸卡上知道了他的名字，"我已经告诉你了，我今天早上有一个非常重要的会议。"

"先生，您不能将车停在这里。"托德严厉地反驳他。

戴夫恶狠狠地看了他一眼，关上车门，朝大楼正门走去。

托德冲着戴夫离开的背影喊道："我不得不开罚单了，先生。"

戴夫头也不回地疾步离开了，边走边大声喊道："想开就开吧，托德，我不在乎。而且我保证在看过我的汇报资料后，那些大人物也不会在乎的！别忘了，托德，只有我们开发出新产品，你才能有工资！"

戴夫在大堂里碰见了会计部的黛比。黛比几乎每天早上都会穿过走廊来到大堂，就为了偶遇戴夫。今天，她为了这次偶遇，已经来回走了四趟了，她甚至开始怀疑戴夫到底还来不来公司。

"嗨，戴夫。"

"混账东西！"戴夫轻声骂道，声音刚好能让黛比听到。

"你还好吗？"黛比走近戴夫，期待能和他搭上话。

“哦，没什么，刚坐了个红眼航班。”戴夫敷衍着从她身边经过。黛比郁闷地想着：“过去三个月里，他几乎每天都能看到我，但除了挥手打个招呼，说声‘早上好’，没有任何其他表示。”她灰心丧气地走到餐厅，续了杯咖啡。

戴夫走到办公室，将公文包往书柜上一扔，抓起笔记本，冲到餐厅想去倒杯咖啡。他路过玛琪的办公桌时，笑嘻嘻地跟玛琪打招呼：“早上好，玛琪，老大今天来吗？”他边问边朝弗兰克的办公室里看了看，注意到弗兰克的公文包不在里面。

“他去外地参加董事会议了，周三前大佬们都不在，你周末过得怎么样？”

“哦，跟平时一样，周五熬夜做完了给弗兰克的报告，那份报告可能正是他向董事会递交的报告之一。”戴夫心里却在想，“我才是应该出席这个会议的人。”

在去餐厅的一路上，戴夫故意在每张桌子旁停留。在他入职的短短三个月里，他几乎见过了所有的员工，并向每个人介绍了自己，还在心里列了张清单。“这些人都是失败者，今天早上在停车场遇见的那个托德肯定也是其中之一。”想到这些，他咯咯笑了起来。当然，戴夫也知道哪些人是赢家，他们是大家都羡慕和希望成为的人。在这家快速发展的企业里，这样的人可不少。

他走进咖啡间，看到多萝西在咖啡机旁。“太好了！”他想道，然后微笑着上前与她攀谈。

“本月最佳员工也和我们一样喝咖啡吗？”

“哦，嗨，当然啦！我知道了，是因为那个停车位。”多萝西转身说道，“那真令人尴尬，其实，我只想……”

“我叫戴夫，很高兴终于见到真人了。”

“彼此彼此。”多萝西笑着说。

"我可以请你喝杯咖啡吗？"他打趣道。

"当然可以，随时奉陪。"

讨论问题

- 戴夫对托德和黛比说了哪些谎话？
- 到目前为止，你在戴夫的互动中注意到哪些可能的反社会人格的特质或特征？
- 托德、黛比和多萝西分别处在戴夫的哪个操纵阶段？

Snakes In Suits

第4章

反社会人格者的操纵：他是怎么做到的

当泰德戴着手铐被警察带走的时候，聚集在草地上的邻居都倒抽了一口气。泰德的妻子抱着他们的小女儿，一边哭泣，一边在钱包里翻找汽车钥匙。当她看向周围的人群时，他们出于尊重和尴尬，都将头转向了别处。泰德冲她大声喊道："亲爱的，别担心，都是误会。给律师打电话，号码在我桌上，他会搞定这一切的。"跟在泰德和警察身后的是其他执法人员，他们提着文件箱、电脑，还有一些杂物袋，里面装着从泰德家里搜出来的一些东西。

"你能相信这一切吗？"玛莎对她的邻居莎拉轻声说。"不，我无法相信。"艾德插话道。为了能看得更清楚一点，他正从人群的后面挤到前排。泰德是社区联合会的主席，主要职责是帮助社区的居民防盗以及防止孩子被拐走。他的工作经常需要出差，但只要他在镇上就会去教堂。他的妻子非常讨人喜欢，会亲自烘焙蛋糕来为建筑基金筹款。大家都不能理解到底发生了什么，为什么泰德会被逮捕。"拉夫来了，我们问问他是怎么回事。"

拉夫经常和警察局里的一些人打棒球，他刚从朋友那里了解了一些情况——这个朋友正坐在一辆警车里，堵住街口，以防泰德逃跑。拉夫说："他偷了公司一大笔钱。挪用公款，一大笔！他们认为他这么干有两年了，直到最近才被揭露出来。很显然，他对大家隐瞒了一切。"

"哦，天哪！"人群里传来惊呼声。这是一个平静的社区，大多数居民都是专业人士，很多人的孩子还很小。大家都未曾预料会发生这样的事情。"一定是搞错了，有可能是……"莎拉说道。

"我不这么认为。"拉夫打断她，"显然，泰德只是他的化名。"他环顾四周，压低了声音，说道："希拉不是他唯一的妻子。"

"哦，天哪！"大家再次倒吸一口凉气。

反社会人格者，到处都是反社会人格者吗

安德鲁·库南安（Andrew Cunanan）是圣迭戈的一名餐馆雇员，他搬到了迈阿密，尝试着融入新的社交圈。他在一个社交场合中说自己在派对上遇到过名设计师詹尼·范思哲[㊀]（Gianni Versace），并且他暗示范思哲先生对他非常冷漠，而这与范思哲和蔼可亲的社交形象有所出入。库南安曾在明尼苏达州残忍地谋杀了他的两任恋人，在芝加哥杀了一名房地产开发商，在新泽西州杀了一名看门人，杀人动机未知。尽管圣迭戈当局发布了正式的逮捕令，报纸上刊登了相关新闻，警察也在大规模搜捕他，但他仍然成功地逃到了迈阿密。在迈阿密，他在范思哲先生早晨散步回家时，成功地接近他并近距离射杀了他。警方发现库南安躲藏在距离谋杀现场五千米以内的游艇里。经过五个小时数轮催泪弹的进攻，特警队强行登上游艇并发现了库南安的尸体，很明显是自杀。这个“狂热”的杀手造成的惨剧一直未能被合理解释，留下了许多疑团。库南安到底有没有成功蒙骗了范思哲先生并进入了他的社交圈？库南安到底是个反社会人格者或“仅仅”是个遭到情绪困扰的个体？这种令人发指的罪行是可以解释的吗？

最近，反社会人格者的双重生活已经成了社会的热点话题。随着司法取证技术的发展以及反社会型人格障碍相关知识的普及，执法部门在揭露骗局方面的能力也不断加强。2005 年 3 月 3 日奥普拉·温弗瑞[㊁]（Oprah Winfrey）在脱口秀节目中讨论了一本名为《嗜血的兄弟：我的兄弟斯科特·彼特森的 33 条罪状》

㊀ 意大利时装设计师。——译者注

㊁ 美国一档脱口秀节目的主持人，被称为“脱口秀女王”。——译者注

（*Blood Brother: 33 Reasons My Brother Scott Peterson Is Guilty*）的书。该书由安妮·伯德（Anne Bird）和基思·阿布洛博士（Dr. Keith Ablow）撰写。该书的第二作者基思·阿布洛是一名刑侦精神病医生，他提到书中的斯科特·彼特森残忍地谋杀了自己的妻子和未出生的孩子，这些都符合反社会人格的人物画像[㊀]（关于反社会者和反社会人格的区别，见第 2 章）。彼特森表现出对妻子的失踪非常关心，甚至参与了搜寻行动。与此同时，他又与毫不知情的女友计划未来，他的女友对他毫无防备之心。在家里，他给人的印象是一名普通的、风趣的丈夫，一个标准的准爸爸。然而只有你看了他的电视访谈或听了他女友在发现他已婚并且妻子神秘失踪后制作的谈话录音带，才能认识真正的斯科特·彼特森。在音频和视频中，他对失踪的妻子没有表现出一点儿关心、同情、后悔或伤心。由于警察对他展开了重点调查，他不得不染了头发，带足了钱，试图逃亡境外。最终，相关部门收集了足够的证据，消除了陪审团所有的疑问，于是判决他恶性谋杀罪成立并在 2005 年处以死刑。

我们能否在惨剧发生前就预先觉察他们冷血暴力的倾向呢？据我们所知，无论安德鲁·库南安还是斯科特·彼特森，在事情发生之前都没有表现出任何谋杀倾向。有没有其他的迹象呢？或许了解了他们的人格特征和一贯的人际互动方式，我们就能更好地理解他们的罪行。即便这样，在解释反社会人格者犯罪的原因时，“心理解剖”也仅适于为其行为模式提出假设，而无法分析他是怎样的一个人。另外，即使反社会人格者的家人、密友和同事发现了一些不对头的地方，他们也意识不到这些信息很重要，

㊀ profile，是指对人物整体性格和行为模式的描述，此处译为人物画像。——译者注

或者即使意识到了，他们也不知道应该如何是好。然而“事出必有因”，虽然我们尚未找到能够预测反社会人格行为的标志性特征，但基本能够肯定，反社会人格者的行为与其性格特征有关。现在面临的挑战是，如果不经过长期和有意识的观察和接触，我们很难拨开反社会人格者的层层伪装（迷人的外表、讨喜的社交形象），甄别出这些关键的性格特征。

反社会人格者非常善于在他们想要操纵和欺骗的人面前伪装真实的自我，因此仅凭一份描述反社会人格者心理特质的清单很难确保你能够认出他们。事实上，即使是这个研究领域中训练有素的研究者，在清楚自己要面对的是反社会人格者的情况下，也常常会被他们迷惑和操纵。

尽管反社会人格者在识别和操纵受害者方面会投注大量的心理能量，却懒得在没有利用价值的人面前戴上面具。也就是说，当反社会人格者认为你既没有价值也没有威胁时，你会更容易识别他们的操纵行为。这也使那些未被相中的个体反而可以站在一个较好的位置来观察反社会人格者是如何操纵他人的。一旦了解了整个过程，看透他们面具背后的真面目就易如反掌了。

人们第一次了解到反社会人格，往往是在自己熟悉的人身上看到了反社会人格特质。上司、前妻或前夫、政客、教师、家人和朋友，一旦他们表现出黑尔博士的《反社会人格检查表》上列出的某些行为，就会成为疑似反社会人格者。如同正在研究某种疾病的实习医生会认为自己也出现了这种疾病的症状，一些刚接触到这个领域的人会在自己身上发现某些反社会人格特征。当人们观察到某人（包括自己）身上有一些反社会人格特质时，就会下意识将其判定为反社会人格者。当然，能够觉察到这种倾向的存在对于提升人们识别反社会人格者的技能是非常重要的。

让游戏开始吧：建立反社会人格联结

反社会人格者一旦确定你具有可用性或价值，接下来就会弄清楚你内在的人格。在评估过程中，反社会人格者会将精力集中于与他们将要操纵的个体建立亲密的私人关系。他们的拿手技能是“从心理上判断”你的人格。

一般来说，销售代表、HR 以及其他需要在人际互动上投入很大精力的职业群体能够较准确地评价人格的特质和特征。心理学家和精神病学家由于接受过人格评估方面的专业训练，因此往往能看到更多潜在的人格动力（personality dynamics）[㊀]。如同职业扑克选手善于寻找其他选手露出来的“马脚”一样。不可否认，反社会人格者因擅于判断他人的人格而获得了相应的声誉（或许是因为他们花了很多时间在这上面）。而且他们具有一种可怕的能力，能够根据情境展现出最有效的人格面具以获得自己所需的东西。他们是怎么做到的？对反社会人格者来说，你的面部表情、言语、身体语言都是你的名片，只不过被放大了而已。详见补充资料 11-2。

人格：三个自我

为了理解反社会人格者是如何轻易操纵他人的，探索一些关

㊀ 人格动力是弗洛伊德提出的关于人格结构的理论。他认为人格是由本我、自我和超我三部分构成的整体。本我是本能性的冲动，以“享乐原则”支配行动。自我是人格结构的主要部分，是现实化的本我，按“现实原则”行动。超我是人格结构中的最高部分，是道德化了的自我，包括“良心”和“理想自我”，按“理想原则”进行活动。人格结构的三部分相互作用而产生的动力，支配着个体的所有行为。——译者注

于人格的基本知识很有必要。许多书和理论都谈到了人格、人格的发展、人格的个体差异及人格的行为表现。然而，不论根据哪种理论，每个人的人格都有三个维度，这三个维度可以帮助我们理解反社会人格者对他人的操纵。许多反社会人格者是研究人性的好学生，并且他们非常积极地将所学服务于自己的私欲。他们手头或许没有人格理论的教科书，但是他们都善于利用自己的直觉，利用关于人格的知识来操纵别人对他们的看法，并最终控制别人。聪明的反社会人格者有三种操纵方式。

内在自我

第一个维度，内在自我（private personality）是内在的或私密的人格，是我们自己感受到的“我”。内在自我是复杂的，是由我们的想法、态度、感觉、判断、动力、需求、喜好、价值和情感构成。内在自我还包括幻想、希望和抱负等所有我们相信能够代表自己的积极特征和特质。我们希望他人喜欢这些特质，也会因为有些人否定我们的这些特质而感到难过。

内在自我还包括我们不喜欢的特点，通常我们不希望别人看到这些，我们努力改善其中的一部分，同时刻意忽略另一部分。这些不受欢迎或者是“黑暗”的特质包括伤害他人的行为、违法的或暴力的想法和幻想，以及普遍的不安全感、贪婪和对自己在世界中所处位置的错觉。发怒、失控、对他人极端无礼和惹人讨厌、对身边的人表现粗鲁以及感觉忧伤和沮丧，这些都是我们可能会做的事情，反映出我们人格的黑暗面。我们每天花大量的精力和情感来构建和增强我们内心自我积极明亮的一面，最小化或控制黑暗的一面。事实上，为了保证我们内部情感的平衡，避免过度焦虑，我们需要相信那些积极的自我评价是准确的，并不遗余力地与任何在此过程中产生的疑虑进行斗争。

只要我们的自我形象大多是积极正面的，并能够接受自己身上那些不那么积极的部分，我们就是正常的个体。一个能够悦纳自己的人往往自信并且内心坚定。

公众自我

第二个维度是外显的公众自我（public personality），又称人格面具（persona），是我们希望别人看到的自己，也是我们在公共场合中向他人展示的自体（self）。从另一个角度来说，公众自我或人格面具就是个体希望身边的人如何来看待自己。人格面具是个体内在自我的一个子集，是一个被精心修订过的版本，用于确保你在他人面前展示出的内在自我能够影响他人对你的看法（或评价）。所有人都尝试过在他人面前保持正面形象（一次约会或是一次工作面试）。大家都明白要做到刻意放大自己的优势，最小化自己的缺点非常困难。尽管我们会努力控制自己在他人面前的形象，但偶尔还是会无意间展现出自己内心的人格特质。总之，人格面具反映了我们希望他人看到的那一面。

声誉

我们将要讨论的第三个人格维度是他人如何看待和描述我们，也就是他人基于与我们交流互动的经历而赋予我们的声誉（reputation）。无论我们多么努力展示自己积极的个人形象，人们都会根据我们的外貌、着装、从事的工作、他们对我们的价值观和信仰的认同程度，并经过他们自己的偏好、固有观念和好恶的过滤，形成或正确或错误的观点。糟糕的是，这种过滤可能会在不同程度上歪曲我们的形象。我们都会快速对他人产生第一印象，甚至在第一次见到某人的几秒钟内就形成了。一旦印象形成，人们会倾向于过滤掉与之矛盾的信息，接收与之相符的信息，以此来稳固那个第一印象。于是，我们会越来越喜欢那些第一眼就看着顺眼的人，而将我们不怎么在乎的人晾到一边。例如，你可能会与有相同宗教或党派的人产生共鸣，并将这种喜欢泛化到对方的各个方面。亲切感会使我们更容易接受对方身上被我们喜欢的部分，而原谅我们不喜欢的部分。此外，言行是否一致也会影响一个人的声誉。如果某人言行一致，即使我们不完全同意其观点，也会认为对方比较诚实。反之，我们就会产生怀疑。一旦我们错误地判断了某人的人格面具，对某人形成了错误的第一印象，所有上述知觉过滤都会产生问题。

* * *

理想状况下，人格的三个维度是和谐一致的。我们会为内在自我而感到自豪，心安理得地通过人格面具直接展示内在自我，并且我们默认与我们互动的人了解的也是真实的我们。然而，世界并不完美，人类也不完美。我们只能希望在大多数社交情境中，我们的人格面具反映了我们希望与他人分享的内容，旁观者能以一种足够开放的心态对我们进行评价和归类，使我们能够获得符合我们实际的声誉。

思维技巧

随着与反社会人格者互动的加深，他们会仔细评估你的人格面具。你的人格面具告诉了反社会人格者你所重视的品质和特征，同时泄露了你希望隐藏在内在人格中的不安和脆弱。反社会人格者会逐渐测试你的内在力量和内心需要，这些是你内心自我的一部分。他们最终会与你建立起一种病态的关系或联结，并通过言语或行为向你传递四条重要的信息。

信息一

第一条信息是：反社会人格者喜欢并尊重你的公众自我所展示出来的优势与天赋。换句话说，他们积极肯定了你的自我表征，并告诉你：我喜欢你展示出来的你。肯定他人的个人形象是一种简单但非常有效的影响技术，尤其当我们用一种令人信服且具有魅力的方式表达出来时，听者会心花怒放。遗憾的是，无论在个人生活还是在职场上，与我们相处的许多人极端自私自恋，他们的注意力只集中在自己身上，很少会关注他人的公众自我。因此，一旦发现有人关心我们、欣赏我们或真实地“看到”了我们，我们会倍感欣慰。这让我们感觉自己受到肯定，感觉自己是一个“独特的人”。反社会人格者能够轻易地满足我们的这个需求，让我们放下戒备。

信息二

每次同他人互动，我们都会投入大量的心理能量来展示自己的公众自我。我们外在表现的背后，混合了我们想隐藏的积极和消极的内在自我。我们不愿与生意伙伴和泛泛之交的人分享自己的内在自我，而是将它留给亲密朋友和真正在乎的人。而反社会人格者在第一次见面时，就能够猜中一些我们内在自我的问题和焦虑。根据这些信息，他们会精心伪造一个人格面具来反映或补足我们的这些缺憾。于是慢慢地，在谈笑中，反社会人格者好像对我们放松了警戒，开始分享一些自己的个人信息[㊀]。因为听到对

㊀ 此处的个人信息是指关于伪造的人格面具的信息。——译者注

方分享与自己相同的价值观、信仰和问题，所以这些对话引起了你的强烈共鸣。在这过程中，反社会人格者似乎很相信你（你是值得信任的人，对吗）。由此，反社会人格者要传递的第二条信息就是：我和你一样。

信息三

遇到和自己有相同价值观、信仰和生活经历的人并不常见。"人生得一知己，足矣！"因此，当我们真的遇见这样的人时，很容易对他敞开心扉，分享越来越多的内心想法和感受。你觉得这个人比任何人都理解你、懂你。这种感觉令人欣喜若狂。内心自我的一部分被他人理解和接受意味着你可以轻松下来，放下警惕，开始相信这个人是与众不同的——他真的喜欢你人格面具后面那个真正的你。你感到既开心又轻松，有意识或无意识地觉得他（反社会人格者）不会对你产生任何心理威胁。由此，反社会人格者的第三条信息是：你可以放心说出你的秘密。安全或安心是我们最基本的心理需求之一，而反社会人格者非常乐意满足我们的这个需求。

信息四

在与反社会人格者互动的过程中，当我们知道他们能理解并接受我们的弱点和瑕疵时，我们就可能相信这段关系能够更进一步，相信这个人能成为自己的知己。知己之间自然会分享很多信息，常常包括彼此的隐私。随着关系的发展和成熟，人们彼此开始分享越来越多的私生活，包括他们内心的渴望、愿望和梦想。无论分享的是隐私还是日常八卦，我们的新朋友，或者说"真正的朋友"——反社会人格者随时准备并愿意来满足我们深层的心理需求和渴望。他们是杰出的交际能手，能够轻而易举地挑选出对我们来说重要的话题并表达赞同，有时候甚至情绪激昂地表示“相见恨晚”。反社会人格者巧舌如簧，并能运用高超的社交技巧在你脑海里构建一个稳固的形象——他们拥有你所渴望的力量和可原谅的缺点。这种心理上的联结深深吸引了你的内在人格，进而令你在不知不觉中就对他们做出了更深入或许更亲密的承诺——向他提供了一份特殊的、独一无二的、平等的关系，直到永远。事实上，做到上述提及的事情并不容易，但是反社会人格者将不遗余力地告诉你，他就是你寻找已久的人。由此，反社会人格者的第四条信息是：我是你最好的朋友、爱人、伙伴。

一旦这些都完成了，你与反社会人格者建立了联结，你作为受害者的命运也就确定了。之后的互动只是继续强化那些在操纵过程早期就形成的基础。

反社会人格者和受害者之间的联结与真心知己之间的真正的联结有什么不同？第一，反社会人格者的公众自我，即与你发生联结的“人格”，实际上并不存在，而是只有建立在谎言上、精心编织出来引诱你的人格。它是一个面具，是反社会人格者为了满足你的特殊心理需求和期望量身定做出来的，并不能反映出隐藏在他谎言背后的那个真实人格（反社会人格）。它只是一个好用且廉价的赝品。

第二，这段关系不是建立在知情选择基础上的。反社会人格者选择你，然后投入这段关系。你身边的朋友可能发现事有蹊跷，但我们通常会忘记“旁观者清”的道理，甚至努力说服周围的人，进入我们亲密关系的反社会人格者是与众不同且值得信赖的。

第三，由于这种看似深刻的关系其实是假的，所以它没有真实关系那样的生命力。其实，万事万物每天都在变化，真实关系也会随着时间发生改变（例如由爱生恨、劳燕分飞）。但由于这些关系最初建立在某时某刻真实的事件和情感上，真实关系的双方通常会共同修补裂痕，比如常见的进行婚姻咨询。然而反社会人格者不愿在维持关系上多花一点点时间或精力，除非你可以提供一些真正特别的东西（通常是给不了的）。因此，当关系结束时，你发现自己都不知道到底发生了什么。

第四，最重要的是，这种关系是单方面的。反社会人格者有着不可告人的、被有些人称为“邪恶”的自私动机，因而这种欺骗比纯粹的商业利用更恶劣。这种欺骗在本质上就是掠夺，通常会对个人的财务、身体或情感造成严重的伤害。健康真诚的关系通常建立在相互尊重和信任以及分享真实想法和感受的基础上，我们天真地误以为自己与反社会人格者之间的联结也是如此。这也正是反社会人格者屡屡得逞的原因。

这个联结可以发生得非常快，一次国际航班的行程中就能完成。它带给反社会人格者两个回报：一是可以通过“快速游戏”获得受害者的信任；二是受害者被反社会人格者牢牢抓在手里，很快就会屈从于反社会人格者提出的任何要求和命令。

我们访谈过许多与反社会人格者保持长期关系的人。很多人把反社会人格伙伴称作自己的“灵魂伴侣”，并报告说自己坚信反社会人格者与自己非常相似。他们与反社会人格者接触越多，就越沉溺于假象或被假象催眠。更让我们感到困惑的是，一些受害者报告说，被反社会人格者抛弃后，他们仍然非常怀念这段关系，并希望反社会人格者能够回心转意。很多人很难相信那段单方面的、功能失调的、破坏性的、反社会人格的联结从一开始就是个骗局。

讨论问题

- 在公众自我、内在自我、声誉之中，你会和亲密的朋友或伴侣分享哪些呢？
- 以上三个维度，哪些是你不愿分享的呢？
- 你曾经有没有后悔过跟别人分享了一些私密的事情？

Snakes In Suits

02
第二幕

戴夫的案例

场景二：勇摘苹果

太阳早已下山，清洁工都离开了大楼。多萝西很喜欢自己的工作，也愿意在上面投入大量的时间。她凑在笔记本电脑前，研究来自焦点小组的关于新项目的报告。她对这份报告很满意，不禁面露微笑。加里戴博一向支持优秀员工“自由发挥”，最近的晋升给了多萝西更大的权限和发挥空间。此刻，多萝西完全沉浸在思考中，忘了时间。

“又在挑灯夜战了？”门口传来了声音。

“噢！”她跳了起来，转过身看清来人，“戴夫，你吓了我一跳！”

“抱歉，我刚好路过，看到你的灯还亮着。”戴夫走近说道，“看你那么专心，我猜一定是什么有趣的事情！”

“哦，我只是在弄些东西。”她边说边紧张地收拾桌上的文件。

“私事？在工作时间？”戴夫打趣道。

“刚好相反，更像是私人时间干公事。”多萝西笑着开玩笑地回道。

“我以为我是这里唯一一个加班的人。”戴夫斜靠在她的办公桌上，瞥了一眼她的电脑屏幕。

“抱歉，你不能看！”多萝西说着起身挡住戴夫的视线。

“哦——对不起啊。”戴夫站直身体，噘着嘴说，“我以为你已经信任我了！我们相识已经一个月了，我早上还经常请你喝咖啡。”

“咖啡是免费的，戴夫！光这些可不够哦！”

一个月前戴夫在餐厅遇到她，现在他俩已经混得很熟了。最初两人会在早晨一起喝点咖啡，后来偶尔一起吃午餐。有一次公司活动之后，两个人还去小酌了几杯。他们谈论着公司里的事情，分享着关于某些员工的笑料，却从未逾矩。多萝西的事业心很强。父亲教导她要追寻一份能让自己快乐的事业，她对此始终铭记在心。像几乎所有女性一样，她也被戴夫迷人的魅力所吸引。然而，她并不真正了解他的情况，所以觉得自己最好不要越过那条界限。

“你真认为他们会支持你做这个？”戴夫试探地问道。

“嗯，杰瑞说只要我能够提供数据，他就会认真考虑我的想法。”

“是的，但杰瑞可不是这里管事儿的人。”

“那谁是？你吗？”多萝西说着笑了起来。

“弗兰克才是你必须说服的人。你知道，他才是最大的障碍。除非研发计划已经被批准了，否则无论市场部怎么说，他都只喜欢自己的主意。这是他一贯的作风！杰瑞在面对像弗兰克那样的大佬时，可做不了主！一旦抓到机会，弗兰克会立刻撤销这个计划。”

“我觉得他会喜欢我的主意，而且杰瑞会为这个项目说好话的。”多萝西略微辩驳道。

“除非有更多证据，不然我可不敢打包票杰瑞会支持你。”戴夫用一种专制的语气说道。

“所以，我猜想目前为止，弗兰克也不喜欢你的想法啰！根据加里戴博的标准，你在这里可待了很久了，你的工作绩效如何？”她反唇相讥。

“天哪，你有时候可真是咄咄逼人啊！”办公室里紧张的气氛顿时有了一些改善。

“对不起，只是我已经为这个项目工作了整整一个月，我不希望因为办公室政治因素阻碍了项目的进行。”

“多萝西，这是一个大公司，难免会有办公室政治。而且——我猜你对这类钩心斗角的事情感到不舒服。”

“我们可不是你这样的大人物啊，戴夫。我得亲自完成每个项目。”

“我只是建议，有时候与他人合作是更明智的选择。你懂的，可以相互照应——”

“拜——托，”她转动眼睛，故意将词拖成两个音节，“我知道，你会说你有一个让我无法拒绝的提议！对不对？”

“也许吧……”

讨论问题

- 你能辨别出多萝西哪些方面的人格（公众自我、内在自我、声誉）？
- 戴夫对多萝西使用了什么操纵技巧？
- 戴夫向多萝西传达了什么“信息”？

Snakes In Suits

第5章

反社会人格者正式登场

劳伦斯将募捐箱端下楼，来到教堂的地下室。他将钱倒在厨房的桌上，委员会的成员开始将纸币和硬币分成一堆一堆，以便计算募到的钱数，然后将它们放入保险箱。平时滔滔不绝的成员在数钱时变得很安静。当所有人都数完后，成员们沿着桌子向左移动两个位置，轮换着再次计算纸币和硬币的数目以保证结果准确。每个人将自己算出来的总数写在一张小纸条上，最后汇总给新任的教堂司库[㊀]，他会将收入记录在册。

然后大家开始将硬币用纸皮包成一卷一卷，司库则忙着将数字加起来。“这个星期的收入不错，足够我们归还抵押的贷款和支付公用事业费，余下的一些作为维修基金。”

“阿门。”大家都松了口气。这个月教区过得非常辛苦。许多人震惊于最近发生的事情，但不得不接受这个事实——他们被自己人骗了。

警察已经在教区开会时向教堂里的人们解释过了，他们成了“亲和”骗局（“Affinity”Fraud）的受害者。这是一个专业术语，专指利用共同的信仰和价值观实施骗术，诱惑一群人投资不存在的生意。山姆就是这样一个人。他在九个月前加入教会，成为一名积极的教区居民。他聪明、帅气，最重要的是值得信赖。很多成员都将自己的钱投资到山姆的生意中。这些“投资机会”看上去既安全又赚钱，早期的分红也很可观。此外，从山姆身上穿的高档衣服、开的豪车和他在镇上的豪宅来判断，他已经靠这个赚了不少钱。

根据警察的说法，山姆这套骗钱的伎俩屡试不爽。通常，他会搬到一个镇上，加入一个人数众多的基督教会或犹太教会，参

㊀ 司库是中国古代文官的官职名，司库负责财务出纳。在现代，司库通常作为对社团内财政秘书的称呼。——译者注

与几个捐赠资助的社区活动项目，然后作为一名志愿者越来越活跃。新人总会吸引注意，引发大家的好奇。山姆看上去拥有无穷的精力、无可置疑的真诚以及积极的态度，很多教区居民都愿意成为他的朋友。谈话过程中自然有人会问起山姆的过去和职业，此时他就会娓娓道来。简言之，他曾经是一名雄心勃勃的投资银行家，直到他的娇妻和襁褓中的女儿在一场可怕的车祸中丧生后，他才意识到自己的职业是多么的没有意义。他颓废了一阵子，整日郁郁寡欢、酗酒、嗑药。最后他终于领悟到："也许造物主对他的人生另有安排。"山姆为了实现他新的人生目标，辞去了工作，搬离了豪宅。他之前的投资还在盈利，因此他可以不必工作，而是全心全意地帮助他人，以他逝去的家人的名义来回报社区。

结果，教区居民纷纷结交山姆，寻求个人理财建议。一些人投资了他管理的项目获得了分红，又有更多人跟着加入投资。他的理财能力使他成为教区司库的不二人选。接着，教堂的群众投票决定将建筑基金和课后辅导项目的钱款投资到山姆的项目中去。他们厌倦了无息的存款账户，高利息的贷款每天都在消耗教区每周募得的钱款。山姆的慷慨和乐于助人的态度与银行业的弊病形成了鲜明对比。从财政上来考虑，这是一个明智的决定。

但是某一天，山姆失踪了。他不再出现在社区服务中，整整一周都没人知道他的行踪。直到贷款公司通知教会，他们最近一笔还贷的支票被退回，人们才开始觉得事情有点不对了。他们发现银行账户和保险箱都空了，便决定报警。他们完全没有料到，他们是山姆在过去三年间瞄准的第四个目标宗教团体。

山姆现在正在另一个州点击鼠标，查看最新的标题为"混蛋山姆"的新闻摘要。这则新闻报道了一群无辜教徒的被骗经历。

山姆通过在网上阅读新闻报道来掌握警方的一举一动。最新的报道中，教堂的新任司库约翰[一]向媒体通报：“我们想对慷慨的邻居们表示感谢，尤其是社区中与我们宗教信仰不同的邻居们。他们在我们需要的时候，及时给予了精神支持和财务资助。在他们的帮助下，我们得以继续实施孩子们的教育项目和老年人的食品补助项目。我们的财务重建基金正在增长中。”

山姆笑着系上领带，拿起西装外套，出门进行星期五服务[二]。

亲和团体

亲和团体（affinity group）通常是指一类宗教、政治或社会团体。这些团体的成员拥有共同的价值观和信仰，因而较容易建立起彼此信任的联系，这对反社会人格者有特别的吸引力。通过拥护团队成员的共同信仰体系，反社会人格者轻而易举地为自己找到了一个极佳的掩护。大多数人加入亲和团体是为了结交有共同价值观、信仰和兴趣的人，反社会人格者则是为了从中谋利。反社会人格者通过将自己隐藏在一套精心设计的个人形象中加入亲和团体。特别是宗教信仰团体还有一个额外的好处，那就是团体成员通常会宽恕个体过去的罪行，反社会人格者把这看作防止自己被揭露的一道保险。详见补充资料 5-1。

这种类型的诈骗尤其令人不安，因为它展示了一个社交掠夺者多么轻易就能融入、欺骗和操纵亲和团体，同时也说明人们是

[一] 这里的约翰与全书剧目中的约翰是两个不同的人。——译者注

[二] 复活节前的星期五为耶稣受难日（Good Friday）是纪念耶稣牺牲的日子，是圣周中最重大的日子。信徒们会聚集在一起，带着哀伤肃穆的心情纪念耶稣。——译者注

多么容易被“形式”而非实质所影响。然而，并非亲和团体中的每个成员都是好骗的。我们对这些团体进行非正式观察发现，运用“1/3 规则”可以有效避免受骗上当。举例来说，当诈骗者进入到一个毫无戒心的宗教团体中时，1/3 的成员觉得他可信、迷人，1/3 觉得他有些可疑（“他让我毛骨悚然”），另外 1/3 保留他们的判断。有趣的是，当骗局和谎言被揭穿后，许多人仍然保持自己原先的看法。一开始就被打动的人坚信自己是对的，一定是发生了错误和误会；一开始就怀疑的人觉得终于证实了自己的猜测（“我早说过他是个坏家伙”）；剩下的 1/3 仍然抱着观望的态度（“发生了什么”）。

大多不是为了培养共同信仰体系而创建的组织由于成员的多样性和关系的复杂性，给反社会人格者提出了更大的挑战。同时操纵这些组织中的一群人时，群体中某个人有可能怀疑真相，对反社会人格者的真实目的产生怀疑，从而威胁到反社会人格者的计划。对于反社会人格者来说，在同一个群体中同时维持多重的虚假形象需要花费大量精力。每个假形象都是根据目标个体量身定做的。因此，许多反社会人格者会一次集中精力对付一个人或一个亲和团体（这些团体中成员的相似点多于不同点）。然而，有些反社会人格者很喜欢挑战自我，同时进行多个不同的骗局并且能保证其受害者不会与其他潜在目标分享信息，甚至不会遇到其他潜在目标。

司法场景

监狱和精神病院的管理者和工作人员能够深刻体会到反社会人格者是如何在群体中产生影响的。在结构化的情境中，反社会人格者只需一点点时间就能识别出权力结构中的两方：犯人和狱警、病人和医务人员。了解这些后，他们会有效地利用不同参与者的角色期待。例如，一些反社会人格者成功操纵了监狱的官员，将自己转到了司法医院。他们（错误地）认为在那里能够获得更多自由。更有甚者通过操纵心理测试的分数，说服测试人员他们是“精神失常”，而不是故意犯罪。这些反社会人格者与许多心理学家和精神科医生一样能够理解测试，并聪明地应付测试。一旦进了医院，他们就能够操纵和控制其他病人和医护人员。在很多情况下，反社会人格者非常麻烦，司法医院的工作人员会尽可能将他们从医院转回监狱，这通常是艰难的任务。[1]

商业场景

在组织目标、复杂性和结构上，商业组织与亲和团体、司法医院或监狱不同，这给反社会人格者带来了更多的挑战。尽管商业组织设置了严格的行为约束，某种程度上对反社会人格者辱虐同事、领导或损害公司形成限制，但同时也提供了大量机会。

商业组织存在的理由与其他团体有根本的不同，其目的是将人力资源转变为产品或者服务，并以此实现盈利。例如，一家面包店就是一种商业组织。它会聘用面包师来制作蛋糕和面包；办公室经理负责采购原料、雇人、处理订单；销售人员宣传不同的面包和甜品，分发样品，为顾客打包，处理收款。毫无疑问，比起在一家小型的社区面包店工作，大多数反社会人格者更喜欢去大公司谋职。在那里，他们可以利用他人发一笔大财。并且在大型公司中，反社会人格者更容易隐藏，因为社区面包店通常由家族成员经营，规模小且监控严密，反社会人格者根本无法获得其需要的机会。

假设某个面包店计划发展为一家大型的烘焙食品全国连锁企业。一开始，店主会决定在镇子的另一端开设一家分店。他需要招聘和培训新店员，招聘一个维修人员来维护新增的设备，一名接线员来处理电话订单，一个IT工程师来处理线上订购和库存系统，招聘优秀的面包师来开发新产品以在竞争中脱颖而出。最终，店主决定购买或租用货车为企业客户的大订单送货，雇用一个全职的会计来安排采购，还有清洁员、市场营销团队以及其他人员。为了使所有人、所有职能部门以及所有设备都正常运营并朝着同一个目标合作，使企业顺利运作并能不断发展以满足日益复杂的市场需求，管理工作绝非易事。在理想状况下，一切都能顺利进行。然而，大多数读者都能够根据自己的工作经验得出结论：这几乎是不可能的。如果没有强大的领导和完善的组织发展计划，我们假定的家族企业将会不受控制地发展，很快会脱离正常的轨道。

组织发展如何管理？企业规模日益增长，业务越趋复杂。为了满足企业增长的需要，科层制[㊀]应运而生。这种典型的商业模式包括大量的规章制度，以系统、流程、程序和控制的形式存在。原来储存在面包师脑海中的面包酵母的制作方法，现在以“批量作业单”或类似的配方形式记录下来。原来店主“只用高品质的原料”的主张现在被称为“遵循良好生产规范”。虽然标准化对于获取成功来说非常必要，但它的确给管理者和员工造成了很多压力。

㊀ Bureaucracy，又称官僚制，由德国社会学家马克斯·韦伯（Max Weber）提出，最初是作为贬义词来形容低效率的政府体制，后来逐渐泛指一般的大型社会组织的管理制度。——译者注

大多数反社会人格者无法适应

基于以下几点重要的原因，我们认为反社会人格者在高度结构化的传统科层制组织中很难长期生存或取得成功。第一，反社会人格者是违反规则的惯犯，规则和规章对他们没有意义。公司设定了一套管理公司运作的规则，而经理和管理者的职责就是要求员工们严格遵守这些规则。身处这样的环境中，反社会人格者会浑身不自在，甚至可能根本不会考虑在这些公司工作。当然，如果他们认识公司的老板，并且可以不完成工作就拿薪水则另当别论。

第二，我们了解到反社会人格者不适合团队协作。他们太自私，不能与他人一起合作共同完成目标。想想看，成功操纵取决于以下三个重要的条件：①反社会人格者需要单独接近个体；②他们培养的关系必须是私人的；③管理层不会注意到他们的异常行为。在科层制组织中，大多数工作由团体共同完成，单独接触到有用的人并在私下里保持关系很困难。所有员工都被期待是高效、着眼于实现工作目标、诚实正派且不会辱虐同事的人。但是，让反社会人格者长时间保持亲社会行为和态度是如此困难，他们怎么能在这样的企业中生存呢?

第三，反社会人格者对公司的短期或长期目标和任务没有真正的兴趣。所有要求他们重视公司利益的建议对他们都毫无作用。他们只看重眼前利益，满足自己当下的需求和快乐更能激发他们的动力。换言之，眼前的诱惑对他们的影响更大。因而，当他们面对不确定的未来目标和长期回报，尤其是这些目标需要反社会人格者凭着奉献精神去努力工作甚至做出个人牺牲时，他们就会销声匿迹。

第四，个人手段在传统企业中很难被隐藏。反生产工作行为[一]非常显眼，一旦被汇报给管理层，通常会根据人事制度来处理。内部审核也会调查可疑的欺诈、偷窃或其他欺骗行为。一旦发现情况属实，公司通常会依法进行处理，基本上就是解雇员工并留下一份负面的雇用履历证明。

最后，反社会人格者既不能认同大多数员工"一分耕耘一分收获"的工作理念，难以对出色的工作感到自豪，也不重视长期的雇佣关系。很难想象反社会人格者能够朝九晚五地勤奋工作，期待着在未来五六年内能升到管理岗位。这并不是说反社会人格者从来不会循规蹈矩地工作，也不是说他们承担不了需要培训和经验的岗位。许多反社会人格者会从事这样的工作，只不过他们的资质是可疑的，表现也是以自我为中心的，他们的行为有时候甚至是违法的。看看那些高压[二]销售代表、漫天要价的维修人员、哄抬股价的股票推销员、网络诈骗犯、满嘴谎言的顾问以及难以计数的其他各种不法的所谓专业人员等，你就能够大致理解他们的工作态度了。

那么，所谓成功的企业反社会人格者是什么样的？他们是如何在大公司，尤其是高度科层制的大公司生存并发展起来的呢？事实上，许多现代化企业正是能够滋生反社会人格者的重要温床。反社会人格者有企业家的冒险精神，拥有完美的忽悠人的个人魅力和社交技巧，像所有掠夺者那样，他们追寻能够实现自己需求的地方，也就是那些为他们提供机会获得权力、

㊀ 反生产工作行为（counterproductive work behavior）是指个体表现出的任何对组织或者组织利益相关者的合法利益具有或者存在潜在危害的有意行为。——译者注

㊁ high-pressure sales，此处的高压销售是指采用强制的手段推销，有强行推销的意思。——译者注

控制、地位、财产以及发展剥削性人际关系的职位、行业、专业领域和公司。

企业中有赚大钱、赢得地位和权力的机会。然而，若想在在职期间利用公司的背景为自己谋利，街头卖艺的那些骗人的小伎俩可远远不够，反社会人格者必须拥有更老练的社交操纵能力。企业中的反社会人格者面临着挑战。

为了在组织中获得成功，他们不得不掩饰自己的不当行为。他们熟知组织制度、规则、规章以及正式的行为准则，能在很长一段时间内规避这些监控。他们必须同时操纵多个同事和管理者，让大家相信他们的谎言，同时要化解任何发现（威胁要揭发）其谎言和欺骗行为的员工带来的负面影响。在同一时期内，持续操纵同事、合规体系和管理监控非常困难，超出了大多数人的能力范围。实际上，只有极少数既聪明又执着的反社会人格者才有能力去尝试，但他们中很多人很快也会败下阵来。至少我们曾经是这么认为的。

企业反社会人格者

要理解为何公司里的反社会人格者能够成功，我们首先必须意识到严格意义上的科层制在现代企业中已经很少存在了。当代组织的结构、流程和文化总是持续不断地朝着某个模糊多变的愿景发展和变化。这种持续的变化和不稳定感给多数员工和管理者带来压力，但对反社会人格者来说却是可乘之机。

巴比亚克（本书作者之一）展示了即使在操纵行为很可能引起众人注意的职位上，反社会人格者也可以轻松地影响他人。我们最好通过一个案例来展示这点。很多年前，巴比亚克做过一项长期的咨询项目，与一名反社会人格者共事过一段时间，那时候他还未意识到这一点。

我被指派与一个项目组一起工作。这个项目组正面临着整体产能下降和内部冲突显著增加的问题。尽管继续留在这个高绩效团队能够提升成员的地位和威望，但一些成员还是主动要求调离项目组。当管理层质询项目组的领导和成员时，他们都表示不知道问题的源头在哪里。为了发现问题并使项目组重回正轨，我们为项目组设计了团队建设活动。

根据对项目成员的访谈、来自其他部门同事和管理层的观察，以及人事档案的审查，我们可以大概勾勒出事件的经过。许多项目成员认为有一个成员是始作俑者，但他们都不愿意挺身而出揭发此人。他们私下向我报告这名成员不遵守小组的规章制度，制造冲突，在会议中表现也很傲慢无礼，对项目的进展造成了很大的阻碍。他开会屡屡迟到，到会后大家发现他并没有完成分配给他的任务，还一贯性地把自己的过错归咎于他人。有些人暗示他恐吓甚至威胁与他意见相左的小组成员，他处处削弱小组领导者在项目组里的权威，而后者恰好是他的上司。

然而，小组的有些成员刚好感觉相反。他们告诉我他是一个实干的人，他的想法既有创意又非常新颖。这群支持者认为他才是真正的领导，为项目目标的完成贡献了许多力量。管理委员会的一些成员甚至认为这名员工具有晋升为管理层的潜力。根据大家对此人的评价，你会产生两种完全不同的印象，就好像这群同事在描述两个完全不同的人。这个人的行为加上支持者和贬低者对他截然相反的评价，暗示了现象的背后绝不仅仅是办公室政治和人际冲突这么简单。那么，事实究竟是什么呢?

人事部门随后对此人的履历进行了审查，发现他在简历上造假。他根本没有简历上所写的基本工作经验和教育背景。安保部门发现他经常假公济私，把公司的贵重办公用品挪为己用；审计部门也发现他的报销单上有好几处前后矛盾的可疑之处。随着越来越多信息的出现，支持者和贬低者的分歧越发明显。

基层管理层仔细查看了这些信息，不幸的是在他们采取行动前，上级管理层重组了项目涉及的部门，项目组被解散了。原项目组的领导被调往其他岗位，处于整个旋涡中心的人则被提拔到原来自己上司的岗位，领导整个部门的工作。他的可疑行为就这样被掩盖了。

咨询项目结束后，我曾经花了很长时间在思考这个案例，却始终无法对这些矛盾的信息（这里只列举了一部分）做出合理的解释。某天，当我重读克莱克利医生著作中的一个章节时，才突然意识到这个引起冲突的成员或许有反社会人格。我的现场笔记和档案中处处能看到类似的行为例子，这些行为就是克莱克利医生在书中提到的，恰好也是黑尔博士正在研究的反社会人格的行为。或许，反社会性可以解释那名员工身边的同事为什么会产生相互矛盾的看法。根据手头的信息，在黑尔博士的指导下，我试验性地完成了一份关于此人的PCL:SV，结果令人瞠目结舌。

这名员工的得分非常接近PCL:SV的诊断标准，这个分数甚至高于大多数重刑犯的测验分数。PCL:SV同时会生成四个分类得分——人际、情感、生活方式和反社会行为。已知的反社会人格罪犯通常在这四项中得分都明显偏高，而像我们的读者这样的普通人每项得分都很低。那名导致项目组冲突的员工在前两项上得分高，在后两项上得分中等。这表明他是个自大、有操纵性、有欺诈性且缺乏共情能力的人，同时相比反社会人格者，他的侵略性较弱，也不公然反社会。他没有违反法律或严重伤害他人，至少据我们所知没有。

在接下去的几年里，其他公司里相继有一些员工引起了我的关注，他们说自己受到了同事的迫害。随着关于反社会人格的公开演讲和培训活动的开展，一些公司的高管和人力资源专家也分享了与这些问题员工斗智斗勇的经历，这些问题员工的行为曾经使公司一度陷入困境。在一些案例中，我能够收集到足够的信息来完成对这些问题员工的 PCL:SV 的填写。结果显示，有些人具有与上文提到的个案相似的人格特征，另一些人则没有，他们仅仅是问题员工，出于某些无关反社会人格的理由，做出了反生产或非正常的工作行为的。我想知道如何更好地区分他们。

多年来，我们积累了更多的信息来解释企业中的反社会人格者在一段时间里与同事和管理层的互动方式。这些人如今在文献中被称为工业组织中的反社会人格者、企业中的反社会人格者、成功的反社会人格者及社会中的反社会人格者。慢慢地，我们发现这些人有一个固定模式，这个模式与前文描述的寄生性的生活方式出奇相似。根据我们的观察，很明显在商业、宗教、非营利组织、医疗，甚至政府组织中都存在着一小部分具有反社会人格特点的个体。这些具有高动机的反社会人格者（根据黑尔的 PCL-R 或 PCL:SV 评估得出）能够进入组织，评估组织文化（流程、沟通模式、公司制度）的优势和弱点，利用和辱虐同事，解决反对势力，并顺着组织的权力阶梯向上攀爬。我们花了大量的时间来进行研究，试图解释和回答他们是如何做到的，以及更重要的一点，他们为何能够如此成功。研究对象来自作者提供过咨询的公司。通过比较各个案例，我们注意到一些相似点，几乎所有企业中的反社会人格者都经历了相似的职业发展过程。这些个体成功地进入公司，适应企业文化，操纵同事和管理层。我们将在下面的部分和下一章中展开详细的描述。

任务：进入公司

反社会人格者进入公司的第一个挑战是如何被录用。正如反社会人格者能够轻易介入他人的私生活一样，进入公司对他们来说也是小事一桩，至少比我们想象的要简单得多。因为公司用来筛选不合格人员的标准化技术众人皆知，完全不能成为擅长撒谎和操纵的反社会人格者的障碍。

组织的成败，很大程度取决于公司的人力资本（包括员工拥有怎样的知识、技能和工作态度）、员工与公司间的相互理解程度以及员工之间融洽相处的能力。选拔与招聘过程对于公司的最终成功非常重要。然而，找到适合公司及其目标的人选并非易事，找到能够随着公司一起成长和成功的人更是难上加难。

通常的筛选过程包括围绕胜任工作所需的知识、技能、能力和态度对候选人简历进行的审查。这个程序看似一目了然，却并非万无一失。对于中等和低级别的职位，岗位要求通常是通过在岗优秀员工的表现拟定的。如果是新增的职位，没有在职者，那么上级主管和人力资源专家将根据同行业公司的类似岗位的调研结果列出一份全新的职责清单。一旦对候选人的要求明确了，面试官将通过对细节的讨论和探寻对每名候选人进行评估。

这个流程对于技术性岗位或那些可以量化评估的工作岗位（如研发、财务或较低级别的岗位）是特别有效的。但当个体顺着公司阶梯晋升到了一个负责内容更宽泛、责任更难明确的岗位时，这种流程就不适用了。职位要求清单上必须增加一些例如“战略规划”“批判性思维”“行动灵活”“领导力”等其他难以量化的要素，这增加了挑选合格候选人的难度。有时候决定职位最佳人选时，“直觉”或“气场”或多或少起到一定作用。职位的级别越高，职责定义越不明确，企业越是会依赖主观而非客观的选拔标准，对候选人资质误判的风险也随之增加。

负责管理层岗位招聘的人都知道，他们收到的简历中大约有15%或更多的信息是失真的或完全是编造的。反社会人格者的优势之一在于擅长编造书面文件。他们能够凭空捏造出一整套简历、推荐信、表扬信和奖状，也可以根据职位要求伪造一份工作经历，并且附上虚假的证明信、工作实例和恰当的行话予以证明。如今的互联网时代使这件事变得更容易了，编造一份成功申请材料所需的所有信息几乎都可以在网上轻易获得。

反社会人格者在面对面的交流时同样具有优势。这一点在面试中最为明显，面试环节正是反社会人格者的高光时刻（见补充资料5-2）。他们可以在面试过程中滔滔不绝地讲述一段经历，展示出温和、能干、聪明、敏感、自信和果断的特点。他们讲故事的能力增加了简历的可信度，而且他们所呈现的整体包装形象也会非常令人信服。一旦公司没有根据候选人的真材实料评估其专业知识和技能，而仅仅根据伪造的简历以及未经训练的面试官的非结构化访谈做出录用决定，就将面临录用一名骗子的风险。

招聘过程中另一个更复杂的因素是，除增加新员工和添补离职岗位的目的之外，实际上招聘还有一些其他目的。这种情况常见于快速增长型的企业。在这些企业中，录用某些人的主要原因是领导层“感觉”到这类求职者的管理潜能或“感觉”他们未来能够为公司做出贡献。也就是说，有些人被录用是因为他们可能符合更高级的职位要求，而未必需要满足目前应聘职位的要求。聪明的反社会人格者能够表现为一个各方面完美的职位候选人，警觉性较低的面试官会因为反社会人格者令人信服的沟通方式，以及展示出的除简历中列出的技术知识、技能和能力之外的潜在领导力而轻易相信了他们，有时候即使是经验丰富的面试官也会被其被吸引，热切地说服他加入公司（如“戴夫的案例”所示）。

说服面试官说自己具有他们正在寻找的特质时，魅力是一个非常重要的因素。当我们询问经理，他们期望高级员工具备哪些特质时，通常得到的答案是聪明、认真负责、诚实以及有社交技能。这些恰恰是那些曾经喜欢和支持反社会人格者的人认为反社会人格者具有的优秀品质。有趣的是，在受害者们意识到自己被骗前，他们也是这么评价那些骗子的。

讨论问题

- 你是否与这样的人共事过：他们口若悬河却很少兑现承诺？
- 他们是如何侥幸成功的？
- 你是否遇到过这种人：一开始他们给人的印象是诚实和真诚的，但后来你发现他们恰恰相反？

- 最初，你是怎么被骗的？
- 是什么让你察觉到他们在撒谎？

补充资料5-1

“周日他屈膝向上帝祷告，周一他无情掠夺社区教徒”

布莱恩·理查兹（Bryan Richards）通过花言巧语说服某教区成员“自己是他们中的一员”，成功混进了该教区。事实上他是一名邪恶的掠夺者，喜欢依附于宗教、伦理、文化或特殊目标的团体。这些团体的成员会分享共同的兴趣爱好，通常非常信任认同自己信仰的人。例如，许多基督教团体随时欢迎新成员，尤其是一些宣称自己终于“找到了上帝”的人。不幸的是，这些团体敞开心扉的同时敞开了他们的钱包，成了所谓“亲和团体骗局”的无辜受害者。

据道格拉斯·托德（Douglas Todd）和里克·奥斯顿（Rick Ouston）在《温哥华太阳报》（*Vancouver Sun*）上的报道，布莱恩·理查兹的真名是理查德·布莱恩·米纳德（Richard Bryan Minard）。他是一名巧舌如簧、对女性具有非凡吸引力、擅长瞒天过海的福音传教士。他有预谋地混进了加拿大的一个小镇。小镇上的居民和之前被他骗过的人一样，都毫无戒心，于是他又耍起了那套自称是基督徒的把戏。“不要绝望，上帝一直与你同在。”

他经营一个当地的电台，把自己形容成一名“耶稣身边的悍将”。他同时操纵着数个骗局，包括出售并非由他经营的度假村的会员账号和度假产品，利用主持30分钟的节目“信徒力量时间”来盗版音乐。他还运营着一个基督徒相亲服务项目，拥有多个女友，并且追求未婚女性。他总能编出扑朔迷离的谎言，令人感觉既刺激又迷人，成功地制造“速成亲密感”。他的钱包迅速鼓了起来。

一个受害者说：“我觉得他出现在地球上简直是对这片土地的污染。”布莱恩·理查兹于2012年去世（原因未知）。一位女士为他留下花束。

补充资料5-2

黑暗三煞和面对面谈判

补充资料2-3描述了黑暗三煞（自恋型人格障碍、马基雅维利主义以及反社会人格），并指出这三种人格具有几个共同的特征，包括冷酷无情的欺骗、操纵和控制他人。

几项研究表明，黑暗三煞成员的操纵行为使他们在面对面的工作环境中处于优势地位。例如，在一项在线研究中，[2]参与者中有很多是学生，研究人员要求参与者完成一份黑暗三煞的自我报告测试，并回答有关他们在工作中使用面对面操纵策略的一系列问题。高“反社会人格”的人倾向于使用强硬的策略（如威胁和公开的操纵）。高马基雅维利主义者选择软硬兼施（如魅力、奉承、恭维和承诺回报），高自恋的人则倾向于使用怀柔策略。

心理学家进行了一项研究，[3]要求一对参与者（作为买卖双方）就两张音乐会门票进行谈判，并考虑四个因素：门票价格、乐队、座位位置和能否进入后台（Crossley，Woodworth，Black & Hare，2016）。参与者分别通过面对面或计算机聊天工具（Skype上的聊天功能，彼此之间没有视觉接触）进行谈判。在黑暗三煞中得分高的个体面对面的谈判表现优于在线谈判。而在黑暗三煞中得分较低的人恰恰相反。研究提示，黑暗三煞的成员共同具有的人际交往和情感特征（即PCL-R的因素1）[4]可能在面对面的交流时更能有效发挥作用。作者在文中还指出，反社会人格者［在该研究中采用《自我报告反社会人格量表》(第三版)（Self-Report Psychopathy Scale-Ⅲ，SRP-Ⅲ）[5]进行评估］擅长模仿其他参与者的面部表情，因此在面对面的谈判中显得可信而真实。

我们会在第9章看到，实施自我报告的反社会人格测评可以让我们大致了解暗黑人格者在工作场所中的所作所为，但解释测评结果的人必须是能够熟知量表使用规则的专业人士。

Snakes In Suits

03
第三幕

戴夫的案例

场景一：惊恐时刻

弗兰克精疲力竭地离开了会议室，他很高兴今天是周五，而且现在才 19 点。通常他离开办公室的时间可比这晚多了。

“弗兰克先生，又是一个重要会议？”晚间清洁主管玛丽莎问道。

“是啊，开不完的会啊！但今天好歹有所收获，我们解决了一些问题。”

弗兰克沿着大堂走到办公室。他打开灯，看到记事簿的中间放着戴夫留给他的文件夹。弗兰克打开文件夹，里面是戴夫写的报告、幻灯片的打印稿以及一个存有所有文件的 U 盘。“太棒了！”弗兰克心想。他把文件夹连同其他文档放入公文包，合上包盖，走向门口。他长舒了一口气，感谢上帝，终于能够回家吃顿大餐了。周六和孩子们去动物园，然后周日飞往开会地点，他将在会上做一场演讲。

厨房里弥漫着煎饼、熏肉和鸡蛋的香味，弗兰克为家人端上了自己烹制的早餐。他很享受每个周日早晨与孩子相处的时光，并和他们度过愉快的一天。但是今天下午他需要坐飞机去外地，还要做场演讲。多数工作都完成了，他只需将戴夫的数据整合一下，然后收拾行李出发。萨利将孩子们赶上车，前往教堂，之后孩子们会和外婆共进午餐，孩子们午餐后刚好可以赶回家和弗兰克告别。

“难得这么安静啊！”弗兰克笑了笑。他端了杯咖啡进入书房准备开始工作。他将在周一上午执行董事会战略计划会议上做演讲。周五的会议上，他与其他演讲者敲定了最终的细节。他确信董事会将一如既往地支持他的新产品计划，而且这次他还有戴夫的协助，这会使他的演讲更有说服力。

弗兰克打开戴夫给他的文件夹，加载了盘里的文件，开始阅读那份报告并查看图表。看着看着，弗兰克研究了一下图表，皱着眉头啜了口咖啡。他打开文件夹，查看自己是否遗漏了部分报告。他越来越担心，重新打开U盘，看看U盘里还有什么文件，但是U盘里的文件他该查的都已经查过了，材料也都在桌上。弗兰克顿时怒气上涌：“这完全是垃圾！”他拿起手机，拨通了戴夫家里的电话。电话铃响了很久，但没人接听。弗兰克翻遍了公文包，找出他的电话簿，拨通戴夫的手机号。电话直接接到了语音信箱。弗兰克尽力控制自己的语调，明确地告诉戴夫他没有收到完整的报告，请戴夫尽快回电，并提供给他需要的数据。

弗兰克再次阅读资料，突然觉得这份资料似曾相识。当他意识到之前自己在哪里读到过这些内容的时候，他的愤怒慢慢变成了恐惧。是的，就在几周前，他在一本行业杂志上读到过，那篇文章写的是他们的主要竞争对手。他将公文包里的东西全倒在地板上，翻到了那本杂志，找到那篇文章。“哦，天哪！”弗兰克惊呼道。他发现戴夫在报告里照抄了文章中的内容，连图表都一样，只不过改了一下产品名字，加了一个图例说明这是加里戴博科技公司的产品，并且将总体的数值增加了12%。没有新的数据，没有实质的预测数据，没有新产品的展示报告！

弗兰克意识到自己现在必须采取一些措施。他远程登录了公司的电脑，开始搜索数据库。在把项目移交给戴夫之前，弗兰克亲自负责该项目，他记得在一次线上项目计划会议中，他曾做过几个配套图表。他强压心中的怒火，写信给他的下属索要一些信息。他知道那些家伙也是工作狂，希望他们像他一样，现在正在家里办公。最后，他给旅行社打电话将机票改签到晚些时间。他没办法参加鸡尾酒会和晚宴了，但也只能这么做了。这场演讲必须得拿下，他的声誉和事业全都押在上面。

弗兰克试图在飞机上睡觉，但疯狂的想法不断在他的脑海中闪过。出租车在酒店门口停下后，弗兰克快速跳下了车，谢绝了行李员的帮助，快步走向签到台签到，然后向电梯走去。他注意到他的上司约翰正从大堂酒吧内穿过。进入电梯前，约翰挥手叫他停下。

“弗兰克，弗兰克，我真高兴你及时赶来了，我们都很担心，家里的事怎么样了？”

“哦，约翰，不好意思，因为家里的事我不得不改签了航班，萨利的妈妈打电话来……”

“没关系，弗兰克，我理解。听着，我非常喜欢你的演讲内容，太出色了，这次你肯定赢得满堂喝彩！”约翰拍着弗兰克的背激动地说着，并把他拉到酒吧。

“你这么觉得吗？”弗兰克问，不知道约翰说的是哪个演讲报告。

“是的，想法很新颖，这正是我们想要的，这样一来的话就可以扭转公司业绩下滑的趋势，让董事会重拾对我们的信心。”约翰点了两杯马提尼，接着说道：“你也太狡猾了，弗兰克，周五的时候都没有向我透露一点口风，你想在这次会议前的早餐时给我一个大惊喜，是吗？”

弗兰克很诧异，不知道到底发生了什么，哑声说道：“噢？约翰，我发了哪个版本给你？”

“哦，我以为那是最终版本呢！”吧台的服务生端来了酒，约翰签单付账，“今晚早些时候，戴夫发给我的。”

弗兰克拿过杯子，喝了半杯马提尼，然后问：“戴夫？”

“是的，他打电话说你家里出了点事，也许赶不上出席会议，所以由他把最新演讲报告版本发给我。”约翰停顿了一下，继续说，“他做得可真不错，不是吗？”

“我……我……”弗兰克有些说不出话来。

“你花了整整一个页面，感谢戴夫和团队的付出。弗兰克，这可有点过了，我指那张照片，但是这个想法很棒！”弗兰克喝光了酒，心虚地笑了笑。

“看上去，你这一天过得可不轻松啊，弗兰克，你还想再来一杯吗？”

讨论问题

- 刚刚发生了什么事情？
- 你认为弗兰克收到的报告是错的吗？
- 戴夫设计欺骗了弗兰克（和约翰）吗？

Snakes In Suits

第6章

小兵、恩客和可怜虫：反社会人格者剧本中的角色

“两位就餐。”罗恩向在门口迎宾带位的女招待说道。

“好，请跟我来。”她拿起两份菜单，领着罗恩来到一处座位旁，“这里可以吗？”

“很好。”罗恩微笑着边说边坐到一个朝向门口的座位上，将购物袋放到桌下自己脚边。女招待将菜单放在桌上，收走多余的餐具，留下两套摆在桌上。

“稍后将由格洛丽亚为您服务。”她微笑着说道，“您需要喝点儿什么吗？”

“两杯马提尼，一杯肮脏马提尼[一]，一杯干马提尼[二]。”罗恩没有看酒单，直接说道。罗恩是公司里最好的销售员。他是个面对面销售的大师，曾经从竞争对手那里挖过好几个客户，要知道这些客户跟竞争对手可是有长期合作关系的。他过着逍遥自在的生活，享有许多工作津贴，例如公司租赁的豪华轿车（这个待遇远高于罗恩目前作为区域销售人员级别所能享受的福利）和报销高额的客户招待费。罗恩的报销单总能顺利通过审核。偶尔也会有一些酒水账单、出入绅士俱乐部的开销以及一些明显“不合常规”的东西会被质疑，但报销单上签着他上司的大名，会计部的员工也只能睁一只眼闭一只眼。仅有几次，罗恩的上司，区域销售经理乔将罗恩的报销单退回了。然而，罗恩只简单地解释了几句并承诺即将谈成一笔大订单，就获得了乔的签字。罗恩非常会

[一] Dirty Martini，由马提尼作为基酒调配而成的鸡尾酒，由于在酒中加入了橄榄汁，导致酒的性状成雾状，所以称为 Dirty Martini。在本书中，译为肮脏马提尼。——译者注

[二] Extra Dry Martini，由马提尼作为基酒调配而成的鸡尾酒，由于在调酒的辅料中添加了干味美思而得名。味美思是以葡萄酒为基酒，用芳香植物的浸液调制而成的加香葡萄酒。干味美思糖分含量少于 4.0 克 / 升，很难感觉出甜味。——译者注

说服人而且清楚地知道如何应付老板。

过了一会儿，乔气喘吁吁地到了饭店，看到罗恩正在看菜单。

“嗨，罗恩，抱歉，我迟到了，你看起来棒极了！还是那么精神抖擞！”乔说着伸出手。

“乔，很高兴见到你。”罗恩立即起身，紧紧地与乔握了握手，“今天的特色菜里有纽约条状肋排，你饿了吗？”

“我更希望先来点喝的，我渴坏了。”乔坐下开始说话，侍者刚好端来了饮品，罗恩指引侍者将饮品放在各自的面前，然后支开了她。

“祝我们本月销售再上新台阶！”罗恩举起杯子大声说道。他们啜了口酒，开始谈论正事。罗恩拿出了他近来的报销明细递给乔。尽管这个月还没有销售业绩，可是罗恩花了大量时间寻找新客户，他几乎每天都在约见潜在大客户。“这是我的报销单。”罗恩将一支笔放在报销单上，递给乔。乔假装仔细地查看每一条，实际上却仅仅瞟了一眼单子，然后签了名。“谢谢你，乔。”罗恩边说边将桌底下的购物袋送到乔的脚边。

罗恩招来了侍者，又要了两杯酒。接着他们谈论了棒球赛的比分、天气以及乔的孙子孙女们。乔啜着第二杯马提尼，开口说：“罗恩，我有些新消息要告诉你。”

“哦？”罗恩支开了侍者。

“罗恩，我决定退休了，这个月底我就会离开公司。”

“恭喜你，乔！这真是太棒了，是什么让你最终下了这个决定？”罗恩问道。

“他们向我提出了一个退休计划。孩子们都大学毕业了，太太和我决定卖掉这里的房子搬到湖边。你知道，工作压力越来越大，我已经难以承受了，他们估计也意识到了这点。”

“那么，他们对于你的继任者有什么安排吗？”罗恩的脸上露出一个暗示性微笑。罗恩知道由于自己优秀的销售业绩和表现，乔曾多次向上面推荐提拔他。现在事情水到渠成，罗恩急切地期待自己将是乔的继任者。

“——是这样的，罗恩，”乔艰难地开了口，“他们还没有告诉我。我听到有种说法，他们希望将区域销售经理的工作岗位设为发展性岗位，专门用来培养储备干部，因此他们可能从其他区域调人过来接替我的位置。”

“什么！”罗恩红着脸大声嚷道，“你说从其他区域调个人过来是什么意思？我才是这里最好的销售，我最了解这个区域，我理应得到提拔！你不是推荐我接替你吗？不是吗？那难道不作数吗？”

“是的，我知道！我一直都在向上面推荐你，年年如此！而且我告诉他们，你已经做好了充分的准备，完全可以担当晋升后的职务，但他们……”

“难以置信！谁做的决定？”罗恩控诉着。

“当然是人事部门。”

“他们根本不知道这个岗位需要承担些什么！人事部门的谁做的决定？山姆怎么说？”罗恩言指乔的上司，销售副总裁。

“老实说，为了给你争取这个职位，我与山姆争论了好久。但是，貌似山姆也没能说服遴选委员会，他们只关注销售数据和其他候选人。”

“听着，乔，我来打电话给你太太，向她解释你现在的压力……”

“罗恩，”乔打断他，“不是我太太做的决定，是我！”乔向下看了看，然后抬头看着罗恩的眼睛，说道：“他们为我做了这个决定，这对我们来说，都是最好的。”

“我难以相信你辛苦拼搏这么多年，他们居然逼你退休。”

“时代变了，我想我也该退了。作为退休协议的一部分，他们将为我的项目付费，帮助解决我现在的问题。”

“乔，你没有任何问题！”

“谢谢你，罗恩，但你我都知道我的确有些困难。”乔说道，并压低了嗓音，“我觉得他们真心考虑了我的利益，很少有人在离开公司的时候能够有这种待遇，他们的确希望我自己赶紧把这事了结了。”侍者前来点单，罗恩挑选了一瓶特别的红酒来庆祝乔退休。

午后剩余的时间，就像他俩往常每个月例行的午餐会那样吵闹。表面上，罗恩为乔的退休表示高兴，并谈论要去他未来的新家拜访他和他太太，一起钓鱼、烧烤。然而罗恩在心里已经开始计划他的下一步行动了。

午餐后，他们握手道别，并给了彼此大大的拥抱。乔拿过那些文件说：“我会来处理这些的。”

“别忘了包。”罗恩提醒道，他指的是桌底下的购物袋。

“我不再需要那些了，谢谢！你总是那么善解人意，我会想念与你一起工作的时光。”

罗恩走进公司付费的公寓。“该死的！”他咒骂道。他陷进起居室的休闲椅内，拿起手机开始拨号。这个长夜将在电话交谈中度过，他急需了解自己的竞争对手杰克，知己知彼方能百战不殆。

杰克被提拔为区域销售经理，是罗恩的新上司。他做事专注，有条不紊，注重细节。他花了大量时间查看每个销售人员的绩效记录，然后计划单独约见销售团队中的每名成员，与他们共同设立目标、讨论会议日程以及新的绩效考核标准。

罗恩同样做了功课：他在人事部门的朋友提供了杰克的绩效记录（明星级的）；他在会计部的朋友提供了根据观察得出的杰克的花销习惯（跟他的比起来，杰克非常节俭）；甚至，在杰克之前工作区域的同事告诉了罗恩关于杰克的个人风格和家庭情况。当杰克与销售人员单独约见后，罗恩会在第一时间致电那个同事，了解杰克在会谈中所谈论的内容。轮到罗恩与杰克个人会面时，他已经做了充分准备。

当其他人欣然接受新流程时，那些熟知罗恩的人等着看罗恩如何应对。罗恩在公司中有“谈判专家”的称号，他总是能引起销售管理团队的关注。他的前上司乔是一位老派的“面对面真刀真枪谈判”的销售人员，然而随着互联网的到来，新一代的竞争对手进取心十足且精于世故，罗恩从乔那里学来的如何赢得客户以及运用个人魅力和影响来谈成生意的那套方式越来越难以起效。副总裁山姆在早些年前开始管理乔和罗恩的团队，他知道乔即将退休，便包容了乔那套落伍的销售风格，但他一直都不喜欢乔保护罗恩的行为。罗恩没有完成销售目标的时候，乔会帮他打掩护，而且乔批准罗恩远超出公司制度的报销。乔离开后，罗恩的表现还算不错，杰克将要处理罗恩之前的问题。

杰克和罗恩约在罗恩负责的区域吃午餐。罗恩采取了先礼后兵的方式，一开始试图讨好杰克。他开了一瓶酒庆祝杰克的晋升，寒暄了一下杰克孩子的足球比赛，谈到了杰克令人欣羡的销售业绩、令人眼花缭乱的业绩图表以及大客户（长期合作伙伴）的表扬信。杰克并不吃这一套，他阐述了自己的管理理念，并对罗恩提出了新的要求。这招致罗恩开始激烈对抗。罗恩说话的声音越来越大，甚至影响到其他人的用餐。罗恩争论说乔之前定下的规矩已经够多了，所以不需要再约法三章了，还保证自己一定会完成任何任务要求，让杰克在高层面前赚足面子。杰克早已听说罗恩有时会用大嗓门先发制人，于是决定先听他嚷嚷一会儿，再坚定地回到原来的话题。罗恩的争论最终变成了隐晦的威胁。他暗示，自己会鼓动其他销售人员反抗杰克，并采取法律行动，甚至可能威胁到杰克的事业。

随着罗恩继续他疯狂的咆哮式的争论，杰克心想："这家伙真是个疯子！"当他察觉到罗恩打算结束会面并离开饭店时，他开口了："罗恩，我非常感谢你为公司所做的一切，但是行业发生了改变，我们的产品地位已今非昔比，而这个区域，你所在的区域，正是销售中最薄弱的环节。"

"那你就，噢，是他们，就应该早点解雇乔！"罗恩说道，"自从我到这个区域，就开始为他打掩护。你知道替他这种人干活是怎样的感受吗？"罗恩突然间停住，控制一下自己的情绪，继续用略微颤抖的声音说："当你需要他来完成交易的时候永远找不到他，从他那里无法获得任何有意义的建议，你不得不永远为他打掩护。杰克，这么多年来，在这个区域，我一直兢兢业业地为公司单打独斗，而这就是公司对我的回报——更多的流程、更多的要求，这让我觉得非常失望！"

尽管乔的酗酒问题已是区域内公开的秘密，但其他区域的人员并不了解，所以这个秘密让杰克大吃一惊。杰克对此不想进一步了解，直觉告诉他，这不是一个合适的话题，但他被罗恩的坚持不懈和明显的挫败感打动了。杰克仔细地听着罗恩诉说与乔一起工作的困难，尝试将所学的管理技术运用在这些困境中。他安抚罗恩的自尊心，并对罗恩所处的两难境地表示理解。对话结束时，罗恩平静下来，杰克承诺帮助罗恩重新定位销售方向，转向公司目前希望的那样，并且慎重考虑罗恩的经历。

谈话在一个积极的氛围中结束了，杰克认为自己完成了任务。他原先的会见目的是说服罗恩改变，不然就采取必要的措施解雇他。然而杰克现在觉得，他和罗恩可以建立起一种良好的关系，所有事情都会好起来。他们约定这个月再见一次面，然后握手告别。

罗恩走进公寓，扔掉外套和领带。舒适地依偎在沙发里，抓过手机开始拨号。“一切都会变得很简单。”他微笑地想着。

讨论问题

- 罗恩是如何控制他的上司乔的？
- 罗恩是如何控制他的新上司杰克的？
- 罗恩成功了吗？或者说他会成功吗？
- 你从罗恩身上发现了哪些反社会人格特征？

糖果店里的孩子

被录取后，新员工将参加入职培训，通常包括岗位操作培训和公司核心使命、文化价值观课程。对大多数新员工来说，这是既兴奋又快乐的时候，他们会因为得知在新的岗位上有机会学习和成长而倍感激励。反社会人格者同样会很兴奋，但原因不尽相同。

反社会人格者擅长在人际交往中使用简单的、一对一的操纵方式来控制自己与他人的关系，这种方式在组织环境中尤为有效（就像上面罗恩的例子一样）。而商业事务的许多特点又恰好有助于这些技能的运用。第一，我们一般认为，经过招聘的筛选，新员工应该都是正直诚实的人。诚实和正直在大多数企业的挑选标准中是“预设的”，几乎不必去测试这两个特质，这种“预设”干扰了员工和管理者的判断。因此，他们不会怀疑同事中有人会有一些不可告人的动机。在这种环境中体验到的信任感也许不如在宗教团体或一些亲和团体中体验到的那么强烈，但足以使反社会性的操纵行为在公司中实现成为可能。结果，反社会人格者融洽地混在一群由同事组成的“好孩子”群体中。

第二，企业积极寻找的员工是能够与他人和谐相处或拥有能与他人友好相处品质的人。读者根据自身的工作经历，应该能够轻松地理解这点，这是一种职业素养。一般来说，随和的人更容易共事。“和谐相处”会让员工工作得更轻松、更愉悦，并能减少员工内部冲突，使企业获得更高的生产力。这样的人格特质通常在心理学上被称作“合群性”“宜人性”和“亲社会性”。许多企业会在选拔过程中测试这些人格特质，即使没有正式的测验，也会在面试中寻找这类人格特质或类似的性格特点。表面看来，反社会人格者能轻易使人产生亲切友好的感觉并在工作或活动中与其他“孩子”相处融洽。只是在他们的外表下，隐藏着黑暗的人格。

第三，虽然大多数人进入企业工作是为了赚钱谋生，但职业操守早已深入其心。以不同形式呈现的“工作”有着相同的基本观念准则，即用目标导向的努力来换取金钱或奖励。或从本质上讲，就是雇员和雇主间的交换同时满足了双方的需要。即使双方对于努力和目标完成的程度以及奖励的力度会产生误解或分歧，但是雇佣关系中必定会包含这种基本模式。然而，反社会人格者并不会遵守这种公平交易的规则，他们总觉得自己有一种特权，可以好吃懒做。他们不努力，绩效也很差，却期待巨大的回报。他们的“职业道德”更多是让自己看上去很棒，而不是工作得很棒。当然，他们的这种态度在雇主和同事面前是被小心隐藏起来的。

反社会人格者的传奇故事

在一对一的社交中，反社会人格者可以轻松隐藏自己的真实目的，而在工作空间中，每天都需要与一大群同事近距离互动，周围会有太多审视的目光，建立并保持一个虚假的身份就不那么容易了。我们知道反社会人格者以自我为中心、好操纵人以及缺乏责任心，当他们被雇用后，是如何在日常工作和人际互动中隐藏他们这些特质的呢？答案是：他们拥有一种虚构故事的能力，在他人面前编造一个关于自己的故事，以满足公司和员工对他们的要求和期望。了解公司所期望的员工的标准并不难，公司会通过绩效目标与标准、行为准则、使命和价值宣言及其他方式公开宣传理想员工的形象，并鼓励大家学习这些模范员工。此外，公司还会通过奖金、晋升、评选“每月之星”以及其他类似的方式公开褒奖优秀员工。

实际上，这个任务相当简单，因为狡猾的反社会人格者或骗子能够模仿公司里的优秀员工或有潜力的员工的性格特征，而不必真的成为那样的人。他们随时准备表现为一个情境需要（比如企业文化）的角色而不是真实的自己，就像变色龙能够通过模仿树叶的颜色伪装成一片树叶，但不会变成树叶。这种相似性仅限于表面，而且是刻意设计的（对于变色龙，这是一种本能；对于反社会人格者，这是一种认知结构），在他们猎食和搜寻可乘之机的时候为他们提供了保护。

我们在前一章解释了那些具备多种反社会人格特点的个体轻而易举地进入了公司的原因。一旦被雇用，反社会人格者会立刻恢复天性中的三阶段行为模式——评估、操纵和抛弃，塑造一个精心设计的个人形象或一个反社会人格的传奇故事，并最终将这个形象和故事融入组织对他们的看法中。这不仅保证了反社会人格者对组织的最终操纵，还满足了他们游戏人生、寻求刺激和控制的需要。因此，对目的如此明确的人来说，这是双倍的回报。

接下来我们将简单讲述他们是如何创造并维持“理想员工和未来领导者”的虚构传奇的。

任务1：评估公司和员工

我们惊讶地发现，反社会人格者能轻易地将在公共场合骗人的掠夺型操纵伎俩娴熟地运用到商业环境中。企业中的骗子们在刚入职的最初几个月里，会通过观察和学习迅速识别关键人物，分析有潜在利用价值同事的个性，研究他们之间的互动和交流模式，为最终突破组织中的界限做了充足的准备。为此，他们会尽可能多地与人交流，传播积极的第一印象，并收集大量关于同事的信息。他们迅速理解公司的文化并将其融入自己外在的处事风格和方式中，从而建立一个虚构的人物形象，这是未来操纵的基础。

评估权力来源

在考虑公司中人们如何相互影响并使任务得以完成时，我们不能忽视权力的作用。个人的权力来源多种多样，当权力源于其职位在组织阶层中的地位时，被称为职位权力；源于技术方面的能力时，被定义为专家权力；基于获取信息的途径和畅通性是知识权力；管理员工、金钱和其他资源的权力是资源权力。还有一种重要的权力是非正式权力，它是一种在没有被官方授予资格和权力的前提下，也能够影响某事的能力。经验丰富的管理者知道谁是组织中的非正式领导者，他们将其招入麾下，并使其为己所用，从而更好地管理整个团队。反社会人格者总能凭直觉找到这些人，带着利用的目的与他们建立牢固的联系。

另外，针对更正式的权力和影响力，有职位权力的人对反社会人格者有强大的吸引力。但接近这些有职权的人并不是一件简单的事情，他们往往非常忙碌，可能频繁出差，而且他们身边最不缺追随者，许多人都希望能占用他们的时间并获得关注。但“勤勉”的反社会人格者可以轻松地应付这些障碍，充分利用每一个机会“克服困难”，设法与那些有职位权力的人获得联系并保持交往。

组织生活的本质实际上促进了反社会人格者与正式和非正式领导者建立联系。新员工进入公司时，会被给予大量的机动时间去了解组织和自己的工作，这就是典型的“蜜月期”，这段时期通常持续几个月。新员工在学习的早期阶段可以自由地四处活动，了解组织文化的方方面面，而不会遭受公司的谴责。凭借“初生牛犊不怕虎”的精神，聪明且积极的反社会人格者有机会接触到有权力的个体，其他资深的员工则出于办公室政治或个人原因怯于接近甚至选择回避高层领导们。

从电梯和大厅里的相遇，发展到在办公室里会谈，反社会人格者们厚颜无耻地直接向重要领导和经理引荐自己，无视他人遵守的汇报层级。回想一下，在弗兰克不知情的情况下，戴夫第一天就出现在CEO的办公室！在“蜜月期”结束前，他们已经在公司关键人物的脑海中建立了一个令人印象深刻的、积极的个人形象，以便日后的种种作为。

一个有天赋的企业反社会人格者可以很轻易地让领导者认为他们是热情上进、有事业心的员工。对于工作伙伴和同事来说，他是个讨人喜欢的人。或许有些自恋和要手段，但总体是友善、坦率、正直的。无论是非正式领导者、当权者还是普通员工，当听到这样一个有魅力的新员工表达出想成为团队一员的渴望或表现出对自己的尊重与敬佩时，都会感到非常高兴。

包括反社会人格者在内，几乎所有新员工都想了解和利用公司的社交政治结构，但反社会人格者这么做时，完全不是为了完成与收入相匹配的工作。而且尽管他们可以说出必要的词句表明对公司的强烈忠诚，但情感匮乏使他们难以真正实现对公司和同事的拥护与忠诚。假装兴奋的表情使他们看上去像糖果店里的孩子一样。

识别小兵和恩客

如果反社会人格者是其杜撰的传奇故事的编剧、导演和明星主角，那么其周围的人将被安排出演一些支持性的配角。反社会人格者虚构故事的第一步是确认潜在的“小兵”或一些有利用价值的人。小兵身处各个岗位以备在需要时给反社会人格者提供特殊资源，例如信息、钱款、技术、人事、影响、联络以及其他资源。

之后，当反社会人格者需要一些资源时，就可以通过操纵小兵来获得或直接向小兵索要。他们利用小兵时，就像找朋友“帮个忙”，但从没想过要回报对方。令人惊讶的是，许多小兵为反社会人格者的个人魅力倾倒，以至于无论要求多么不恰当甚至是出格的，也会尽力满足（就像乔批准罗恩伪造报销单那样）。

我们发现支持者中有一小部分人级别较高。这些高层管理者与其反社会人格下属的接触虽然很有限，但每一次接触都由于反社会人格者的精心安排而留下了牢固的积极印象。这使得高管们不但选择相信这些下属所展示出的虚假人格和私下流传的名声，甚至开始保护和包庇下属。高管们相信这些下属是忠诚和有能力的，将来必定会成功，因此他们着重关注其优点，选择性地忽略负面信息。

这个现象一开始令我们很迷惑。为什么貌似精明的生意人在几次偶尔的互动后，就会对低级别的员工青睐有加？我们认为这是因为那个虚构的“理想员工和未来领导”的形象实在是太逼真了，以至于许多管理层的人都被迷惑了。这听上去有悖常理，我们稍后会解释具体原因。于是一群高管开始成为反社会人格者的“恩客”。恩客是指有影响力的领导，他们将有能力的员工纳入羽翼之下，帮助这些员工在组织中上升。一旦这种“提携”关系被建立，就很难被打破。得到一位恩客的支持，意味着反社会人格者几乎“不会做错事”。企业中位高权重的恩客常常会在无意间保护反社会人格者，抵制他人对反社会人格者的批评。这些恩客最终将成为反社会人格者职业发展中强大的支持力量，帮助他们晋升，甚至参与公司的继任计划。

反社会人格者最终会建立起庞大的个人社交网络，如果可能的话，还会建立亲密关系。然而，这些人际关系都是为了维持虚构的“理想员工和未来领导”形象。在这期间，反社会人格者会审视和考虑所有细节，最终确定小兵（反社会人格者将操纵的人）和恩客（会在无意间保护反社会人格者的人）。

需要指出的是，许多积极聪明的员工都试图给他们周围的人留下好印象，但只有一小部分人采用极端的手段，利用欺骗和操纵使公司的名誉受到损害。在这个过程中，人们想要区分正常的印象管理和掠夺性欺骗，即使可能实现，也是极其困难的。

虽然我们将评估过程设定为一个明确的阶段，但其实它是一个持续过程。每当反社会人格者遇到一些新的可以利用的人，评估过程就会发生。员工流动以及新关系网络建立，使许多企业的内部环境持续变化，导致反社会人格者不断有机会来评估刚进入公司或刚担任某些岗位的新同事（使其成为小兵和恩客的可能性）。对多数人来说，持续变化的环境可能引发困扰（因为人们需要去适应新的环境），但对反社会人格者来说，此类环境却是激励性的，会增加他们的兴趣，他们会认为这是上演虚构故事的新机会。企业中的反社会人格者面对的这类情境，与骗子在公共场所面对人来人往，寻找下一个受骗者的情形类似。我们将在下一章详细说明。

任务2：操纵管理层和同事

反社会人格者每天在公司的大部分时间都在实施操纵阶段的各项活动。这个阶段，他们主要通过操纵他人达成自己的目标。他们游戏的终极目的是在组织中设计一个骗局，从中获得兴奋、优越感和权力，而丝毫不顾忌可能对他人造成的伤害。他们通过快节奏地操纵同事（例如多萝西）、领导（例如弗兰克和约翰）、供应商和客户，满足寻求刺激感和游戏感的需要。成功的果实往往是金钱和权力，比如一份即使不用完成任务就能得到稳定收入的工作，晋升到越来越高的职位，也包括破坏同事的职业生涯发展，导致同事被不公正地解雇。

操控人心和思想

许多反社会人格者都像心理学大师一样，能够理解人类的心理，并发现和钻研他人的弱点和脆弱之处。我们尚不知道这是他们的天赋，还是因为他们比大多数人更努力地去寻找那个切入点。例如，查克是一个人缘颇佳的员工，在公司里有良好的声誉，被公认为是一名诚实坦率、极有潜力的贡献者。他非常正直，工作表现优异，在自己工作（有时候还有对他人工作）中的决策很少遭到质疑。意识到查克的潜力，反社会人格者丹竭尽全力与其建立联系。随着交往的深入，查克对丹有一种特别的亲切感。查克看到了丹身上有自己缺少的外向性和领导力的潜质，丹正是自己一直希望成为的那种人。事实上，许多人把查克称为丹的“影子”，因为他们似乎时时刻刻都在一起。也有人认为查克是丹的“灵魂伴侣”，我们经常在此类案例里看到这种描述。由于查克与丹的关系，以及查克在同事面前对丹的评价，让大家认为丹和查克一样，也是一个有能力的、忠诚又聪明的员工。

有时候查克会将丹的脾气解释为富有艺术和创造力的表现。别人眼中的粗鲁和敌意，在查克眼中却是丹敢于捍卫自己的信念的勇气。除了为丹辩护之外，查克的价值还在于他是一个公认的技术专家，而且不局限于自己工作的领域。事实证明，查克是丹走向成功的关键人物，他加班加点帮他的“好朋友”完成工作任务。没有人意识到，实质上在丹进行办公室政治活动和操纵他人的时候，查克在为丹完成公司布置的任务。

当我们试图理解和解释反社会人格者在组织中的成功操控时，我们首先想到的是他们对上阿谀奉承，对同事和下属竭尽虐待，这通常是糟糕的管理策略。然而随着对这些人更深入地研究，我们越来越不能用简单的讨好技巧来解释我们的观察结果，因为大多数高管和同事都很聪明，反社会人格者的这种方法用不了多久，诡计就会识破。事实上，我们的研究对象及其支持者之间的关系比这更复杂。

我们发现，反社会人格者会通过使用多种影响策略操纵一对一的私人关系网络，以此获得所需的信息来发展自己的事业，破坏竞争对手的事业或取得技术支持来满足公司的要求（实实在在地完成工作）。具体来说，他们的游戏计划包括操纵社交网络来提高自己的声誉、贬低他人，并在组织成员之间制造冲突和竞争，从而防止组织成员相互分享信息，揭穿反社会人格者的谎言。为了掩盖自己的骗局并促进自己的事业发展，他们还会散布虚假信息。由于他们极为聪明并且善于利用秘密，因此能够将自己与这些虚假情报撇得一干二净，说服其他人相信他们是无辜的。

此外，善用秘密也帮助企业反社会人格者加强了与他人的纽带。当你告诉某人一个秘密时（即使你知道这个秘密可能会被分享给其他人），意味着一定程度的信任，能促进友谊、获得尊重。查克很欣赏丹的外向和果敢，一直想要效仿，但他不希望别人知道这一点。作为朋友，查克可以近距离了解丹的行为和想法（显然是私人层面的），而且他认为这有助于自己潜移默化地习得一些特质。暗中帮助丹完成作业只是小菜一碟，和几年前在高中和在大学兄弟会里分享作业没什么区别。他相信丹不会透露自己内心的欲望并会一直罩着他，尤其是当丹被选去参加公司的管理层会议后（这是查克未能体验的高光时刻）。他们在一起真是“天作之合”，查克从来没有意识到他实际上是在和丹合谋。

如前所述，反社会人格者识别并利用非正式领导为自己追求地位和权力提供支持。玛丽是一名大型企业高管的助理。她是个讨人喜欢的人，知道许多关于公司的信息，是大伙公认的小灵通。她的隔间是道格每日在公司里闲逛的必经之处。通常，道格会用简短的问候开始对话，例如“嗨，玛丽，周末过得怎样”，接着他们会随便聊一些日常琐事，道格经常会分享一些关于公司重大事件、主要领导者以及潜在变化的“秘密”信息。能够被比自己高级别的同事信任和关注令玛丽感到受宠若惊，她觉得有义务回报道格一些她从别人那里获得的幕后消息。

道格深知每个谣言的背后都有一丝真相，他善于挑选出潜在有用的信息并将其储存在记忆中以备后用。道格会在合适的时机通过接触关键人物“交易”（“trade up”）信息。他首先暗示高层，自己了解到一些关键的组织问题和决策，一旦高层确信道格是圈内人时，就会放心地透露其他宝贵的信息。道格将这些信息分类，并记在心里。就这样他又获得了备用的信息资本。

同时，玛丽在企业中为道格宣传他“光辉的事迹”，从而显示他的正直、真诚且慷慨。她主动向所有人宣布：“我听说他将要被提升了，那是真的！”接着，她会开始传言道格如何被任命去完成一个重要项目，如何无私地帮助他人完成工作而自己没有占一点荣誉，一些高级主管如何仰仗于他，以及他将如何在未来发展的事件中占据内圈有利地位。在道格的名字尚未出现在公司继任计划之前，这样那样的信息已经在整个公司里传开了。谁是这些故事的原始来源？当然是道格。

尽管反社会人格者操纵同事为自己做掩护，但有些同事为了换取深层次的心理满足心甘情愿地承担操纵者带来的工作负担，这是不容易被旁观者看到的。例如，查克所需的仅仅是一点儿关注和对他工作的赞赏，这些对丹来说轻而易举；玛丽需要的是一些可靠信息的来源，道格完全知道如何将她骗得团团转。然而，对反社会人格者来说，那些有着强烈个性特征的人（比如自恋、果敢和支配型的人）才是最令人兴奋的挑战。这些人对反社会人格者尤其重要，因为他们往往身居要职、手握重权。

有趣的是，那些认为自己比别人更聪明、更有才华的人，发现受到心理操纵后，最可能觉得惊讶。在组织中晋升到管理职位的自恋型人格者不胜枚举。他们以自我为中心，为了获得个人事业的成功欺下媚上。（关于自恋者和反社会人格者之间的异同，见第 3 章。）我们与一些认为自己被反社会人格者欺骗的自恋型人格的管理者做过访谈，这些人中有高管、律师、医生、政客等，他们通常很难承认有人在水平和手段上比自己高明。具有强烈个性的人，比如自恋型人格者，不会轻易寻求帮助、指导以及个人反馈，直到后来才追悔莫及。这些特点对于反社会人格者来说正中下怀，使这些人成为反社会人格者心中极具吸引力的长期目标。

低利用价值的旁观者

并非每个人都能够吸引反社会人格者。许多同事和管理者几乎没有影响力，也难以提供有价值的东西或潜在支持。他们被反社会人格者忽略，反而能站在极佳的位置观察事情的真相。在小组里，这些旁观者与反社会人格者一起近距离工作，能注意到反社会人格者前后矛盾、表里不一。他们没有被反社会人格者虚构的故事所欺骗，能够在某种程度上看到隐藏在反社会人格者面具后面的真相。遗憾的是，很少有人把自己的怀疑告知“受害者”或管理层，大多数人选择不说出真相。保持沉默的原因通常包括“我只想管好自己的事情”“没人会听我说”和“我无权干涉”。偶尔有人表示：“如果管理人员愚蠢到相信这一点，这是自作自受。”其他人则认为自己人微言轻，无能为力，因而更倾向于远离是非。

在一项研究访谈中，在我们承诺对所有访谈的内容保密后，我们听到了一些故事，这些故事能帮助我们进一步理解反社会人格者的策略是如何实施的。旁观者组的很多成员自愿提供了许多反社会人格者的欺骗行为（在被承诺绝对保密的前提下）。有些反社会人格者的同事总结道："他是个骗子和控制狂。他居然能成功！不过考虑到现在的商业环境，这也不是什么奇事。"反社会人格员工经常成为部门冲突的来源，很多时候，他们故意引起人们之间的冲突。"她给一些人讲一个故事，然后又给另一些人讲一个完全不同的故事。有时候她告诉一个人'某某某这么说你'，转身对另一个人也这么说。"一位受访者说道，"简直像高中生！"

我们猜想，旁观者一开始挺喜欢这个擅于操纵他人的同事，但是随着接触时间的增加，逐渐产生了不信任感。有受访者（一名反社会人格者的同事）提到："他很粗鲁，自私、不可信赖而且不负责任，但在我们刚开始接触的那段时间，我很喜欢他。"另一名受访者说："我知道她的故事有些夸张。事实上，很多都是彻头彻尾的谎言，但我从来没有想过——我想我们都没有想过——拆穿她的谎言。暂且任她乐在其中吧。我不能为她那些愚蠢的行为而笑话她，她充其量是个可悲的人。"这名受访者停顿了一下，接着说，"那段时间，同事们都很信任她，现在想来，她根本不配，她就是条蛇。"

企业警察：反社会人格者的对头

有些人在组织中承担了警察的角色，他们的岗位职责是维持组织的纪律，保障组织有序运行。他们可能处于安保、审计、质量控制或其他职能部门，并且是任何组织顺畅运作所必需的。这些人对企业反社会人格者是一种威胁，是反社会人格者会尽可能避开的人。如果有警察角色的员工对一些地方产生怀疑，其职责就是当面质问这件事的负责人，和/或向上级领导层报告这个行为。许多担任企业警察职位的个体因为长期接受严格的职业规范和个人道德品行训练，所以具备非常优秀的思辨能力和调查技巧，能承担特殊的职责。

尽管承担企业警察角色的人在公司中的占比不大，每天和反社会人格者接触的时间有限，但他们能非常警觉和机敏地觉察到问题。例如，查看报销记录的审计员说，“这不是一个好人”；质检主管说，“我不相信她，她太好了，不像是真的”；安保经理说，“我有一种不好的预感，我会监视他一阵子”。

在公司的组织结构设置中，在这些职能部门（安保、审计、质量控制或其他部门）工作的员工会被称为企业警察。虽然许多员工刚被提名担任这一职务时会有些畏缩，但他们的角色就像政府中的警察一样，承担着保护公司和员工的职责。我们相信企业警察通过对诸如说谎、欺骗、恐吓或偷窃等欺骗性和违法性的行为进行警戒，有能力在初期揭露反社会人格者的操纵行为。不幸的是，至少我们在回顾一些案例时会发现，企业警察没有起到应有的效用。除了上报他们观察到的现象，收集违反公司制度的信息和提出有关“可疑的”人际行为的质疑，他们难以动摇管理层对“信誉卓著”的反社会人格者的维护。没有高层管理者的支持，企业警察往往难以揭露和处理公司内反社会人格者近似犯罪的行为。

危险信号：矛盾的观点

在以上这些案例以及其他案例中，最令人不解的是企业反社会人格者的共事者们表现出的复杂反应。在每个案例中，我们都能发现共事者对反社会人格者的行为有截然不同的解读。一些人认为这些行为是积极正面的，另一些人认为是负面的。我们很好奇在一个包含了负面看法和质疑的环境中，反社会人格者是如何维持虚假人格的。最终，很明显的是，反社会人格者有效地平衡了同事们矛盾的观点。他们凭借自己一贯的魅力、偶尔的恐吓、人们彼此信赖的天性以及企业经常出现的变化，在那些始终关注他们的人眼中维持了虚假的人格。支持者（小兵和恩客）认为反社会人格者对企业的成功是有贡献的，他们评价反社会人格者是团队合作者、可靠的企业一员；贬低者（旁观者或企业警察）则报告了反社会人格者各种偷偷摸摸、欺骗性和操纵性的行为。

无论是在家里、在学校还是在工作场所，众人对某个人某件事褒贬不一是常见的现象。但在一个组织中，对某个员工的整体评价大多是基于特定的、可识别的组织议题（如地盘之争），少部分出自私人原因（如嫉妒）。工作场所的斗争也很少会像反社会人格者的案例那样，以如此明显和激烈的形式出现。诋毁者鄙视某人，而支持者几乎崇拜他们，好像员工在向我们描述两个完全不同的人。发生这种情况的主要原因是反社会人格者可以根据互动对象转变态度，从热情友好转变为冷漠、疏远，甚至敌对。

任务3：抛弃不再有用的人：从小兵沦为（案板上的）鱼肉

一旦发现小兵不再有利用价值，反社会人格者就会觉得没有必要再维持那个虚假形象了，逐渐抛弃这些小兵。无家可归的配偶和孩子、被骗走生活积蓄的老人是最常见的社会案例。可悲的是，即使被抛弃，小兵可能也意识不到自己被利用或欺骗了。他们对现实视而不见，就好像一个被骗去了毕生积蓄的投资者，面对一个被揭露的骗局，仍然相信对方的意图是好的。

在组织中，小兵最终的命运是被反社会人格者抛弃。反社会人格者不再与他们联系（社交层面），为了利用他们而建立起来的友谊消失（心理层面）。但是，由于反社会人格者仍然在组织中工作，不能离开作案现场，这种抛弃在受害者及周围人眼中会显得很突兀。从友好的同事突然转变为冷漠疏远的陌生人一定会影响到受害者。小兵经常首先质疑自己的行为，为反社会人格者的态度变化责备自己，他们会自问："我做了些什么呀？"尽管小兵还没有理解发生了什么，但他们开始隐隐地看到了反社会人格者的真实个性，感到"毛骨悚然"。

最终，小兵得出结论，自己一直被蒙在鼓里。他们通常觉得被欺骗了，名誉被玷污了，难以接受喜欢和信赖的人背叛了他们。我们发现，令小兵们发现真相的导火线往往不需要大事件，一些小事情就能够让他们茅塞顿开，改变自己的看法，清楚地看到反社会人格者"蛇"的本性，但是困窘和羞愧经常让他们止步不前。

有些员工愿意与我们讨论他们与虐待型、操纵型的同事之间的互动，并表示当那些同事将注意力转移到其他人身上时，他们会有被抛弃感。他们还报告了受害者的常见反应：被欺骗后感到羞愧，从而保持沉默。就像众多受害者那样，他们不愿公开自己令人羞愧的秘密。而这种保持沉默和不愿公开秘密的心理反应倾向，恰恰保护了反社会人格者。有趣的是，少部分人谈到，当反社会人格者将注意力转移到其他人身上时，自己会感到非常失望。不再被反社会人格者利用时，他们反而感觉失去了一个亲密的朋友。我们将在第 12 章中更多地讨论反社会人格者的操纵对受害者的影响。

任务4：对质

随着时间的推移，反社会人格者的操纵技巧不断遭到挑战，他们需要摆平一大批同事对其产生的矛盾看法。我们相信当反社会人格者编织的欺骗和操纵网络变得难以控制，越来越多的人瞥到了他们的黑暗面时，他们就面临失败了。最终，会有人想做些什么事情。或许，一个之前的小兵会站出来挑战或对抗某个反社会人格者，甚至尝试将事情升级引起高层的关注。然而不幸的是，在他们做到这些之前，反社会人格者已经通过之前与高层建立起来的影响网络稳坐高位。事情被整个翻转，投诉者的信誉被削弱，他们揭露反社会人格者的意图被遏制。

这从两个方面对旁观者造成了影响。一方面，那些与被打败的员工共事的同事会士气受挫，他们会觉得与反社会人格者斗争不值得；另一方面，有些人则认为公司既然选择反社会人格者作为未来的领导者角色，就不会有错，这些旁观者认为这个人受高层保护，所以不能去挑战他。有些人会认为管理团队不像想象的那么精明，因此他们不会向管理层指出"你们中间有个骗子"，而是采取观望态度。员工谨慎小心的不作为加剧了反社会人格者在组织中的破坏性行为。当反社会人格者压制了竞争对手或贬低他的人时，他会更肆意妄为。通过制造这种有利的位置，反社会人格者在敌人的攻击中保全了自己，确保自己有更多时间来实施恶行。

在这种情况下，有人可能预测反社会人格者最终会失败并被揭发，或他们冒犯了不该冒犯的人，在给组织造成重大的心理和经济伤害之前就能被赶出公司。遗憾的是，这些都没有发生。他们中的大多数仍然在原来的公司中享受着事业的成功。当然，也有少部分人例外，他们跳槽去了其他公司（一些是竞争的同行公司）担任更高的职位。而许多无辜的受害者被调离原来的岗位，职业发展受到阻碍，在他人的反感和厌恶中离开了公司。

一般的反社会人格者常用的操纵模式包括评估、操纵和抛弃。对于企业反社会人格者，我们在这些操纵模式前增加了一个起始步骤，用来描述他们为了能被组织录用的所作所为。现在我们还要引入一个结果，我们称之为“一路高升阶段”。

任务5：一路高升阶段

反社会人格者能够走出一条职场上的“康庄大道”，在公司中逐步获得更高级别的职位，而这个职位不需要是CEO。短期内最富吸引力的职位通常是他们的恩客所在的位置。

当反社会人格者的操纵网络扩张到整个公司的权力结构，所有的关键人物都在网络中设定的位置上时，晋升就发生了。几近同时，似乎一夜之间，整个权力结构就转向支持反社会人格者晋升到恩客的职位，恩客则被免职了。曾经位高权重的恩客一路保护反社会人格者免受质疑和谴责，帮助他快速升职，为他安排最佳的岗位，最终却发现自己被背叛了。可悲的是，恩客任人宰割，失去了在公司中的地位，还把自己的工作拱手送人。

讨论问题

- 想想上述反社会人格者故事里的主要角色［小兵、恩客、（案板上的）鱼肉和企业警察］：你曾经观察到具有反社会人格特征的人用这些方式操纵同事吗？
- 你是否说出过这类事情？

03
第三幕

戴夫的案例

场景二：无心之失？

出了电梯后，弗兰克拿出房卡，在门上插了两次才把门打开。进屋后，他将行李箱扔在门边，脱下西装，把电脑包扔到床上。他以最快的速度拿出笔记本电脑，按下开机键。在等待电脑系统启动的这段时间，他从外套口袋里摸出了几个硬币，抓起桌上的冰桶，离开房间走向自动贩卖机。循着制冰机的嗡嗡声，他来到大厅的一个角落。他知道自己今天一定会熬夜，只有咖啡因才能抵抗今晚那两杯马提尼带来的影响。很快，他带着两瓶苏打水和一桶冰往回走。“邮箱里最好有来自戴夫的邮件。”他带着怒意想，不自觉加快了脚步。

一封接一封的电子邮件在他的屏幕上滚动，多数是垃圾邮件。最终，他看到了一封来自戴夫的邮件。“好！让我来看看里面说了什么……”他嘟囔着点开邮件。邮件里有一个附件——这是这几个小时以来的第一件好事。邮件内容是这样的：

> 弗兰克，我收到了你的留言，但是我不明白你在说什么。周五下午我把U盘放在了你的桌上。但是不管怎样，我收到留言后还是去了趟办公室，在地上找到了U盘。我想你一定是带着整个文件夹跑出去，匆忙间掉了U盘。附件是U盘里的文件，我也抄送了一份给约翰，以防你没有收到。另外，你的声音听起来非常低落。

“把U盘落在了办公室？”弗兰克大叫道。他像个疯狂寻找丢失的钥匙的人一样，在脑海中不停地回想从周五晚上以来的每个细节。“……掉在地上了？”弗兰克感到非常困惑，但是他必须强迫自己集中精神。时间已经很晚了，他还要为明天的会议做准备。他打开了邮件的附件，汇报新产品的幻灯片的第一页展现在眼前。他慢慢浏览整个幻灯片，时不时停下来阅读上面的内容。他花了很多工夫研究第一张图表的数据。弗兰克打开他在办公室拿到的U盘上的文件，找到了同一张图表。“它们一样吗？不，这两张图表完全不同。”事实上，除了一些基本的介绍信息和图表，整个幻灯片都跟他周五拿到的U盘里的文件不一样，“到底是怎么回事？”弗兰克的思绪在事件的真相和明天要在会上发表演讲的内容间反复切换。

又喝了一大口苏打水之后，弗兰克继续看这个新的幻灯片。他对自己看到的内容很满意。最后，他感到无比安心。“很好！非常好！”他笑着想。

看完幻灯片并记下演讲的要点之后，弗兰克关上电脑准备睡觉。“董事会成员们会喜欢我的汇报演讲的。”他满意地想着，钻进被窝，关上灯。然后，他又想到了戴夫。

弗兰克的思绪翻腾，内心久久不能平静下来：“我怎么可能把U盘掉在办公室呢？我明明把所有东西都放到公文包里了啊！”弗兰克开始照着压力管理课上老师教的方法做深呼吸练习，“难怪约翰如此满意，这确实是一个非常有创造力并且经过深思熟虑的计划。”他努力让自己的思绪集中在积极的方面，轻叹了口气后，笑容又重新出现在了他的脸上。“幸好我在大厅遇到了约翰，而且他欣喜万分地跟我说了这件事，否则我可能一直到早上都不知道这件事，这简直是个噩梦。如果戴夫没有在办公室里发现U盘呢？他的确是在办公室地上发现的U盘吗？”

弗兰克睁着眼睛，脑海中翻涌着各种各样的猜想。

讨论问题

- 刚刚发生了什么事情？请对上述事件提供三种可能的解释。
- 约翰对戴夫评价如何？
- 弗兰克认为戴夫怎么样？
- 这是无心之失吗？

Snakes In Suits

第7章

黑暗与混乱：反社会人格者的朋友们

金妮坐在办公室里看着今天的面谈安排。她从一摞材料中拿出了埃尔的材料翻了翻，在心里叹了口气："又是那种人！"她可以想象接下来的对话将会多么无聊，"但是，或许他会给我带来点惊喜？"

前台打来电话，告诉金妮，埃尔已经在等待室准备接受面谈了。金妮拿起文件，来到等待室，带着埃尔穿过一个个迷宫一样的小隔间、打印室和会议室，走向自己的办公室。

"你觉得这里环境怎么样？"金妮笑着问。

"这儿真的很有特点！"埃尔看着周围的布局，带着些许讽刺的语气回答道。

到了办公室，她示意埃尔坐下。埃尔环视一周，脸上毫不保留地显示出对这个环境的不满。狭小的空间，堆积如山的文件，廉价的金属家具，埃尔已经好多年没见到过这些了。作为极致科技公司曾经的财务副总裁，他已经习惯了由橡木、红木和柚木制成的高档家具。

"很棒的办公室。"他勉强挤出一丝笑容。

金妮重新看了一遍埃尔在表格中填写的信息，针对他的工作经历提出了许多有针对性的问题，比如他在各项工作中的职责，可以从事的工作类型，与同事之间的关系等。她还问了一些关于他的家庭和成长经历方面的问题。埃尔自豪地说："我们当时非常穷，我在大学期间一直工作保证了自给自足，同时供养我的妈妈和妹妹。我爸爸是个酒鬼，我们完全不能指望他，我不得不很早就挑起家里的担子。"金妮详细地记下他说的话，偶尔看看之前准备好的问题。

"你现在做什么工作？"

"我从事一些咨询工作，做得不太多，事实上我正在寻找一个适合自己的职位。”

“那你觉得什么样的工作会是最适合你的呢？”她边问边在工作表的一些选项上打钩，然后写下了一些评语。

“财务副总裁，”埃尔刚想接着说，却看到金妮写到一半的笔停了下来，他停顿了一下，“——怎么？我在极致科技做的工作你已经知道了，我为什么要屈就一些更低的职位呢？长期以来我积累了很多财务管理方面的经验，也获得了相当多的成就，这些你在材料中都能看到。有眼光的公司一定会聘用像我这样有经验的人；我只是碰巧运气不好，这并不是我的错，你读我的求职信就能知道了。极致科技管理层中有很多坏角色，因为我曾经对他们比较强硬，他们就将矛头对准我。正因为我是这个公司很长时间以来最强有力的领导，所以他们才要设计陷害我。”

金妮继续做着记录，然后又问了几个问题。“所以你能够做一名严厉的上司？”

埃尔对这个问题显得胸有成竹，终于轮到他发挥了。“我们可以打赌，我保证会是个严厉的上司，比如，让我的下属为了公司的利益持续长时间工作，创造额外的产值。”他愉快地说着，“但是，我并不是对每个人都严厉。权威式的领导对有些人不起作用，他们需要被宠爱。这也是我的管理手段之一。”说着，他点了点头，“领导需要灵活变通——我会根据需要，对大人物友善，而对小人物严厉一些。小人物喜欢强有力的领导，这会让他们觉得安心。”

金妮瞥了一眼墙上的钟。看到这个动作，埃尔加快了自己的语速。“我的管理风格和智慧足以让我胜任任何副总裁的工作。在我的职业生涯中，我一直非常努力地工作，不惧怕任何困难与挑战。如果你想要成功，就要有胆量面对各种明争暗斗。”埃尔向前倾了倾身体，对金妮说道，“我向他们展现出了我的勇气，即使有人阻碍了前进的道路，我也不会退缩；我可以不顾众人反对，做出艰难的决定，并且利用他们的反对意见揭露他们对公司不忠的事实。”埃尔靠回椅背，继续说道，“我总是为公司着想，宣扬公司的目标、宗旨、使命和愿景以及其他任何他们认为重要的东西；我一直非常注重团队合作。我将重要的员工团结起来，组成了一个核心圈子，并一次又一次地证明自己的忠诚。这一切都得到了回报，我升职了，有了很高的工资、很棒的办公室和车，诸如此类。但是让我难以接受的是——，”埃尔突然停顿了一下，“他们一直都在玩弄我，只是我从来都不知道罢了。他们其实是一群利用我的大骗子，我只是一个替死鬼。”

金妮打断了埃尔，然后准备结束这场面谈。“这是你的知情同意书和评估表的复印件，你可以分期付款。我们将在下次面谈中制定具体的时间安排表。你需要找一份工作，给我一个你申请过的公司的清单，附上公司的联系方式，我会打电话过去核实情况。在你找到工作之前，我们会每周在这里见面，如果你的情况稳定，会谈将变为每两周一次。我会为你申请心理咨询，等我这边的流程结束后，他们就会开始与你面谈。每周你们将以团体咨询的形式见面，你还能参加一些课程来帮助你学习财务管理和愤怒管理的技巧。他们会向我反馈你的状况。你还有什么问题吗？”

“没有了。”埃尔回答道，假装谦和地笑了笑，“我知道我应该做什么，相信我，我会偿还一切的。我的目标是重塑我正直的形象，感谢你给我提供的帮助并设身处地地为我考虑。”

当咨询师按约定时间到达的时候，金妮站了起来。“你好，”咨询师跟埃尔打了个招呼，“跟我来吧。我给你介绍一下其他人。”

埃尔与咨询师离开之后，金妮完成了她的记录，她又在评估表上增加了一些观察描述，然后结束评估，合上了文件夹，并把它放在堆积如山的文件顶上。她想："根据他的人格特点，这些表现没什么奇怪的。"

金妮到休息室给自己续了一杯咖啡，遇到了一个处理假释的同事。"你这边早上情况怎么样？"金妮的同事问道。

"你知道的，这些白领真是最糟糕的！"金妮回答说，"他们被投诉，但是从来不服刑，甚至引以为傲，还把责任推到其他人的身上。一旦他们找到另一份工作，这一整套的剧本又会重新上演。这是什么态度啊！改天，给我一些偷车贼的案件吧，起码他们还诚实些。"

讨论问题

- 埃尔在与金妮的面谈中表现出了哪些反社会人格的特征？
- 埃尔是如何试图控制金妮的？

企业中反社会人格者在增多吗

并不是所有反社会人格者都走上了犯罪的道路，并且只有大约 15% ～ 20% 的在押罪犯有反社会人格特点。然而到了 21 世纪初，随着美国乃至世界各地大型公司欺诈案件的曝光，经济犯罪的数量似乎出现了激增。事实上，类似事件层出不穷，只是没有成为重大新闻事件而已（例如埃尔的案件）。究竟是什么导致了这个现象呢？这些年来，企业反社会人格者的数量增加了吗？

一种可能的解释是，我们在识别个体的反社会人格特征方面更加专业了。自 PCL-R 创立以来，研究者和临床医生已经在 1000 多项研究中使用了这个量表及其衍生量表，但截至本文撰写时，只有一项研究聚焦于企业反社会人格者（该研究的详细回顾见第 9 章）。另一种系统性的风险是，多年来，整体商业环境已经发生了变化，反社会人格者的特征和行为变得更容易被接受。

心理契约

人们倾向于进入大型组织工作的原因是它能为个体提供很多福利，包括晋升的机会以及那些仅凭个人力量无法获得的财务和技术资源。“心理契约”（psychological contract）是指 20 世纪 40 ～ 70 年代，组织与员工之间形成的一种雇用契约，包括工作安全、健康保险和养老金以及终身雇用。那些努力工作、绩效好、不偷不骗的员工将在退休时得到象征荣誉的金表。心理契约的存在以忠诚和胜任力为基础，使员工能够产生安全、信任和被尊重的感受，也为雇主提供了训练有素和经验丰富的劳动力，从而确保公司在竞争中立于不败之地。

在维系心理契约方面，这一时期流行的管理理论注重建立和提升个体的自尊，倾听员工的想法并做出反馈，满足个体的不同需要，例如安全感、社交需要、职业发展需要和自我实现需要（个体实现生命潜能的一种心理需要）等。20 世纪 70 年代末，团队合作模式取代了传统的“命令 – 控制”式层级关系，员工对自己的工作有一定的自主决策权，组织则倾向于将系统和流程整合到公司文化中，比如质量圈和参与式管理，试图将影响员工满意度的重要因素与公司利润紧密联系在一起。

人员流动率通常为 3% ～ 5%，公司可以通过招聘、安置和职业发展项目进行人员管理。在此期间，企业技术变革相对缓慢，因此公司可以有效地管理员工。重大的商业变革有时要求配置在新技术方面训练有素的员工，如果有足够的时间和资源，可以对现有员工进行再培训以迎接挑战。绝大多数组织和个人能够很好地适应这种变化，虽然组织扩展了，仍可以维持心理契约，但逐渐地，变革本身的性质发生了变化。

变化是生活的本质

20 世纪八九十年代，商业以及生活中的各个方面的变化速度急剧加快。科技日新月异，大多数企业都望尘莫及。变化来得太快，而且一次来得太多。风暴接二连三地到来，人们尚未从前一次袭击所带来的挫折中恢复，下一轮打击就来了。市场不断追求更高的质量和更低的成本，单纯降低成本的策略已无法满足这类需求。政府对多个领域加强了调控力度。计算机的发展加快了企业技术变革的步伐，也导致了劳动力市场的巨变。

有些变化是有益的。互联网开启了一个探索和研究的全新世界。人们不再需要记住所有细节，就可以在餐厅吃饭时通过上网搜寻信息，现场解决一些正在讨论的争议。电子商务使人们在白天或晚上的任何时间，足不出户就可以购物或者办理银行业务；随着市场开放，小型创业公司的数量也在不断增加；世界各地越来越多的人可以在各种平台上获得教育资源。

这样快速的变化也会带来一些消极影响。大型组织不得不调整结构以保持竞争力。几乎是出于防御性的考虑，一些大企业需要合并、收购其他公司或为维持财务状况而将部分业务转移到海外。大量人口失业，这也使经济和社会都经历了巨变。

这个动荡年代的现实是，在下一个变化来临之前组织完全来不及提出适应性的制度、程序以及体系。与建立在稳定、持续、可预测背景下的传统科层制企业相比，新的变革型组织必须放弃这些“奢侈品”，以求在面对动荡、不断变化、不可预测的未来时更加灵活。为了存活下来，很多不再有效的（低效的）、需要大量人力物力支撑的科层制被丢弃了。为了简化决策过程，中层管理职位被取消，组织变得“扁平化”。公司将支持服务全部外包或移出该地区，以节省时间和金钱。这样的变化使得领导者难以像他们的前辈那样，做出长期雇用的承诺。日益减少的雇员被要求用更少的资源完成更多的任务，否则就要加入失业大军。从某个角度可以看出，“心理契约”的概念风光不再，雇员和雇主之间不再是长期的伙伴关系，取而代之的是短暂的合同关系。如今劳动力和他们的技能已经成为商品，其价值随着技术的普遍需求的变化而变化。这在情感、心理和社交上都极大影响了高管、经理和员工，甚至最自信的人都会感到生活的失控了。

我们还能留在原地吗

当商业或工业巨变超出组织有效应对的能力时，混乱状态便产生了。我们中很少有人能够有效应对混乱的变化，而且改革的步伐是如此缓慢，帮不到什么忙。当我们被时代的发展推入混乱变化的环境中时，会产生无奈、压力、失控以及不安等强烈的感受。

现在想象一下，快速变化成了常规而不是预期。昨天的变化今天依旧在变，明天还会再变，这似乎是一条看不见出口的隧道。那些曾经热切地确定了理想的“未来愿景”的组织，现在面临着不断转型。此外，不是所有的变化都有同样的速率，而且原本相互关联的元素开始分离，使原本动荡的时代变得更加扑朔迷离。因而，不断转型中的组织就具有了这样一些特性：①不清晰的、过时的、无法执行的或者不存在的工作秩序和规则；②不断追求冒险；③更加包容争议甚至辱虐；④陈旧的评估系统和传播网络。即便在最好的情况下，这些组织的未来理想状态也是模糊的；最坏的情况下，这些组织在未来会一团混沌。

谁能够在这种不断变化的新环境中获得成功？很多管理专家都认为，为了在混乱之中更好地生存，员工、管理者以及高层必须适应这种不断发生的变化，把这种变化当作一种工作和生活方式——用管理术语来说，这叫作拥抱变化。他们必须更加迅速地思考，更果断、说话更有说服力；他们必须更有创造力，具备设计、研发、制作以及销售新产品和服务的能力，从而适应激烈的社会竞争和挑剔的买家不断变化的需求；他们必须学会得心应手地通过很少的信息做出快速的决定，并从错误中快速恢复过来；他们必须愿意承担后果，即使他们的冒险失败了；他们必须重新评估自己的才智和技能，然后重新包装自己来适应新的市场，从而掌控自己的职业生涯。我们的父母或者祖父母一辈子只为一两家公司工作，而我们必须准备好跳槽六七次。

那些在混乱的时代生存下来的组织，其员工不仅能适应不确定性，而且能建立一套可以预测变化并灵活应对它（即必要时再次改变）的体系、流程和结构。为了做到这些，成功转型公司不需要多余的规则（阻碍进程），而需要更明确的任务导向准则（保证各种商业事务在正轨上）。他们需要更有意义的指导准则，以便管理者可以在出现新问题或者特殊情况时，能够做出明智的决策。拥有清晰的共同价值，并毫不动摇地坚持下去，是重中之重。那么，谁能在这种混乱的商业环境中取得成功呢？详见补充资料 7-1。

具有企业家精神的人登上舞台

在我们的“成功名单”的顶端是那些有着企业家精神的人，他们享受变革以及变革带来的挑战和机遇。无论在商界还是学界，有企业家精神或创业精神的人都具有较高的挫折容忍力。然而与大众观点相反的是，并非所有企业家都是直接用自己的钱或投资人的钱创业。实际上，有证据表明，许多创业型人才可以在大公司中高效工作，尤其当公司愿意做出一些调整来满足这些人才的要求时。创业型的人要求获得资源，有持续的热情挑战新鲜且有趣的事物；他们会在成功时肯定自己，失败时积极寻求反馈；最重要的是，他们都要求行动的自由。保守的科层组织很难迁就这类人的要求，而变革型组织——任何时候都致力于对自身商业模式进行改变的组织，就成了具备企业家精神的人变革纳新的理想去处。通过将早已丢弃的终身雇用契约替换成新的创业型心理契约，变革型组织获得了在乱世中生存的要素——灵活性。这意味着员工作为个人贡献者，要对他们自己的职业生涯发展负责。他们可以通过创新和快速解决问题获得高薪的奖励，以及参与更多新的、令人兴奋的项目的机会。为了彼此的生存和发展，具备企业家精神或创业才智的员工与变革型企业之间的共生关系需要不断重塑、再造以及再激励。如果管理得当（运用新的管理技术），结果将会非常惊艳。

不幸的是，这种商业模式的实际执行远比理论上困难得多。有几个与人性非常相关的原因。首先，说服现在的高层、管理者以及员工放弃他们对安全和保障的需要（不再写入合同中），而换成一个新的模式，是一件非常困难的事。因为在这个模式中，他们的能力和技能可能在明天就一文不值，公司也没有义务保留他们的岗位。因此，重新获得员工的忠诚度是很困难的，尤其是当企业打破了终生服务的心理契约，代之以创业型心理契约时。其次，管理层的信誉（员工忠诚度的基础之一）会不断受到质疑——“他们怎么会让公司陷入这种局面的？”“难道他们没有预见到事情会发生吗？”如果企业领导者期望吸引并留住优秀的创业型员工，就必须不断面对员工提出的这些问题。再次，即使明知道组织能够获得更大的利益，当权者也极少会自愿放弃权力和权威。当自己的职权受到侵犯时，这些人便感觉受到了威胁，于是就会凭借自己的特权破坏变革过程（与独裁者、继任独裁者以及野心勃勃的政治家相比，美国前总统乔治·华盛顿就是为数不多的伟大的领导者之一，他放弃了“王权”，在他觉得已完成使命的时候拒绝了继任下一届总统）。组织通常会将目光投向新员工，他们往往更年轻，经验更少，可以在他们中寻找具有企业家精神的人。这往往要比改变那些老员工更容易，因为新生代员工生活在技术爆炸的时代，这使得他们习惯应对科技变化。他们看上去更引人注目且令现任员工眼红，尤其当后者被要求放弃自己已为之奋斗良久才艰难得到的宝贵资源（比如金钱和职权）的时候。也因此，现任员工往往不愿意支持那些具有企业家精神的新人。最后，所有这些假设都建立在公司能够在市场上找到一个真正具有企业家精神的人，而这个任务比预期要困难得多。许多号称自己有创业精神的年轻候选人缺少必要的经验和资历，真正有经验、有能力、有企业家精神的人凤毛麟角，争夺这些人的竞争是非常激烈的。

反社会人格者登上舞台

这时候，反社会人格者登上了舞台。一个反社会人格者会因为对诚实谋生不感兴趣而加入变革型企业吗？不幸的是，我们发现答案是肯定的。近几年企业的组织结构变化越来越吸引反社会人格者了。快速的商业发展，裁员规模扩大，频繁的重组、并购、合资，这些都在不经意间增加了具有反社会人格特质个体的就业机会，他们甚至无须改正或改变自己的反社会特性和行为。

是什么使这些新兴企业组织如此吸引反社会人格者呢？首先，对于这些反社会人格者来说，变化本身就非常刺激。追求刺激的本性（研究显示这种本性是先天基因决定的）将他们指引到一个事情层出不穷的情境中。其次，作为“完美的”规则破坏者，他们利用组织处于混乱状态中的特点，满足自己对较少约束和更多决策自由的需求。最后，作为权力的寻求者，他们以隐秘的方式利用在混乱中心理和情感变得脆弱的人。一个管理岗位如果能赋予个体控制人和资源的权力又不需要参与具体操作，而且收入远高于平均水准，那么这种机会对反社会人格者来说简直太有吸引力了。一个领导者督促他人完成任务的能力往往比他在具体任务上的专业技术能力更重要，因此即使冒牌者缺乏真正的专业知识，人们也会在初次会面的时候相信他们虚假夸大的背景，认可他们的领导才干。

最重要的是，他们可以隐藏在混乱之中。领导他人对于反社会人格者来说似乎是一个简单的工作，只需要运用他们天生的欺骗和操纵技巧便可轻松驾驭。事实上，真正的好领导要求具有更多的才智、技巧和经验，可惜企业持续变化的状态模糊了“好”领导与“坏”领导的区别，忽略了对其绩效的及时测量、评估和处理，掩护了这些冒牌货通过迅速晋升或转岗游走在企业之中。这些冒牌货经常展示出一些虚假的短期结果，或者用看似是结果的一些内容蒙混过关，然后他们就能平步青云。尤其当变革型企业中尚未建立起成熟的绩效评估体系，或评估系统尚不稳定时，上述情况更容易发生。此外，反社会人格者不负责任的冒险行为和自恋、冷酷的决策加深了同事的焦虑程度，让追随者们手忙脚乱地琢磨下一步该做什么。

反社会人格者比人们想象的更容易潜入并隐藏在处于混乱的变革转型期的组织中。急需一名强硬风格领导的组织会聘请一个反社会人格者吗？当然不会！但反社会人格者在面试中看起来正是一个理想的、颇具领导潜力的候选人时，往往能躲过甄别的雷达，伪装成具有企业家精神的新人，混进公司。他们将自己虚构成公司“救世主”的形象。

同样，由于公司中反社会人格者已经在高层和同事们心中建立起了一个理想的雇员形象，所以他们可以轻易地变成一个精力充沛的、有远见的、具有企业家精神的人。一旦他们被冠上这样的荣誉，即使欺骗或者欺凌行为也被视作有效的管理方法。尤其当组织中的大部分员工受混乱变化的环境影响，挫败连连，不能或不愿意接受新的商业模式而无法正常工作时，企业反社会人格者就像一个白马骑士般出现，沉着冷静且充满自信。他们无法为公司长期的商业提升做出贡献的事实，被自吹自擂和虚张声势的神秘感遮盖了。

总之，哪里有混乱、哪里有刺激，哪里就会出现反社会人格者。混乱的环境（例如常见的职业不稳定、性格不合以及办公室政治矛盾加剧的组织变革）能为反社会人格者提供足够的刺激，并为他们加入公司并做出之后一系列破坏性行为提供了掩护。

保密：反社会人格者的朋友

在各类组织中，还有一种因素促成了反社会人格者的进入、操纵和欺骗，那就是保密。保密是组织生活的一部分，它的存在有其合理性。保密条款通常体现在企业的流程中。例如，在合并前的谈判中，为了避免竞争对手获取商业机密或为了保护具体财务数据，有必要签订保密条款。有些保密是防御性的，比如某些决定会对一些人造成负面影响，因此需在某人发现一些征兆前采取行动（比如解雇某人）。但有时保密不一定是刻意为之。当事情的发展速度超过了组织的沟通系统的反应速度时，那些获知信息的人并不是刻意地保守秘密，而是苦于没有机会或没来得及与他人分享这些信息，导致人们被蒙在鼓里且无法采取适当的行动。

在混乱的变革期（当信息多好过没有信息时），保密有利于反社会人格者在组织中实施操纵。无论保密是否适当，都会增加员工间的不信任感，降低管理层的信誉，或者说降低被蒙在鼓里的人对管理层的信任度，并且会增加由于缺少及时准确的信息而导致的失误。

保密是反社会人格者的朋友。反社会人格者之所以能够成功操纵他人，尤其是一大群人，秘诀就在于对事件真相的保密。企业的保密文化使得反社会人格者能够更轻易地躲藏起来，使管理层在他说谎时更难抓住他的把柄，也很难准确评估他的表现或看见他对待同事的恶劣态度。变革型组织提高公司的保密级别时，也承担了为加入其行列之中的冒牌者提供掩护的风险。

讨论问题

- 真正的领导者和伪装的企业反社会人格者之间的关键区别是什么?
- 你曾经在上述任何一种人手下工作过吗?
- 你曾经为处在混乱变革期的公司工作过吗?
- 这家公司给你带来了什么影响?

补充资料7-1

机会来敲门

从飓风到洪水、火灾、战争、恐怖主义、经济危机、火山爆发、流行病等，许多毁灭性的事件每年都冲击着世界。这样的事件能激发出人们最好的一面和最坏的一面。这其中不乏暴徒、罪犯、骗子和形形色色的掠夺者，他们准备从别人的悲剧中获利。毫无疑问，他们的一些掠夺行为源于贫穷、暴民心态以及生存本能。对许多反社会人格者来说（无论是在大街上还是在董事会里），他们的恶劣行为源于一个不能错过的好机会。

想想《权力的游戏》（*Game of Thrones*）第三季第六集（2013）中的对话吧。

瓦里斯勋爵：“混乱？是血口大张的深渊，随时准备吞噬我们所有。”

“小指头”培提尔·贝里席：“混乱不是深渊，混乱是阶梯。”

很多评论家都在网上表达了他们对这段对话的理解。总的来说，人们认为瓦里斯是马基雅维利式的，他通过策划、耐心和收集情报以备将来获得权力和影响力。培提尔则更具有反社会人格的特性，更注重当下。他把混乱看作获得权力、地位和影响力的直接手段。在一个混乱的世界里，他能够发现和利用机会，调整自己的忠诚度以适应形势，并操纵局势和他人来巩固自己的权力、地位和利益。[1] 事实上，《权力的游戏》中大多数主角在某种程度上都曾和瓦里斯或“小指头”一样，使用谋略、武力以及暴行来达成自己的目标。例如“瑟曦·兰尼斯特（Cersei Lannister）就是一个反社会人格者。她和自己亲哥哥通奸。但承认吧，你爱她，我们都爱她，……或许因为在某种程度上，我们默默地喜欢着她的那股残酷的狠劲”。[2]

值得一提的是，在混乱和灾难中，反社会人格者的情绪和情感能够不受人类生理和心理上屠杀的影响，他们天生就倾向于无情而功利地利用他人遭受的动荡和恐慌。

Snakes In Suits

03
第三幕

戴夫的案例

场景三：我们一起午餐吧

多萝西尝试了很久，仍不能摆脱耳朵里的电话铃声。她睁开眼睛，意识到自己躺在家里的床上，电话一直在响。

“喂？”她带着浓浓的睡意接起了电话，微睁开眼看了下闹钟。

“是谁？戴夫？现在是早上8点，戴夫！今天是星期天。”她躺回到枕头上，将电话机放在耳边，“发生了什么事？”

“是的，你把我吵醒了！”她埋怨道，“我昨晚在外面，凌晨两点才回来。”

“当然，我是一个人。”她心不在焉地说道，“天哪，戴夫，管好你自己的事吧！”

“什么？”她问，不明白戴夫在说什么，“你就不能等到明天吗？”

戴夫在电话的另一端开始讲述他的故事。

"董事会开会和我有什么关系？"她坐了起来，说道，"为什么我——"

戴夫打断了她，解释说弗兰克现在身处困境，因为他在即将到来的会议上没有合适的演讲报告。老板约翰对弗兰克关于来年的想法很失望，并勒令他在周一前上交一份全新的提案。弗兰克急需帮助，于是他找到了戴夫。戴夫认为这对于多萝西来说是一个千载难逢的机会，可以让她的提案在那些管事儿的高层领导面前得到展示。

多萝西逐渐被戴夫的话所吸引，从床上爬了起来。"你想要什么？"她边说边走向厨房去泡咖啡，"简单来说，弗兰克糟糕的新产品提案激怒了约翰，而你，想让我把我的提案给你，然后由你向约翰汇报。我说的对吗，戴夫？"

戴夫接着说了下去。

"我不感兴趣，戴夫。"多萝西打断了他，"我的老板都没看过我的提案，我凭什么为了弗兰克或者约翰或者其他任何人把这个提案给你？"

戴夫仔细地解释了他的想法。

"哦——，当然，你会把我的名字放上去。"她转了转眼珠说道，"我不是昨天才出来混的，我知道你会怎么做。"她看着她的咖啡滴了出来，听着戴夫坚持说服她这是一个绝好的机会，她的提案可以获得弗兰克和约翰的支持，并可以在董事会前展示。

"不管这是一个多好的'时机'，我真不稀罕你的这个想法，说什么在董事会面前展示我的产品提案。"她从橱柜里拿出了一个干净的杯子，说道。

戴夫又继续解释了一些。

"不是由你来做这个汇报？那谁来做？"

“弗兰克会把我的产品方案作为他个人的想法来展示？”

“是作为我们的想法，你的、我的，然后呢？嗯，嗯。”

“为什么弗兰克会想要向他的上司汇报我的产品方案？他之前连看都没看过，只是因为你让他这么做？”

戴夫在电话那头回应着。

“被你老板信任的感觉一定很好，戴夫。但是我真的不感兴趣。”多萝西倒了杯咖啡，啜了一小口。

“是的，戴夫，我是你的朋友。”她没想到戴夫会用这一招，她说道，“而且你也是我的朋友。并且你打电话的唯一原因，不是为了弗兰克或者约翰或者公司的利益，而是为了帮助你的朋友多萝西！”

戴夫再次打断她，并告诉她，她会成为英雄，弗兰克也将对她感激不尽。弗兰克不会对她将来的想法提出任何质疑，而且如果能在董事会面前展示她的产品方案，她晋升的机会也会很大。

多萝西又喝了一小口咖啡，考虑了一下。

“我怎么知道我可以相信你，戴夫？”她好奇地问道。

“一起？我们一起做这个展示，一起，你和我。我会把我的名字放上去，你告诉弗兰克这个想法是我的？”

戴夫回应了她的每一个顾虑，每一步都向她保证。戴夫的每句话都说到了她的心坎上。

“是的，我家里有电脑。为什么，你在想什么？你要来这儿？今天？为了工作……你做梦吧，戴夫！”她愤怒地说道。

戴夫继续说。不，他不是想要勾引她。不，他不会告诉任何人他去过她的公寓。是的，他会带着午餐过去。

“嗯……”，多萝西叹了一口气，“我告诉你，戴夫，你可以过来，我们在这里一起工作。但是在我们工作期间，任何时候一旦我改变了主意，交易立即结束，明白了吗？”

讨论问题

- 戴夫到底想做什么？
- 戴夫请求多萝西背后的真实情况是什么？
- 戴夫向多萝西撒了什么谎？
- 戴夫利用了多萝西人格的哪些方面？

Snakes In Suits

第8章

我不是反社会人格者，只是我的所言所行有点像而已

史密斯怒气冲冲地直奔办公室。一路上遇到员工，他正眼都不瞧一下，只是大步超过他们。他涨红着脸，大声命令秘书通知琼斯立刻到他办公室来，随即进了办公室，将手中的文件扔在桌上，重重地陷进了办公椅。

几分钟后，琼斯来了。虽然她预测谈话不会很愉快，却猜不到所为何事。她听说史密斯经常会在高管会议后对员工大发雷霆，可今天的高管会议上并没有谈论她负责的项目，这次召见应该不是这个原因。目前为止，她和史密斯的交流都能被称作“亲切友好”，今天的事可谓毫无预兆。

史密斯的秘书把琼斯领到办公室门口，祝她好运。史密斯示意琼斯进来并关上门。秘书走回她的办公桌，迅速环顾了一下四周的同事，叹了口气，继续在电脑前打字。每个人都知道即将会发生什么。

这种行政人员口中的“训斥”几乎每周发生一次，通常在周五的下午。因为周五上午史密斯会参加高管会议，而每次会议结束，史密斯都没有好脸色，由于会议内容属于保密级别，大家并不清楚具体原因。大家猜测史密斯在会议上被折磨惨了，需要在下属身上发泄愤懑。不然，还会是什么呢？

琼斯是一个非常招人喜爱的人。她是团队里的新人，有漂亮的推荐信和履历。她对每个人都很好，温和、开朗。她入职三个月后，才被史密斯叫到办公室去，这是迄今为止的非官方最好纪录了。

第一捆文件被扔进垃圾桶的声音传来时，秘书们被吓了一跳。史密斯经常做出一些夸张的行为来强调他对工作成果的失望、不满和厌恶。而这种做法对下属的影响是巨大的，尤其对专业化的职员，因为文件和报告材料可是他们引以为傲的资本。很快，大声争吵的声音从办公室传了出来，先是史密斯的，然后是琼斯的，他们你来我往，互不相让；中间间隔一小段的静寂，紧接着是更大的争吵声。通常在办公室外面听不清争吵的确切内容，偶尔能听到一两个词，有时是大声咒骂的词，但这次不是。

凭着对琼斯长时间的观察了解，史密斯知道恶言相向对她是不起作用的。史密斯很精明——他必须利用自己的老谋深算来瓦解她。他要让她确信，她的工作表现实在欠佳，甚至是很差。他要用重新分配工作、降职甚至开除的方法来威胁她，但是仍要给她留有一定余地，让她能够做些挽救措施，使工作回到正轨。当然，他一定会说服她。没有人能够在被成功说服之前离开史密斯的办公室，不是假装相信，是真正地被说服。琼斯最终将被说服，并且对他的帮助和指导感激涕零，与她的同事和前辈一样，对史密斯言听计从。这可是史密斯的拿手绝技。

史密斯对自己总能击垮他人后再帮对方重建信心的能力感到自豪，当然，重建信心也不能过足，需要始终在自己的掌握之中。他需要完全的掌控，不能容忍他人拥有出色的想法和洞察力，与他平分秋色。他才是团队的绝对“老大”。于是，有些员工揣测，在史密斯的眼里，他自己永远都不会犯错。另有一些揣测更幽默，例如有人猜测史密斯出生时，助产师把他的头朝下掉在了地上；还有人说他是被狼养大的或是他年轻时被疯狗咬了；也有人说他是外星人在地球上遗留的物种。然而，幽默虽然有利于人们在恶劣的环境中生存，却往往不能治愈心灵的创伤。对某些人来说，史密斯的言行令人难以忍受。

史密斯攻击性的言行不只发生在他的办公室内。他的下属——几乎是公司一半员工，无论在走廊里、会议室中还是在隔间里，都有可能遭殃。当史密斯走进一个部门时，空气中立刻弥漫起紧张的气息，而员工们都低着头，装出比平时更忙的样子。有时候他看什么都不顺眼，会在瞬间暴怒，然后迅速地恢复平静和微笑。有时他会对办公室里的人微笑问好，询问他们的孩子在足球场上的表现，这时他看上去非常友善。他的两极化表现实在令人困惑！新加入的员工经常被这种假象迷惑，以为史密斯是一个热心的、关心人的并且很好说话的老板。然而，没有人敢去提醒他们史密斯笑容背后隐藏的东西，因为没人知道他是不是史密斯的眼线。

更令人觉得烦恼的是，下属们不得不承认，史密斯的观点有时候是正确的：他的主意的确比其他人的要好，他也确实比下属更博闻。然而，所有人都认为，一定存在其他不恶毒的、不贬低员工自尊心的或者打击员工士气的沟通方式，可以鼓励员工为公司努力工作。

琼斯是一个坚定的人，她不会过分自我膨胀，也不会临危退缩。整体来看，她的心理相当健康，她也一直在尽最大努力做好工作。大家都很好奇这次她会怎么应对此事。

又一阵喧闹声、叫喊声和拍桌子的声音传来，随即又安静了。当秘书们听到门打开时，立刻把头转向自己的桌子或电脑屏幕。琼斯出现了，她尽可能地挺直腰板，但明显被刚刚发生的事情吓到了。她把文件夹抱在怀里，迅速离开办公室，朝大厅走去。

秘书们不约而同地站起来，她们拿起手包，穿过大厅向女卫生间走去。史密斯的秘书叮嘱正瞪大眼睛的兼职秘书守着电话并接待其他的来访者。“不用担心，一切都会好起来的。”史密斯的秘书安慰她，这个年轻人显然不想在这个时候被单独留在办公室里。

她们在卫生间的门前止步，没有进去。论级别，琼斯比她们高太多了，她们之间只有工作关系。两名初级秘书对视片刻后，心照不宣地回到座位上。今天史密斯的秘书会为琼斯站岗，不让任何人“干涉”她的隐私。

讨论问题

- 你是否遇见过工作中的辱虐（行为）？
- 你是否曾经遭受过工作辱虐行为?
- 在以上情景中，施害者（史密斯）有哪些反社会人格的特征?

这个问题有多严重

在培训和演讲中，我们经常会遇到一些听众，他们略微了解了一些反社会人格者的特征和特性后，就认为他们的老板、同事乃至下属一定是这样的人。虽然凭借只言片语，我们无法贸然对个体进行评价，但他们描述的那些出格行为的确符合反社会人格者的行为。这几年，有些读者在阅读了《黑尔变态心理学》《穿西装的蛇》(即本书第 1 版）或报纸和商业杂志中关于反社会人格者的报道后，也向我们表达了类似的担忧。一部分人故事中的主角确实像极了真正的反社会人格者，但绝大多数不是。看来，职场中大多数人都会抱怨他们的老板或者同事“像是从地狱中来的”。

据我们估计，确实具有反社会人格的特征，并且严重到能被确诊为反社会人格者的，大约只占美国总人口的 1%。另外约有 10% 左右的人处在灰色地带，会表现出若干反社会人格特征，其破坏力足以引起他人关注。剩余大多数人极少或没有反社会人格者的特性。但在商业领域，情况又是怎样的呢（可参考第 9 章图 9-1）？这是个复杂的问题。组织的理念和实际运营各不相同，从宽厚无私到无情贪婪，甚至或许还有“反社会”性的。据推测，前者中的反社会人格者比后者中的要少，不过可能也会有例外。例如，一个宗教团体或者慈善机构中，人们彼此充满信任，鲜少有尔虞我诈，但这却可能为健谈而有魅力的反社会人格者提供一个舒适而有利可图的环境。

遗憾的是，目前我们仍缺少有关商业领域中反社会人格者比例的科学证据，原因主要有三点。第一，组织鲜少会用标准的测评工具（例如 PCL:SV）为员工进行人格评估。第二，反社会人格者有隐藏他们真实自我的天赋，他们可以进行充分的准备工作使自己不被关注或重视，从而成为一个在商业领域中未被发现的反社会人格者。对于特别成功的反社会人格者来说，也许只有受害者（被牺牲的小兵们）才会看到他隐藏在面具之后的真面目。第三，有些人不是真的反社会人格者，却表现出了类似的特征与行为，被误认为反社会人格者，从而混淆了真正的反社会人格者的数量。不过，根据逸闻记录和我们的观察，在企业的经理与主管中，反社会人格者所占的比重很可能远远高于 1%。

很多人在生活中或多或少都会表现出一些类似反社会人格的行为。读者只需对照反社会人格的定义和描述来考察一下自己的行为，就会发现此言非虚。因此，我们需要谨慎地区分类似反社会人格特征的表现和反社会人格本身。有多少次你在工作中欺凌他人，但是对家人和伴侣呵护备至？在商业伙伴眼里你充满魅力，游刃有余地操控一切，但是朋友眼里的你特别直率；你可能对自己在报税时的“欺骗”伎俩毫无愧疚，却对偶尔无心伤害了孩子的言行久久不能释怀；在为了执行一个非常艰难的商业决策而不得不伤害同事的时候，你的内心会觉得不太好受。仅仅根据一两个反社会人格的特征或行为（通常来说都不严重）来判断自己或者他人是不是反社会人格者可能过于草率，只有当个体表现出大部分反社会人格者的特质和特征，并且在其私生活、职场和社交生活等各个方面持续表现出这样的举止时，才可以被确诊为反社会人格者。这样的个体是非常罕见的。

“来自地狱的上司”？

在断定你的上司是反社会人格者之前，你需要慎重地思考。他也许是一个冷酷、独断专行且无情的人，但或许比起反社会人格者的特质，他的行为更多是一种领导风格。管理风格是由培训和经验共同塑造的，因而经理们的管理风格各不相同。当上司的管理风格或“应有”表现与员工期待的不一致时，员工会失望、产生冲突以及误解。

员工对管理风格或者领导风格的态度及其对员工工作效率和绩效的影响，是组织心理学的经典研究主题。最早针对上司风格的调查发生于1946～1956年，调查结果至今仍然有效。[1]研究者让员工描述其上司的工作行为，然后让这些上司描述自己的行为与态度。接着研究者对数百份问卷的结果进行统计分析，尝试将这些描述归类，获得最为关键、最具代表性的行为描述。俄亥俄州的这些研究结果表明，有两大组行为或称两个因素可以用来评估领导风格，分别是关怀（consideration）和定规（initiating structure）。

关怀是指领导与员工在人际互动中的行为和态度。高关怀的老板会尊重员工，在决策中照顾到员工的自我和自尊，这类领导与员工是互相信任的工作关系。而低关怀的老板被认为不关心、不体谅员工的感受，他们与员工非常疏离且表现得很冷漠。我们会听到员工这样描述这类领导：会在众人面前训斥员工；除非出于礼节性的需要，否则他们往往忽略员工；难以与员工建立互相信任且尊重的关系。这些都是一个领导低关怀性的表现，但并不能说明他是一个反社会人格者。

定规是另一个领导风格因素，是指领导者会决定工作的任务和目标，将员工的工作职责与角色具体化，明确关键绩效或衡量成功的标准，本质上就是"领导"。定规因素得分高的领导者能够积极参与决策，决定做什么以及怎么做。传统意义的领导角色包含的内容（比如计划、组织、沟通、期望目标设定、制定蓝图）与该因素高度相关。一名权威型的或是对工作的每一步都提出指令的领导者，只能说明他在定规因素上得分较高，并不代表其是反社会人格者。反过来，如果一名领导者很少与你讨论工作，或者甚至对你做的工作没有兴趣，说明该领导在定规因素上的得分很低，也许是"放任型领导"，或者根本不适合当领导。

多数人都希望上司是一个周到体贴、信任下属以及能够与下属关系融洽的人。我们理想中的上司在定规方面的得分高低，取决于我们是否希望有人来告诉我们工作是什么以及怎么去做（多半适用于刚接触工作的员工或者没经过培训的员工），或者是否期待上司不要干涉我们的工作（多半适用于有经验的员工）。只要员工的需求和上司的管理风格匹配，上述两种状况都可以是非常有效的工作方式。

虽然领导风格的二因素模型是成熟的模型并被广泛使用，后续的研究却显示，仅靠这两个因素不足以预测谁将成为高效的领导者。领导与员工的关系远比上述理论要复杂，还涉及其他内容，不仅仅是工作情境本身，但我们仍然习惯用上述两个因素

（有时会有别的名称）来评价上司的好坏。

“来自地狱的同事”？

我们不仅听到对于“坏”老板的抱怨，还听过很多关于同事和合作者的评价：态度消极、有反社会倾向、操纵、不负责任、绩效不佳、总是打扰别人工作。显然，与这些人共事是极其困难的，但是除了将他们的表现归结为反社会人格外，应该还有更合理的解释。为了理解这些行为背后的原因，我们需要考虑一个因素，它经常被用来评价同事和合作者，工业与组织心理学家称之为“尽责性”（conscientiousness）。

尽责性高的个体倾向于集中精力做好工作，喜欢精确、守时和仔细周到。他们对完成一件由自己起头的工作感到自豪，非常有责任心，注重细节，喜欢成为别人眼中有能力的人。而尽责性低的共事者对截止日期、完成目标或者完成他们已经启动的任务置若罔闻。他们表现得不负责任、难以集中精力、不守规则、绩效较差。有些时候他们需要依赖其他人的帮助才能完成自己的工作，或者别人不得不“帮助”他们完成工作，才不会影响团队或部门的整体表现。很显然，大多数人更倾向于与那些对工作尽责的人共事。毕竟在一项任务中，尤其是当大家的薪水基本相同时，每个人能够独立地完成本职工作才比较公平。

研究显示，尽责性是人格的主要结构之一，而不仅仅是一种做事方式或者是个人偏好。人格特质具有个体差异性，也就是说，每个人的尽责性各不相同。虽然极端高或极端低的尽责性会令你的同事感到有些困惑，但也未必是件坏事。工作效率取决于尽责性的程度与具体工作的匹配性。有些工作需要适中的尽责性，典型例子包括艺术家、进行创新性研究的科学家以及高瞻远瞩的领导。因为当他们创造新的艺术、探索新领域的科学以及在具有不确定性的时期进行领导时，需要跳出常规的条条框框或者承担一定的风险。而诸如设计工程师、核电站操作员这样的职务，就需要从业者有很高的尽责性，处理纷繁复杂且非常重要的细节是他们成功的关键。

在实际生活中，尽责性的程度和工作要求往往不能完美“匹配”，我们没有理由怀疑尽责性很低（或者很高）的同事是反社会人格者。

是反社会人格者还是难相处的人：对评估的挑战

任何组织中的个体，都会因其在关怀、定规和尽责性上的差异而表现出行为的多样化。然而，某些员工身上确实会集中出现一些反社会人格者的特征，在尽责性、定规和关怀这三个因素上均明显地异于常人，例如明显的低关怀（粗鲁、傲慢、以自我为中心等）、极端的定规（漠不关心或者控制欲极强）以及缺乏尽责性（不负责任、好斗、傲慢、以自我为中心，并且似乎不愿承担责任）。如前所述，单独看这些因素并不能表示个体是反社会人格者，但它们确实是危险信号。那么还有其他提示性的因素吗？

通常来说，反社会人格者都是自我中心主义者，他们很自负，坚信自己享有特权，这经常使他们在人际交往中表现得很自私。他们自视颇高，坚持认为他人尊重自己是因为自己“值得”被尊重。尽管他们会经常告诉别人自己多么有雄心，甚至会编造一个（假的）凄惨的故事，讲述自己如何在一个穷苦、弱势，甚至是充满虐待的家庭中艰难成长。但是，他们不会如常人那样面对工作时真的勤奋努力，当被要求有恰当的表现时，他们总是掉链子（比如不完成分配给他们的工作，或是不遵守承诺）。对于自己的任何违规行为，即使是最残忍和最具伤害性的，他们也很少甚至不会表现出内疚或是自责。

反社会人格者各不相同。有些反社会人格者比其他患者表现出更高的侵略性或反复无常，他们需要及时满足，会利用短期掠夺性策略来得到想要的东西；较低侵略性的反社会人格者在追求满足感时则显得不那么具有进攻性，而是选择守株待兔。这种差异很可能是由生理因素导致的，但其成因机制目前尚不清楚。有些反社会人格者（可能由于智力较差）追求最基本的本能需求，比如食物和性；另一些则追求更高层次的满足，比如权力、控制权以及声誉。有些人更聪明或更敏感，能够得心应手地操纵他人，他们往往会利用自身的魅力或语言技巧来让他人臣服；另一些人则更加直接，他们先是尝试用笨拙的方法来行骗，当“魅力”不起作用时，便会转而采用谩骂的方式。这些人本质上都具有侵略性，只是后者表现为暴力、报复和无情，前者则表现得比较温和，能够有效地控制内在驱力，因此能采用建议、恐吓、“被动攻击”[1]来获取所需。

骗子、欺凌者与木偶大师

当我们分析了来自读者、项目参与者以及其他合作伙伴等各方的趣闻和故事，然后把它们加入我们自己的研究中后，我们发

[1] passive aggression，是一种攻击的表现形式。个体采用消极、恶劣、隐蔽的方式发泄自己的不满情绪，以此来“攻击”令他不满意的人或事，例如消极怠工、故意作对、闷闷不乐等。——译者注

现企业中有三类反社会人格者，恰好与我们已知的反社会人格的亚型相符合。

第一类可以称为“企业骗子”，他们善于利用他人追求名利、财富、权力以及控制权。他们狡诈、自负、肤浅、有控制欲并且善于说谎；他们不关心自己的行为所造成的后果，也很少考虑未来会怎样；他们承诺完成目标，帮助别人，却从不兑现；被指责时，他们不会从自身找原因，而是一味将问题归罪于他人；他们对无法提供好处的人粗鲁冷漠，自觉高人一等、享有特权；他们从不考虑对他人或组织造成的伤害，在互动中看上去缺乏人类的情感，尤其是缺乏共情的能力；由于缺乏悔恨或者内疚的情绪体验，他们几乎从不会对所做的事情感到抱歉。

然而，令人惊讶的是，尽管劣迹斑斑，企业骗子却可以依仗强大的个人魅力和善于编造可信故事的能力影响他人。他们善于审时度势、察言观色，然后调整策略，以达到控制周围人的最佳效果。他们能根据情景需要，随时展现个人魅力，并且收放自如。他们有着像变色龙一样的能力，可以轻松隐藏起自己的黑暗面并快速与他人建立起相互信任的关系，然后在需要的时候有效利用或背叛这些人。操纵者看起来更像是在体验游戏中的快感——捉弄他人，进入他人的思维，使他人为其卖命。这种能够在心理战中大获全胜的能力让他们获得了巨大的个人满足感。

他们有时会表现出雄心勃勃的样子——这是他们展示出来的一种特质，但其实他们并没有长期奋斗的终极目标，他们完全依靠本能随时抓住自己感兴趣的机会，然后编出动听的故事，讲述给他人。当有一件更令人兴奋的事情出现时，比如一个新的工作或者一个新的兴趣点，他们会迅速投入其中，这种行为方式在旁人看来有点好斗和不负责任。他们有时会斥责合作者，突然爆发愤怒的情绪，之后又很快冷静下来（好像什么都没发生过一样）。出于利益需要，他们也可以控制自己愤怒的情绪——把报复的情绪先藏起来，再找机会“算账”。

第二类企业反社会人格者更富攻击性，被称作企业中的“欺凌者”。不像企业骗子那般精明圆滑又富有魅力，他们主要通过胁迫、虐待、侮辱、骚扰、侵略以及恐吓来使事情按照他们希望的方式发展下去。他们通常浑身是刺，到处找碴儿，几乎对所有人都是冷酷的，无端挑起冲突，发生问题时一味指责他人，不公正地攻击他人（无论在公共场合还是私底下）。他们经常无视他人的权利和感受，并且经常违反传统意义上恰当的社会行为规范。如果事情没有如其所愿地发展，他们就会产生报复心理，在心里怨恨很长一段时间，寻找任何机会来“扳回一城”。他们经常选择处于弱势的目标并无情地攻击对方。

欺凌者对任何挑衅或他们觉察到的侮辱和轻视都反应激烈。他们的欺压行为到底是给他们的内心带来快乐，还是仅仅作为获取他们想要的东西的最有效途径，我们目前尚不清楚。然而，与企业骗子相似，欺凌者缺乏悔恨、内疚以及共情的能力；他们对自己的行为缺乏内省；即使为了自己的利益，他们也不愿或不能够约束自己的行为；他们无法理解自己的行为也会伤害自己（更别提对受害者的伤害）。这些欺凌型反社会人格者是非常危险的。

当然，尽管欺凌者不怎么关心受害者，但并非所有欺凌者都是反社会人格者。根据心理和体形上的差别，欺凌者有很多类型。在很多情况下，“普通”的欺凌者有深层的心理问题，包括自卑、与他人沟通困难或沟通不足等。有些个体可能在小时候就明白体格、力量以及语言天赋是自己在社交中仅有的有效工具。其中有些人可能具有情境偏好，比如会在工作场所中表现得尤其残暴，但是在其他场合大多显得比较正常。欺凌型反社会人格者则是冷酷、记仇、有控制欲的人，在任何情境下，都不会同情或考虑受害者的权利与感受。

除了骗子和欺凌者，我们还看到过一些破坏性更强的反社会人格者，他们被称为企业中的“木偶大师”。他们是上述两种类型反社会人格者的组合升级版。他们能熟练地远程操纵他人（如同木偶大师在幕后操纵提线木偶一般），通过直接操控，对组织中地位较低者实施辱虐和欺凌。本质上，他们同时使用了两种策略——操纵和欺凌。任何不服从的迹象（通常是反社会人格者偏执地认为他人不服从）会让他们发狂，甚至攻击自己的直接支持者。对于木偶大师，中间人（“木偶”）和最终的受害者都可以被牺牲，因为他根本没有把这些人当成真正的人。我们认为企业中的木偶大师是非常危险的经典型反社会人格者的例子。详见补充资料 8-1。

我们的研究显示，操纵型反社会人格者由于善于编织各种谎言，在他人面前展示出诚实、道德、有天赋、有经验的将相良才的形象，因而在商业、政治及其他行业里都如鱼得水。欺凌型反社会人格者身处管理层后，会与竞争对手和下属保持较远的距离，这个距离恰好给了他们足够的空间以权谋私，获取自己想要的东西。而高层的管理者并不参与具体的日常工作，即使他们听到一些关于某人欺凌行为的传言，也可能会以为这是个人强硬的管理风格或是他人出于嫉妒和敌意故意散布谣言，不会太当回事。一旦欺凌型反社会人格者巩固了自己的声誉，并成了业务运营成功的主要贡献者，他们就会完全不受批评的影响，或者只会偶尔受到“象征性的惩罚”。木偶大师在很大程度上不受组织纪律的束缚，因为他们通过操纵一批员工，实现了对旨在保护整个组织和员工的系统、程序和流程的控制。

我们在一项研究中用PCL-R评估了203名“很有潜力的”高层管理人员（研究具体数据见第9章），结果发现大约3.9%的人符合反社会人格者的描述。这个比例初看不高，但比在普通人群中的调查结果（1%）高了近3倍。我们相信企业一定不希望在雇员名单上出现3.9%的反社会人格者，尤其是这些人还非常有可能成为未来的领导者。我们发现，这部分人具有欺骗性和操纵性的反社会人格特征：肤浅、浮夸、狡诈和浮躁，对自己的行为不负责任，缺乏目标、悔恨以及共情能力。在这些人中，有2%也展现出了欺凌型反社会人格的特性。根据我们从其他研究者和读者那里了解到的情况，这个比例似乎是合理的。

不同类型的反社会人格者

有趣的是，上述观察研究和近期的实证研究结果均显示，根据人格特质或特点，我们可以将反社会人格者和罪犯分为不同类型。这不单纯是一个统计上的结果，而是提示了一种可以鉴别个体是否具有反社会人格特质的方法。此前，大多数研究采用变量导向的方法，着眼于变量间的相关性和关联性。本节所要介绍的个体导向的方法能够帮助我们识别出不同行为模式和人格特质的个体，并进一步预测具有特定模式的个体会有哪些行为。在下一章，我们将结合本研究与巴比亚克、诺伊曼（Neumann）和黑尔[2]的企业反社会人格者研究，做进一步探讨。

根据反社会人格的四因子模型，我们可以用各因子分数来表征个体的人物画像，然后通过统计程序（潜在剖面分析），根据因子分的数值大小对人物画像进行聚类，产生人物画像亚型。莫克若思（Mokros）及其同事[3]对PCL-R得分大于或等于30分的罪犯的个人资料进行分析，发现了两种人物画像亚型或称行为模式，见图8-1。

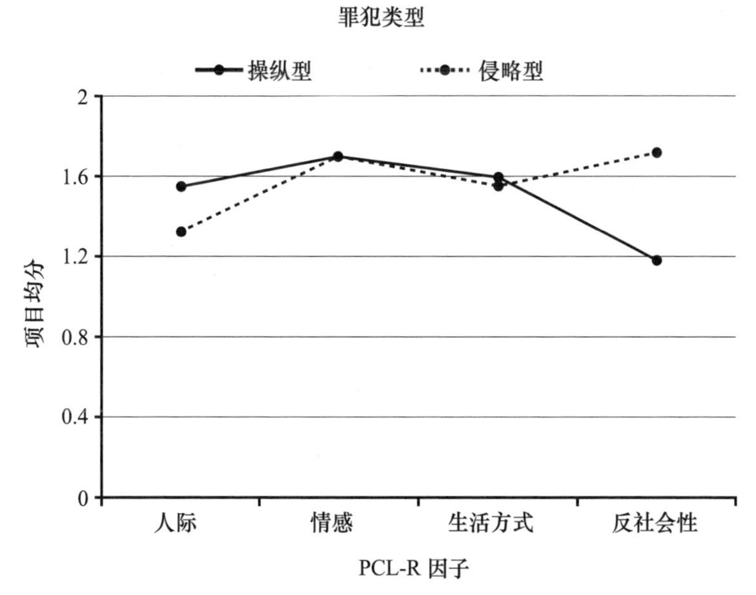

图8-1　PCL-R得分大于或等于30分的罪犯的因子分析

- 经典型（或称侵略型）在反社会人格的每个维度（人际、情感、生活方式和反社会性）上都得分较高。这个亚型实质上展示出了反社会人格者定义中的所有特征。
- 操纵型在除反社会性之外的其他维度上得分较高。他们很迷人、具有操纵性和欺骗性，但相比其他亚型，表现出较少的侵略性和反社会性行为。他们说的多，做的少。

我们认为这两类群体是反社会人格者的两个不同类型。研究表明，部分高管的人物画像与这两种亚型相符，我们会在第 9 章进行详细描述。

如何区分反社会人格和领导特质

心理学家和精神病医生的早期研究表明，大多数反社会人格者由于行为功能严重失调，所以不能在组织中长期工作，他们可能更适合自主创业或换到其他领域工作。但是根据我们的研究以及他人的研究，一些组织正在积极地寻找和招聘那些有着适量反社会人格特质的人。一些高层管理者告诉我们："你们描述的许多（反社会人格的）特质正是我们公司推崇的素质。为什么公司不能去招聘这种反社会人格者来填补某些职位呢？"一个恰当而科学的解答是，我们需要进一步的研究来确定反社会人格者的各种特质对不同类型工作的绩效有何影响（见第 10 章中运用"业务扫描"评估工具对此的详细探讨）。在某些类型的工作中（比如股票投资人、二手车销售员、雇佣兵等），拥有多一点反社会人格特质的确可以帮助个体取得漂亮的业绩，而在另一些类型的工作中（比如社会工作者、教师、护士以及牧师），这种人格特质并不受欢迎。在此类调查结果公布之前，我们可以负责任地说，那些相信"反社会人格者有益"的人显然还没有看清反社会人格者的本质，并且他们尚未与反社会人格者共事过。

对于一个组织而言，一个未被发现的反社会人格者会对员工士气、生产效率以及团队合作造成极大的损害。反社会人格是一种综合症状，是由一组相关特质和行为共同组成的人格，你无法只选取其身上那些你需要的特质而不顾其他特质。不幸的是，在商界，一个反社会人格者身上“好”的特质往往会掩盖他的恶行。我们还发现，在有些场合中，一些个体需要通过伪装成“恶人”或模仿反社会人格者的特质和行为来适应环境。见补充资料 8-2。

一个非常有天赋的企业反社会人格者能够轻松地展现出那些高层管理者苦苦寻觅的领导力和管理能力，从而一路顺利地通过面试，获得晋升并加入继任计划。反社会人格者进行一场迷人、有风度且气势十足的演讲，就可能被高层误以为这是他有自信心和魅力型领导的表现。此外，由于领导魅力是有效领导的重要因素，因此当一个候选人显示出这种魅力时，它便能够引发“光环”效应。面试者和决策者会倾向于把某个“耀眼”的特质延伸到个人的整体素质，将对方“理想化”，即使此人的某个背景信息模糊或缺失，关键的评估信息尚不完整。如前所述，即使是经验丰富的研究者，明知自己面对的是一个反社会人格者，也经常被其糊弄，相信了事情的表面现象。

影响事件和决策、说服同事和下属来支持你的观点，是关键的核心管理能力，不是每个人都具备这些能力。组织会持续地寻找有这些能力的人，并持续地投入资金来培训、指导并培养他们提高这些能力。天生具有影响力和说服力的人才可遇不可求。一旦发现了这样的人，决策者们一定不会错过。而反社会人格者，作为欺骗和操纵的大师——尤其是当他们戴上迷人的假面具时，会使他人确信他们有强大的说服力和领导能力。

愿景思维（visionary thinking）是一种能够概括描述组织前景的能力，是一种复杂的综合技能，即战略性思维，包括广阔的视野、综合多种观点的能力以及放眼未来的才能。反社会人格者虽然不擅长建立长期的战略目标并为之奋斗（他们更像是机会主义者)，但是他们却有能力编造一些令人信服的故事，依据他们所知甚少的情景和事件编织出栩栩如生的未来愿景。由于规划愿景对于一般人来说是比较困难的，这就难怪反社会人格者那些含糊却令人信服、不符合逻辑却貌似合理、漫无边际却令人着迷、引人入胜却充满谎言的论述听起来像是对组织愿景的出色见解。尤其在混乱时期，很少有人能够高瞻远瞩，大多数人都等待着领导来消除他们内心的不稳定感，反社会人格者乘虚而入，他们口若悬河、巧舌如簧，简直像企业的救世主。

反观历史，我们也能发现一些经典的案例。领导者们凭借高超的领导技能，在危难时刻脱颖而出，拯救了整个团队。我们需要知道，正如领导者一样，反社会人格者也是激进的冒险家，经常将他们自己和其他人（在商业案例中，是全公司的员工）置于绝境。我们经常很难去定量分析或区分冒险与蛮勇之间的差异，前者非常接近于在危急时刻我们期望领导者身上具有的特质。但究竟冒多少风险是适当的呢？多少风险能够帮助我们在商战中完成目标，转败为胜呢？反社会人格者的另一个特征是好斗，它强化了冒险性的行为，表现为个体在未经慎重考虑和充分准备的前提下就采取了冒险行为。追求刺激（thrill-seeking）也是类似好斗的特征，个体冒着很大的风险去做一件事情却仅仅是为了看看会发生什么。极端好斗和追求刺激的具体表现容易被误认为是诸如“精力充沛”“行动导向”“充满勇气”和“一心多用”等重要的领导特质。

反社会人格者情感上的贫乏——他们没有感受普通人类情感的能力，缺乏良心，反而会被误解成其他三种高层管理者必备的能力，即做出困难决定的能力、控制自己情绪的能力和临危不乱的能力。做出困难的决定是管理者几乎每天都要完成的任务之一。无论是从两个市场营销计划中选出一个，还是提出诉讼或解决一个案件，抑或是关闭一个制造工厂，所有重大决策都或多或少掺杂着情感成分。多数高层管理者不得不经常屏蔽自己对某一事件的情感反应，以此来提高办事效率。他们是有情感的，但由于工作的限制，他们不能把自己的情感与除家人和密友之外的其他人分享。尤其在商业环境或公司状况出现动荡时，他们更加需要沉着冷静。显然，在世贸中心遇袭后的很长一段时间里，时任纽约市市长的鲁道夫·朱利安尼（Rudolph Giuliani）以及当时的美国总统乔治·W. 布什（George W. Bush）也是这么做的。他们肩负着保障整座城市乃至整个国家井然有序的责任，冷静地分析和处理整个事件带来的各项问题。

除了性格和智力因素外，在面对前所未有的情形时，优秀的领导还需要凭借经验和智慧带领团队突破困境。2009 年 1 月 15 日，一架大型客机在从纽约拉瓜迪亚机场起飞后遇到一群加拿大黑雁，导致引擎熄火，飞机动力全失。机长切斯利·萨伦伯格（Chesley Sullenberger）当机立断，采用滑翔的方式飞过纽约大半个市区，最终在纽约市的哈德逊河成功迫降。迫降后，他亲自指导人员疏散，机上 155 人全数生还，该事件也被称为“哈德逊河上的奇迹”（the Miracle on the Hudson）。机长拒绝了空中交通管制中心的建议（返航拉瓜迪亚机场），而选择迫降在市中心的河面上，这一行为前所未有。事后调查分析证明，他的决定是正确的。

我们经常会将反社会人格性的行为与真正的领导才能的表现混淆，尤其当这些行为披上了“领导力”的羊皮时。当一个人的人格面具非常贴合商业预期时，反社会人格者构建的“我就是一个理想领导者”的谎言简直可谓天衣无缝。区分两者需要凭借详细完整并且正中靶心的追踪记录。

讨论问题

- 你是否在企业骗子、欺凌者或是木偶大师手下工作过？
- 他们是不是高效的领导者？
- 回忆一个你认为最佳的领导，你喜欢他或她的哪些特质？

补充资料8-1

木偶大师

一名罪犯在描述自己谋杀了他朋友的父亲并企图谋杀他朋友的母亲和妹妹的罪行时，说了以下这番话：

> “我的一个朋友进来，我们开始谈话，想了解彼此。我试图更深入地去了解他。他告诉我越多关于他自己的信息，我就有越多的资本。我了解他越多，我就越能知道他的敏感点有哪些。然后，我开始去触发这些敏感点。他童年时留有许多未解决的问题，我试着直捣问题的根本，让他对他的家庭感到愤怒、充满敌意。我说，‘他们有钱，你为什么不拿一些？我来帮你花，因为我是你的朋友’。我们在一起，事态逐步升级，我鼓励他将事情搞大。我并不清楚是否真的相信自己有那种能力，但我不在乎。于是我的一个计划开始形成，而我只需要持续地煽风点火。我蛊惑越多，回报就越多。加上在这个过程中感觉到的控制感和权力感，我觉得自己就像操纵提线木偶的大师。”

起初的两次谋杀未遂，但第三次成功了。罪犯冷眼看着那个被他操纵的安静内向的施暴者用棒球棍打死了母亲，然后他们将房子付之一炬。因其行为，他被判 25 年有期徒刑，其间可申请假释。他在监狱里结婚，有一个女儿。在黑尔博士的电视纪录片中，他用一些奇怪的方式解释了自己的行为，其中包括责怪父亲对他的虐待。在访谈结束时，访问者问他："如果你能够回到过去改变事情，你将从哪里开始？"罪犯回答说："我经常思考是否可以回去，但我知道人终将失去一切……，我不想详述它的负面影响。我想重新融入社会，为自己和家人谋生。做个好丈夫、好父亲，做我母亲的好儿子。这就是我向往的生活。"他现在已获假释，距离刑满还有 10 年。

补充资料8-2

模仿反社会人格者的生活风格

许多反社会人格者的病态态度和行为体现在他们日常生活的各个方面。还有些功利的投机分子，虽然并非反社会人格者，却采取或者模仿反社会人格者的风格以适应新的环境（赞赏反社会行为的环境），在企业或专业领域中表现出众，最终获得成功。这种行为常见于战争、恐怖组织和犯罪组织。这类团体或环境中，领导者通常会表现出强烈的反社会性，团队中的人通过模仿对自己的行为方式进行改造，改造成功的人则有可能成为领导身边阿谀奉承的红人，或者是狐假虎威的帮凶。在某些特殊情况下，例如战争中，个体不得不表现出某些反社会性，否则会被认为"不上道"，被他人疏远。电视连续剧《黑帆》（*Black Sails*，第 4 季第 3 集）的一个场景中，在 18 世纪早期巴哈马的拿骚，海盗和皇家海军争夺控制权，拿骚的军事指挥官告诉总督："此时此刻，我们不需要什么好人，我们需要黑暗的人来做黑暗的事情。"

当然，在模仿过程中，如果个体一开始就深得反社会人格的真传，他就非常容易保护自己并成为企业的掠夺者。许多书籍都在宣扬和支持"为了成功，不择手段"的厚黑哲学，鼓吹好斗、贪婪、逐权以及"成为第一"的重要性。有些专家提出"好的反社会人格"，还有些专家提出要唤醒我们内心的反社会人格来获取成功、名誉和财富。

这些均增加了鉴别反社会人格者和区分真假反社会人格者的难度。对某些职业（例如人力资源）的人来说，他们的工作职责是监控和评估假扮的反社会人格者，并能将这些人与真正的反社会人格者区分开，而这仅凭其在工作场所中的行为表现和相关评估者的"直觉"可远远不够，实施专业的评估至关重要。

Snakes In Suits

04
第四幕

戴夫的案例

冰释前嫌

弗兰克在办公楼旁停好车，向保安招了招手，拿起公文包，径直向员工餐厅走去。今天周二，是美味糕点日，他要去那里带杯咖啡并拿些好吃的。出差归来他总是喜欢早一些到办公室，这样可以尽早处理完桌上堆积的工作。去办公室的路上他向几位同事打了招呼，进了办公室后，他打开灯，先环顾了一下四周，除了门边的废纸篓被保洁主管玛丽莎清理过并放到了桌子后面原来的位置外，办公室看起来和他周五离开的时候一模一样。

“嗯——”，他咕哝着走向书柜，放下公文包，打开。当他转过身要把咖啡杯放到桌上的杯托中时，他看到一堆文件上放着一个明黄色的盒子，里面有个U盘。

“我听说会议非常成功。”戴夫出现在办公室门口，对他说道。

“是的，非常顺利，他们很喜欢汇报的材料。”弗兰克说着拿起了U盘。

“好险啊！不是吗？”戴夫笑着说。

“戴夫，进来，我们谈谈。”弗兰克决心要跟戴夫把话讲清楚，他要弄明白上周末到底发生了什么。戴夫在办公桌前坐下来，跷起二郎腿。弗兰克手里拿着U盘，继续说道："戴夫，上周日发生了什么事？在看了你给我的材料后我试图联系你，我当时——"

"我那天早上不在家，"戴夫打断他，"我收到你信息后就意识到肯定发生了可怕的事情。我冲到办公室，想着但愿这只是个小错误——也许你在出去的时候把它弄掉了。后来我在那儿发现了它。"戴夫略转了下身体，指着地毯中间说道，"所以我立刻明白发生了什么，我知道你已经登机了，所以我把邮件同时发给了你和约翰，以防你没带电脑。"

戴夫停顿了下，弗兰克把那个黄色的U盘翻过来看了看，问："这就是你为我准备的汇报材料？"

"是的，弗兰克，为什么要这么问？难道我发给你的文件不对吗？"戴夫似乎很困惑地问道。

弗兰克转向他的公文包，拿出了戴夫周五给他的蓝色U盘。

"那这又是什么？"

"这是草稿盘。蓝色的是草稿盘，黄色的是最终版本。"戴夫像模像样地说。

"戴夫，文件夹里没有任何地方提到有最终版本，黄色或者其他信息！你为什么要给我草稿盘呢？在我……"

"弗兰克，两个U盘我都给你了，你离开时落下一个并不是我的错，我已经尽我所能来帮你了。我明白这是个错误，但是我没告诉约翰你掉了黄色U盘，我替你掩盖了这件事，事情顺利解决了，不是吗？"戴夫变得严肃地说道。

"戴夫——"弗兰克盯着他。

"弗兰克，我不知道你想表达什么，但我把草稿给你，也是因为我知道你是个注重细节的人，喜欢核查所有人的工作。我想着你可能也想看看背景资料。”

“但你的草稿完全摘自一本杂志！”弗兰克提高了嗓音，并加重了语气。

“我知道！”戴夫无视他语调的变化，“你不记得当时你把一篇很好的文章当作优秀汇报材料的范例告诉我吗？我扫描了这篇文章，把它当作这次向董事会做汇报的样板。我以为这就是你想要的，难道不是吗？”

弗兰克有些困惑，戴夫说得挺有道理。是的，他的确赞扬了那篇描写竞争对手故事的文章，并拿给戴夫看了。

“那数字和图表呢？”

“在我拿到数据前，这些只是占位符。最终版本格式没变，但我把数字、图表和图片替换成我们的了！”戴夫停顿了下，表情严肃，“我没做什么不光彩的事儿，弗兰克！而且我对你现在的暗示感到非常不舒服。”

“我没那个意思，戴夫，我只是想弄明白发生了什么事。”

“你看，你自己也说了，你在出去的时候落下了这份文件，这是个小错误，没必要太过较真。我本来还指望着你会因为我补救了错误，并且做了很棒的报告而夸奖我呢。但是……”

“报告很成功，戴夫。你做得很棒，谢谢！我是认真的，汇报材料给每个人都留下了深刻的印象。”

“我很感激你能这么说，谢谢你，弗兰克。我们可以开始实施这个项目了吗？”

“当然，开足马力，全速前进！”弗兰克笑着补充道，“你先想一下项目组需要哪些人，我们明早来讨论时间安排。”

“遵命，老板！”戴夫大笑着敬了个礼。弗兰克伸出手与戴夫坚定地握别。随后戴夫离开了办公室。

弗兰克忙了一整天，直到晚上七点半给妻子打了个电话，说他在回家的路上。有时候他为自己经常在工作时间之外加班感到愧疚，觉得想要弥补，但妻子知道他喜欢这种令人兴奋的享受工作到夜晚的感觉。

他挂了电话后，清洁工彼得走到了门口。“抱歉，弗兰克先生。”他说着退到了走廊。

“没关系，彼得，我就要走了，你可以进来了。”弗兰克整理好公文包，拿起办公室门后的外套，向彼得挥了挥手。他停下来想了一下问道，“玛丽莎今晚在吗？”

“是的，她在大堂左侧。”

“谢谢你，祝你有个愉快的夜晚！”

讨论问题

- 戴夫说的是实话吗？
- 戴夫是如何化解弗兰克的怒气的？他说了哪些话使弗兰克对自己之前的想法进行反思？
- 谁撰写了最终版的报告？

Snakes In Suits

第9章

一项独特的企业反社会人格者的实证研究[1]

“不是所有的反社会人格者都待在监狱里，有些人待在会议室。”

上面这句话摘自黑尔2002年在加拿大纽芬兰与拉布拉多省圣约翰市举行的加拿大警察协会会议上演讲提问环节的口头回答。提问者是一名记者，他在为报纸撰写的文章中引用了黑尔博士的这句话，立即在国际媒体上引发了不小的动静。媒体报道纷纷引用这篇文章，认为黑尔博士的这段话在某种程度上揭露了企业中反社会人格的真相。媒体的态度折射出大众的普遍观点，认为反社会人格等同于暴力和犯罪，而这类谋杀和伤人事件的肇事者通常被归为“精神病患者”或“反社会者”。媒体头条新闻和热播的犯罪类电视节目是大众接触到反社会人格概念的为数不多的渠道，这也导致了更多的误解。大多数人心目中的反社会人格者是娱乐综艺节目中刻意塑造出来的不受社会习俗约束的“英雄”。然而，大多数人如果真正经历或者看到电视、电影中描绘的冷酷行为，他们会陷入恐慌。专业的商务人士也是如此，他们很难将对反社会人格的描述与日常交往的同事联系起来。

不幸的是，对企业中反社会人格的实证研究并不多见。大多数研究（包括本书作者的部分研究）依赖于自我报告的人格问卷和各类暗黑人格量表的使用。此处的暗黑人格指前文中提到的“黑暗三煞”（反社会人格、自恋、马基雅维利主义）和施虐，即黑暗四重奏。这类研究存在一定缺陷。一方面，在公司的情境中使用自评量表会让被测者倾向于展现自己好的一面，这尤其适合那些天生擅长操纵和欺骗的人。另一方面，许多研究并没有调查实际工作场所中的人，而是调研了大学生群体，或者使用亚马逊机器人来招募研究对象。此外，大部分研究都是在类似实验室的环境中进行的，使用模拟商业情景任务代替真实的工作场景。我们很难知道这类研究设计的“仿真”效果如何，也很难知道研究者对研究结果的解释在多大程度上能够揭示反社会人格者在现实商业世界中的行为表现。这些研究的结果被许多媒体报道，哗众取宠地推广开了。

这并不是说自评量表在公众和企业界的人格研究中没有用处。自评量表在某种程度上揭示了不同情境下个体的人格与行为之间的普遍规律，为发展与特定情境相关的理论（例如企业不良行为的类型和模式）提供了基础，并且易于进行大规模的研究。

就企业组织本身而言，由于担心违反隐私保护的法律或被起诉侵犯隐私，除非特殊情况（雇用事关公共安全的重要工作人员，如警察、消防员、核电站操作员等），组织在招聘中通常不愿意采用临床精神病理学的量表进行员工筛选。[2]因此，这一领域的反社会人格研究阻碍重重，我们对反社会人格者与其在公司中的职位、业绩等之间的关联知之甚少。

反社会人格者无论在组织中的表现如何，多少都会反映出一些基本的反社会特征。[3]巧舌如簧和决策时的果断无情可能是冷漠、雄辩和操纵性的表现，而糟糕的决策和表现则与冲动、不负责任和难以控制自己的行为相关。此外，在一些企业环境中，某些反社会人格的特质有助于个体表现出众、脱颖而出，跻身高管，但究其本质，大多只是金玉其外，败絮其中罢了。

更严重的问题是，我们对反社会人格的了解大多来自以罪犯和司法鉴定中的精神病患者为被试人群的临床和实证研究（这些人群中反社会人格者的基线比例较高，测量的信度较高）。此外，在大多数关于企业人格的研究中，评估求职者和晋升候选人时使用的自评量表有效性非常有限，行事老到的反社会人格者很容易伪装答案。

直到最近，我们还未见到有关企业反社会人格及其影响的小样本研究、逸事甚至是某种推测。很大一部分原因是愿意积极配合研究的商业组织很少。与此同时，公众和媒体却对这类渎职欺诈、自私冷漠的人表现出极大的兴趣。这类人利用自己的职权和影响力，骗取客户、投资者、朋友和家人的信任，对他人和社会经济均造成了巨大的伤害，却往往能够成功躲避监管机构。

面对大规模的庞氏骗局、盗用公款、内幕交易、贷款欺诈以及网络欺诈等冷漠无情的破坏社会秩序的行为，人们不可避免地会用反社会人格来解释这些行为。然而目前缺乏实证数据证明反社会人格在欺诈、腐败、渎职和其他严重侵犯公共信任的行为中起到作用。我们在期待这方面更多研究的同时，也需要关注一个与此相关的同样重要的问题——反社会人格者在企业界的比例，他们在企业中惯用的策略以及他们对企业造成的影响。这类调查将为研究企业反社会人格提供有价值的线索，并为实施和评估对他人的生活造成巨大经济和情感损失的大型恶性犯罪的研究建立实证基础。对重案要案的调查研究最近受到了大量媒体和监管机构的关注，但我们也应该关注全球范围内在许多企业和小型公司中更常见的内部欺诈和腐败。我们对这些人知之甚少，不知道他们如何避免被起诉、解雇或受到严厉谴责，甚至有时组织会帮助这些员工将问题隐瞒在组织内部。详见补充资料 9-1。

一项使用PCL-R的企业实证研究

在上一章，我们简要提到了一项影响深远的研究，而在本章，我们将向感兴趣的读者介绍这项研究的详细内容并对研究结果展开深入分析。这项研究是在一系列不寻常的情况下进行的。本书的资深作者保罗·巴比亚克博士在几年间对 7 家美国公司的 203 名被选中参加管理发展项目的企业高级员工（77.8% 为男性；22.2% 为女性）进行了 PCL-R 评估（见表 2-1）。他对这些员工进行了面对面访谈、对他们在社会和工作团队中的互动进行观察，并且访谈了参与者的主管、同事和下属，结合详尽的现场笔记，他为每名参与者撰写了一份 PCL-R 评估报告。接着，他和本书的第二作者罗伯特·黑尔博士一起复核了部分分数，删除了两个不适用于本研究的条目（假释撤销和犯罪多样性，因为它们多集中在罪犯群体），根据 PCL-R 使用手册中描述的标准程序，将得到余下 18 个条目的得分转换为 PCL-R（20 个条目）的标准分。[4] 有了这些信息，我们就能确定样本中反社会人格特征的比例、分布和结构。重要的是，我们可以获得公司独立提供的关键绩效和管理发展指标，从而使我们能够确定反社会人格的特征与这些变量相关的程度和方式。关于如何避免将 PCL-R 作为商业领域研究的基础，见补充资料 9-2。

胜任力领域

各个公司评估员工胜任力的测评工具大同小异，虽然在某些项目的格式和措辞上有所不同，测评的变量却是相同的几个。经典的“领导力”测评会从六个通用的管理胜任力方面来评估个人的领导能力。

1. **沟通技巧：** 做演讲；撰写报告/信函；代表公司公开发言；培训他人。

2.**创意/创新：** 产生新的、不同的想法的能力（创意）和/或将其推向市场的能力（创新）。

3.**战略思维：** 纵观全局；远见卓识；制定长远目标。

4.**领导技能：** 做出决策；解决问题；解决没有方向的议题；诚实正直。

5.**管理风格：** 知人善用；解决人事问题；包容个体差异，包括多元化问题；授权；组建团队。

6.**团队合作：** 与团队中同事以及与跨领域团队相处的能力；协作；与团队共享信息和声誉；培养团队凝聚力；努力达成共识。

对于这六个评估变量，参与者得到的平均分数会分为高（能力优势）、中（需要改进）或低（需要通过培训或高管教练来改善的弱势领域）。我们分别将它们编码为 3、2 和 1。

多数大型组织使用正式的年度绩效评估，评估之后通常会给出培训和发展方面的建议。大多数公司的绩效评估都采用 5 分制，从 5 分（远超预期）到 1 分（远低于预期）。我们对六个管理胜任力项目加上绩效考核项目进行探索性因素分析，发现有两个明确的因素（复合因素）。

1.**魅力/表现风格。** 这个复合成分包括上文列出的前三种能力：沟通技巧、创意/创新和战略思维。

2.**责任/绩效。** 这个复合成分包括后三种能力（领导技能、管理风格、团队合作）以及绩效评估。

这项研究的主要目的是回答这样一个问题：反社会人格者在

这些复合因素上的得分分别是多少？即反社会人格在这两种能力上的表现如何？根据我们对反社会人格的了解，我们预测 PCL-R 得分高的人在魅力 / 表现风格上得分较高，而在责任 / 绩效方面得分较低。也就是我们俗称的中看不中用。

反社会人格分数

研究参与者的 PCL-R 得分为 0 ～ 34，组内平均值为 3.6。也就是说，这个样本的反社会人格水平很低。“然而，有 9 名参与者（4.4%）的分数为 25 分或更高，8 名参与者（3.9%）的分数为 30 分或更高（反社会人格通常的研究阈值），2 名参与者的得分为 33 分，1 名参与者的得分为 34 分。相比之下，监狱中男性罪犯的平均得分约为 22 分，其中约 15% 的人得分为 30 分或更高”（p.183）。[5] 有趣的是，巴比亚克及其同事注意到，“ PCL-R 得分为 25 分或更高的 9 名参与者中，有 2 名副总裁，2 名总监，2 名经理或主管，还有 1 人担任其他高级管理职务；也就是说，他们在组织中已经获得了相当高的职位和地位”（p.185）。统计分析表明，与 PCL-R 和 PCL:SV 相同，本研究的 PCL-R 评分也落在人际、情感、生活方式和反社会性四个因素（维度）上。

与社区样本比较

由于缺乏足够大的使用 PCL-R 的社区样本与公司样本进行比较，我们将本研究的 PCL-R 得分乘以 12/20（PCL:SV 有 12 个项目，PCL-R 有 20 个项目），将 PCL-R 得分转换为“PCL:SV 等效分数”。我们获得了一个旨在探索住院病人暴力倾向预测因子的大型社区研究项目中被试的 PCL:SV 得分分布，[6] 通过比较两个样本的 PCL:SV 得分，我们得到了反社会人格特征在社区人群和公司样本中的分布情况。

图 9-1 显示的两个分布非常相似，每个样本中的大多数人得分很低。社区样本的平均分为 2.7 分，而公司样本的平均分为 2.2 分，略低于社区样本。然而，社区样本中有 10 人（0.2%）和公司样本中有 6 人（3%）的 PCL:SV 等效分数为 18 分或更高（反社会人格的研究阈值）。有趣的是，公司样本中有 5.9%（社区样本中为 1.2%）的人 PCL:SV 分数大于或等于 13 分，研究者认为这些人存在“潜在”或“可能”的反社会人格行为。[7] 正如我们上面所指出的，得分如此之高的个体可能会给周围的人和公众带来许多严重的问题。

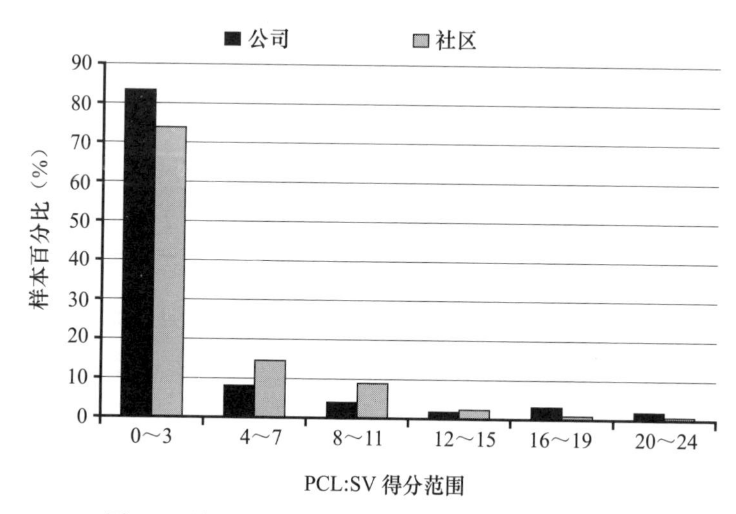

图 9-1 社区 PCL:SV 分数与公司 PCL:SV 等效分数

资料来源：Community from Neumann and Hare (2007). Corporate from Babiak et al. (2010).

言行不一

这一部分的标题本应为“公司中的反社会人格：言行不一”。

由于研究结果相当具有戏剧性，所以我们直接用了“言行不一”作为标题。

首先，来看魅力 / 表现风格这一复合因素中变量的评分。正如巴比亚克等人指出“随着 PCL-R 分数线的上升，员工的沟通技巧和创新能力略有增加”。[8]需要注意的是，在中等或高 PCL-R 阈值下，大部分员工的绩效评分位于“符合预期”和“超过预期”之间。与此形成鲜明对比的是，随着 PCL-R 阈值增加，参与者管理风格、团队合作、领导技能、绩效评估的评分有显著下降（如图 9-2 所示）。事实上，当 PCL-R 阈值从较低变高时，这些能力的评分会从“中”或“高”急剧下降为“低”。同样，被评估者的总体绩效评价会从“超过预期”（反社会性低）下降为“低于预期”或“远低于预期”（反社会性高）。

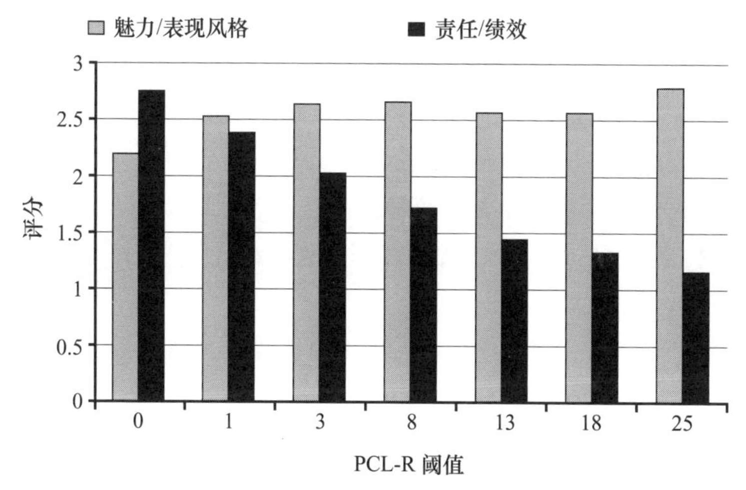

图 9-2　魅力 / 表现风格和责任 / 绩效的平均分数随 PCL-R 阈值变化的变化情况

资料来源：From Babiak et al. (2010).

回想一下，我们的样本中有 9 人的 PCL-R 得分在 25 分及以上。这组人属于反社会人格的范畴，他们在沟通方面的评分最高，在绩效方面的评分却最低。这能够解释他们如何保住自己的工作，甚至被选入管理储备岗和继任计划吗？回答是肯定的。

表面上看，反社会人格的高管拥有巨大的晋升空间，他们巧舌如簧，表现出众。然而，他们中很多人未能达到预期的职业发展，有些甚至很悲惨。在好几例个案中，个体的绩效和领导力评分都很低，足以被解雇或调职，两名这样的高管甚至受到了纪律处分，被留职察看。但本研究进行至今，他们还在公司中。毫不奇怪，这些高管已经对各自的公司提起了法律诉讼！

公司中的反社会人格亚型

在第 8 章中，我们描述了如何构建基于 PCL-R 维度得分的个人画像。在本研究中，我们也采用了相同的方法，对样本中的 203 名高管进行了个人画像。统计结果显示，部分公司高管的个人画像与罪犯的画像十分相似，尽管前者的人数很少（见图 9-1）。每个案例中都有两种反社会人格的亚型：操纵型和侵略型（见图 9-3）。正如预期的那样，这些亚型在公司样本中比在罪犯中少得多。

尽管如此，这些反社会人格者的绩效评分在样本中显得很突出。样本中有 91% 的人在四个反社会人格维度上的分都很低，而在绩效评分上，这部分人的评分是两种反社会人格亚型个体的两倍还多。这两种不同的企业反社会人格亚型者中包括副总裁和总监。侵略型反社会人格者在 PCL-R 的“难以控制自己的行为”和“早期行为问题”项目（见表 2-1）上得分较高。我们可以假设，相比其他人，他们更常参与严重损害他人和公司利益的行为，包括骚扰、欺凌和恐吓。我们还可以假设，操纵型反社会人格者存在严重的渎职行为，包括欺诈和挪用公款。不管是哪种情况，这些行为都给其他员工带来了巨大的痛苦、沮丧和绝望。然而，这些破坏力巨大的高管却设法在他们的组织中生存了下来，甚至发展得很好。

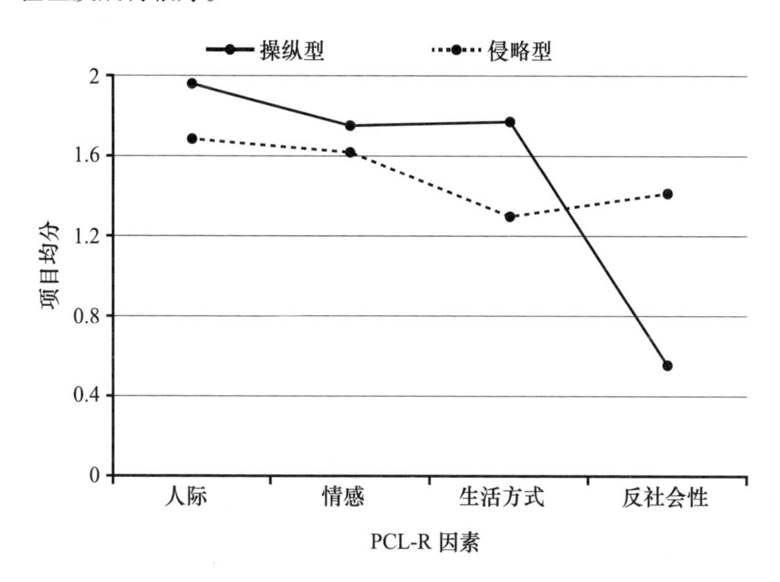

图 9-3　PCL-R 得分为 30 分及以上的高管的维度画像

这意味着什么

正如巴比亚克等人总结的那样（pp.181-190），[9] 也正如我们在本书前面所指出的，高潜力或“理想”领导者的人格形象通常模糊且难以定义，高管往往依赖“直觉”来判断这种复杂的属性。不幸的是，一旦决策者认为一个人有“未来领导者”的潜力，那么即使是糟糕的绩效和来自下属和同事的负面评价，似乎也无法再动摇他们的信念。归根结底，人们很容易把反社会人格的特质误认为是特定的领导特质。企业反社会人格者的“说”掩盖了他们实际的“做”。

这项研究验证了我们在前几章中提到的观察结果。由于研究结果对于理解真正的反社会人格者如何能轻易地操纵组织具有重要意义，我们要再次进行总结。

- 他们的魅力和冠冕堂皇被误认为是自信或有魅力的领导风格的表现，从而掩盖了他们实际表现不佳的事实；同样，他们良好的表达、沟通和印象管理技巧也加深了别人的这种误解。
- 反社会人格者操纵他人的能力可以看起来像是有良好的影响力和说服能力，是有效领导的标志。
- 缺乏现实生活目标。虽然这是一个明显的负面特征，往往会导致反社会人格者的个人发展停滞徘徊，但当反社会人格者用适当的商业语言包装自己时，可能会被误解为有战略思维或“远见”，是一种罕见的、有高价值的管理天赋。
- 即使是那些反映出严重的感受缺乏或情感匮乏（缺乏悔恨、内疚、同理心）的特质，也可以被企业反社会人格者伪装成“强硬”或“坚强”（做出艰难、不受欢迎的决定）或“在盛怒下保持冷静”（在不愉快的情况下不表现出情绪），这种特质反而对他们有利。
- PCL-R维度得分高的高管对其组织和员工均有特别严重的伤害。

关于媒体如何误传和曲解本项研究，详见补充资料 9-3。

讨论问题

- 你是否曾为或曾与一位表现出上述企业反社会人格特征的高管共事过？
- 他们成功了吗？还是最终被发现并被撤职？

补充资料9-1

经济和公司欺诈

普华永道在 2018 年《全球经济犯罪和诈骗调查》（*Global Economic Crime and Fraud Survey*）[10] 中提到：在 123 个国家的 7200 个组织中，有 49% 是经济犯罪的受害者，这个数字高于 2016 年的 36%。最常见的欺诈行为是资产挪用、消费者诈骗和网络犯罪。内部“欺诈者”的犯罪率高达 52%（高于 2016 年的 46%），其中 24% 的主犯是组织中的高层管理人员，因其掌握公司的风控和内部管理程序而实施了欺诈。普华永道指出，实施欺诈的时机是内部经济犯罪的一个关键因素。目前反社会人格者在经济犯罪中的参与程度尚不清楚，但很可能是其中重要的成员。业务扫描技术为解决这个问题提供了一个突破口。

40% 的欺诈行为来自外部，而其中 2/3 是“该组织的友敌——代理、供应商、共享服务提供商和客户”（p.9）。普华永道为预防组织犯罪提供了详细的方案，其在 2003 年全球调查中提出的建议直至今天仍是有效的，其中之一就是企业应密切关注有以下行为的高层管理人员：

- 从事缺乏诚信的活动
- 倾向于从事投机活动或接受异常高的商业风险
- 对遵守监管或法律义务态度不佳
- 回避、不合作或辱虐审计团队
- 缺乏可靠的工作记录

补充资料9-2

企业反社会人格者的误测

鲍迪（Boddy）及其同事[11,12]在一系列文章中介绍了一个识别企业反社会人格的新工具，并详细描述了在企业中使用该工具的经验。鲍迪等人（p.134）[13]说，“一个管理研究工具，反社会人格测量－管理研究版本（Psychopathy Measure-Management Research version，PM-MRV）……现在已经问世了。它基于世界上最常用的识别反社会人格者的心理测量工具（PCL-R），从同事/同伴的报告中获取原始数据。该工具可用于识别企业管理层中是否存在反社会人格者”。

该管理研究工具的基础是一个发表在《快公司》（*Fast Company*）杂志[14]上的小测试“你的老板是反社会人格者吗”。这个测试仅列出了PCL-R量表中人际和情感维度（因素1）的8个题目的标题。多伊奇曼（Deutschman，p.48）指出，黑尔的PCL-R评估了20个人格特征，其中8个特征子集（即因素1）测量了黑尔所称的“企业反社会人格者”。这句话的后半部分是不正确的。仅凭因素1或因素2之一都不能定义反社会人格者。在讨论中，鲍迪承认他从未见过PCL-R工具的完整临床版本，他只知道PCL-R在深入访谈的基础上界定了20种行为模式［摘自克劳迪亚·罗伊（Claudia Roy）与黑尔的个人访谈，Multi-Health Systems，2010年10月7日］。

鲍迪使用的测量程序大大偏离了心理测量和测试开发的专业标准。此外，PM-MRV不仅错误地描述了反社会人格的结构，也未能将反社会人格与其他暗黑人格（马基雅维利主义、自恋和反社会人格，见补充资料2-3）区分开来。[15,16]“区分反社会人格、自恋、马基雅维利主义和其他暗黑人格，对于推进有关企业危害的研究至关重要。PM-MRV可能只评估了这些暗黑人格的共同特征（因素1的特征），而没有提供每种暗黑人格的特征性的信息（包括本质、使用的策略以及在公司中实施不良行为的倾向等）。作为一种研究工具，PM-MRV并不是针对反社会人格的，并且对在商业界中运用PCL-R识别反社会人格起了误导作用。更危险的是，高管或人力资源专员将使用它来评估员工以做出相应的决策”（p.585）。[17]

补充资料9-3

华尔街的“10%”

上文中提到过，巴比亚克等人撰写的关于企业中反社会人格的文章[18]引起了媒体的争相报道。然而，许多报纸文章、博客和网络帖子都变相渲染了雪瑞·戴可维尼（Sherree DeCovny）在《CFA协会杂志》（*CFA Institute Magazine*）（March/April 2012，Volume 23，Issue 2）上的一个错误陈述。

在标题为《隔壁的反社会人格金融工作者》（The Financial

Psychopath Next Door）的文章中，戴可维尼写道："加拿大犯罪心理学家罗伯特·黑尔的研究表明，反社会人格者在普通人群中大约占 1%，但在金融服务业中占到了 10%。"（p.34）

之后，亚历山大·艾克勒（Alexander Eichler）2012 年 5 月 19 日在《赫芬顿邮报》（*The Huffington Post*）上发表了一篇名为《研究者表示，华尔街每十名员工中就有一名是反社会人格者》（One Out Of Every Ten Wall Street Employees Is a Psychopath, Say Researchers）的文章，文中引用了戴可维尼的这段话。

无论戴可维尼还是艾克勒，都没有联系我（黑尔）以确认这个数据是否正确。第一个来向我证实的人是约翰·格罗霍尔（John Grohol）博士，他在邮件中写道："我在 PsycINFO㊀中搜索支持了这个论断的研究，找到了你们 2010 年发表的'企业反社会人格'的研究。在这项研究中，如果加上'潜在'或'可能'的反社会人格者，则可以达到所研究人群的 8.9%，但是这项研究并未专门针对金融服务业人群。"[19]

格罗霍尔博士贴出了我的回复，以及他对那些不愿核实信息的记者的看法。然而，并非每个人都阅读了格罗霍尔的网页或我的评论。

在 2012 年 5 月 13 日《纽约时报》的一篇题为《资本家和反社会人格者》（Capitalists and Other Psychopaths）的报道中，威廉·德雷谢维奇（William Deresiewicz）写道："在这个国家中，有一个持续的关于富人的争论，即他们是谁，他们在社会中扮演了怎样的角色？他们是好人还是坏人？下面这段信息可能有助于你找到答案。一项最新的研究发现，在华尔街工作的人中有 10%

㊀ 一个全球通用的行为和社会科学研究的摘要数据库。——译者注

是临床诊断的反社会人格者，他们对他人缺乏兴趣和同情，却具有‘无人匹敌的说谎、欺骗和操纵的能力’（这个比例在普通人群中大约为 1%）。”

2012 年 5 月 15 日，《纽约时报》负责“社论版对面”（op-ed page）[㊀]专栏的副编辑写信给我：“威廉·德雷谢维奇在上周日一篇关于道德和资本主义的文章中对您的研究进行了错误的描述。我们现在正在努力纠正……尽管我们核查了每一篇评论，但还是发生了疏忽。我们真诚地表达歉意并将尽我们所能消除误解。”

经过讨论，《纽约时报》最终刊登了一份更正声明，内容如下：

> 鉴于《资本家和反社会人格者》一文中有部分错误描述，现做如下更正说明。
>
> “5 月 13 日，一篇关于道德与资本主义的评论文章错误地陈述了 2010 年一项关于企业反社会人格的研究结果。该研究发现，在 203 名企业专业人士的样本中，有 3.9% 的人符合反社会人格者的临床标准。研究未得出‘在华尔街工作的人中有 10% 是临床诊断的反社会人格者’这一结论。此外，这项发表在《行为科学与法律》（*Behavioral Sciences and the Law*）期刊上的研究样本并不具有代表性，该研究的作者指出，4% 的比例在企业经理和高管群体中并不适用”（2012 年 5 月 20 日）。

㊀ opposite the editorial page 的缩写，指发表在报纸上、由非本报评论部员工撰写的署名评论文章，与社论（由本报评论部员工撰写的非署名评论文章）和读者来信（期刊或报纸读者提交的文章）均有不同。——译者注

2012 年 6 月 23 日，《赫芬顿邮报》刊登公告：“2012 年 2 月 28 日《赫芬顿邮报》上刊登的一篇文章中称‘研究者表示，华尔街每十名员工中就有一名是反社会人格者’是不正确的，文章已被删除”，并表示“《CFA 协会杂志》没有回应记者多次提出的置评请求。《赫芬顿邮报》对此错误信息深表歉意”。

为什么我要特地说明这件事情的整个过程？一项特定样本为高管的实证研究被曲解成关于华尔街反社会人格的虚假媒体报道。科学家进行研究是因为他们希望了解某个特定的问题或现象，而不是希望研究成果沦为对华尔街“富人”进行政治评论的素材。

Snakes In Suits

第10章

业务扫描：企业情境下的反社会人格测评

> 你是否纳闷为何薪酬丰厚的CEO会做出欺骗、偷窃以及撒谎行为？是什么促使他们那么做呢？答案也许是：因为他们是反社会人格者。现在，“360度业务扫描”（Business-Scan 360，B-Scan 360）测评可以帮助我们确定这一观点。“业务扫描”（B-Scan）是由工业心理学家保罗·巴比亚克和罪犯反社会人格诊断标准的发明者罗伯特·黑尔提出的。它首次试图正面揭示行业领导者的共同特质，并为一直以来针对反社会人格者可能特别擅长企业钻营的猜想提供了实际证据。[M. 斯坦伯格（M. Steinberger），《纽约时报杂志》㊀，2004年12月12日]

这段话中提出了一个“过去12个月里最热门的新概念”，因而被刊登在《纽约时报》第四年创意年刊上。

PCL-R及其衍生品是由专家基于面谈、文档以及相关信息完成的一套评分体系。人格或反社会人格的自我报告测评虽然被广泛用于大型研究项目，但其在个体评估上仍存在局限性。处世老到的人或反社会人格者会通过积极印象管理操纵评估结果。[1,2] 因此，我们试图创建一个测评工具，它可以通过一些无意识的、微妙而隐蔽的行为、判断和态度来识别企业中躲在管理层眼皮底下的反社会人格者。这个工具的诞生不但促进了企业反社会人格的现场研究，同时为组织提供了一个平台借以洞察那些对组织和员工破坏力巨大，以往却被忽视的问题行为。

㊀ 《纽约时报杂志》（*The New York Times Magazine*）是随《纽约时报》周日版一起派送的杂志，深度报道一些时事热点。——译者注

B-Scan 360 的起源

基于早期对企业反社会人格者的研究经验，巴比亚克博士构思了下一步的工作。

意识到我发现了一名企业反社会人格者后（见第 5 章），我发表了一篇与该发现相关的科学论文，其中包括一些理论观察依据。[3] 如今随着对反社会人格者的了解加深，我越来越能够识别一些危险信号，我认为是时候去寻找其他组织中可能存在的案例了。我听取了鲍勃·黑尔（Bob Hare）㊀的建议，继续自己作为高级管理者和组织发展顾问的职业生涯，同时谨慎接触和观察了数百名高级管理者。在此期间，我不断提醒自己避免初入新领域时常陷入的误区——认为反社会人格者无处不在。最终，我花费了 10 年的时间，收集并分析了第 9 章中提到的那批数据。

一路走来，我发现很多公司已经意识到了一些问题行为，并着手通过各种管理人员发展计划和继任计划流程（例如管理培训、工作轮换和高管教练）加以解决。值得庆幸的是，我们识别出的少量个体拥有足够的特征和特点（“危险信号”），符合上述企业反社会人格者的标准，并可被纳入研究。其他被试通常未经过管理技能培训，或者有其他态度或人格方面的问题。

我想继续进行这方面研究（那些迄今尚未经实证探索的内容），但是如何才能准确地分辨出公司的反社会人格者和普通“坏老板”之间的区别，并且是以一种易于使用、花费时间较

㊀ 鲍勃（Bob）为罗伯特（Robert）的昵称。——译者注

少、参加研究的组织能够接受的方式呢？我们需要一种新的工具，一种专为商业界设计的工具，于是 B-Scan 应运而生。

B-Scan的开发

我们对 8 家美国公司的继任计划和个人发展计划进行了内容分析，在此基础上开发了 B-Scan 的条目。这些评估由被试的直接上司（或者同事）完成，他们通常能够直接观察个体的工作行为、态度、商业判断和发展需求。被访谈的对象可以就问题自由表达、畅所欲言，访谈内容中包含大量的关键词 / 条目。接着，我们将收集到的条目精简为约 200 个独特特征的条目，使用商业语言（如果需要）将每个条目重新措辞，同时消除任何潜在的非法冗词（从人力资源角度来看）。之后我们邀请一组研究反社会人格的专家评估这些条目和反社会人格或其特征之间相关性。另外，还有一组运营主管和人事主管（他们不知道这些条目与反社会人格有关）评估每个条目对业务运营的“危险性”。我们把“危险性”定义为当某个特征或行为出现在某个员工身上时，有多大程度会引起他人的警觉，甚至让他人有必要采取行动。最终，我们选取与反社会人格评估和商业问题行为指征均高相关的条目，构成了 B-Scan 的两个研究版本：B-Scan 自我报告版（共 126 个自我评估的条目）和 B-Scan 360 版（共 113 个由上司或其他熟悉被试的人评估的条目）。注：360 度反馈（360-degree feedback）是一种常用于高层管理者培养计划中的评估方法，目的是从多方面综合评估个体，观察员包括上司、下属和同事等与个体在工作中经常接触的人员。

在效度检验（证明测评工具实际上测量了其声称测量的内容）

过程中，重要的部分是评估 B-Scan 是否准确反映了 PCL-R 中测评反社会人格的经典人格结构。效度检验包括以下几个步骤。首先，确定 B-Scan 的维度结构是否能与反社会人格的四因素模型一一对应。通过一系列的统计分析，我们将条目减少到 20 个，并发现 B-Scan 的四因素模型与 PCL-R 的四因素模型一致。[4] 以下是 B-Scan 的因素命名，括号内为 PCL-R 维度名称：

1.操纵他人的/不道德的（人际交往）
2.无情的/不敏感的（情感）
3.不可靠的/散漫的（生活方式）
4.令人不安的/冲动的（反社会性）

接着，我们采集了国企、私企、非营利组织、公共服务以及其他领域员工的样本数据，加上社区样本（例如通过亚马逊 MTurk 在线数据收集服务中获取的样本）数据，进行了第二次效度检验。这个研究步骤的目的是：①从统计上确认各条目的维度归属具有理论意义；②再次精简列表中的条目，只选择最能够体现与反社会人格高度相关的行为、态度和判断的条目。

最终我们形成了四个版本的 B-Scan：B-Scan 自我报告简版和 B-Scan 360 简版（供研究人员使用），B-Scan 自我报告长版和 B-Scan 360 长版（供人力资源和商业咨询专业人士使用，或许可以作为选拔、晋升和管理人员发展计划的一部分）。

第三次效度检验将验证 B-Scan 测量的企业反社会人格的得分与已知的或可能的与反社会人格有关的变量之间的关系。另外，我们也想探知除了从其他测量方法中也能获得的信息外，B-Scan 还能提供额外的见解吗？我们的研究结果表明确实如此。

B-Scan自我报告版

B-Scan 自我报告版与基于 PCL-R 的自我报告量表编制的《反社会人格自我报告量表》(第 3 版)(Self-Report Psychopathy Scale-Ⅲ，SRP-Ⅲ)[5] 的测试结果非常类似。与其他反社会人格测评一样，B-Scan 自我报告版的测试结果与自恋和马基雅维利主义均高度正相关。B-Scan 自我报告版和 SRP- Ⅲ都与正常人格中的宜人性(信任、坦诚、利他、顺从、谦逊、同理心)和尽责性(胜任感、条理性、责任感、成就导向、自律、计划性)呈负相关。在一项效度检验研究[6]中，我们发现 B-Scan 和 SRP-Ⅲ与正常人格特质的相关模式类似，而自恋和马基雅维利主义分别与不同的正常人格特质相关。这表明尽管 B-Scan 是一个适用于工作场所的测量工具，但它仍然能够准确测量出个体的反社会人格，并且 B-Scan 测量的反社会人格结构遵循 PCL-R 的四因子结构。

通过B-Scan解析企业反社会人格

从《纽约时报》刊载那篇文章之后，使用 B-Scan 的研究报告逐年增长。由于篇幅限制，我们无法在本书中详细介绍这些研究，但这些研究加上我们对企业高管人群的研究，为修订本书提供了宝贵的资料和素材。接下来我将具体介绍几个值得注意的研究发现。(另外，也可参阅最近一篇探讨了 B-Scan 的作用和工作场所中黑暗三煞的研究综述。)[7]

企业反社会人格与性别

大多数反社会人格研究的对象都是男性。在普通人群中，反社会人格的比例在男性中明显较高，这意味着在测评中得分满足反社会人格标准的男性人数比女性多。[8,9,10] 在罪犯群体中也表现出这样的性别差异 [11]（见补充资料 2-4，其中简要讨论了反社会人格者在种族、性别以及民族 / 文化上的差异和测量方式）。

通过 B-Scan 自我报告版和 SRP-Ⅲ（Paulhus et al., 2016），我们发现在两种测评中男性得分明显高于女性得分。[12] 这表明在工作场所中，反社会人格也存在性别差异。另一项以公共组织中 425 名员工为样本的研究也显示，女性上司的 B-Scan 360 及其四个维度的得分均明显低于男性上司。[13]

这些结果为女性反社会人格者研究提供了新视角，即相比于男性，女性不仅反社会人格得分较低，而且其下属从她们身上感知到的反社会性也比较少。媒体大亨彼得 • 格鲁贝（Peter Grube）曾说："最适合这份工作的人往往是女性。"鉴于管理者的反社会人格特质对工作场所可能产生的负面影响，这些研究结果为这句话赋予了新的含义。

工作中的骚扰

自从媒体对数起重大职场骚扰和不当性行为案件的报道掀起 #MeToo 运动㊀热潮，职场骚扰的话题就备受关注。社会也在不断鼓励受害者勇敢站出来指证。虽然关于职场骚扰的负面影响研究层出不穷，例如职场骚扰会降低组织承诺、工作满意度和生活满意度，增加离职意愿、焦虑、抑郁和生理症状，却鲜少见到探讨施害者的人格特质的研究。[14] 一般来说，这些施害者往往是叛逆的[15]，宜人性（一种人格特质）的得分较低。[16] 他们会表

㊀ MeToo 是 2017 年 10 月在美国兴起的反性骚扰运动。——译者注

现出记仇[17]、不真诚/谦卑的态度[18]，对“做一个真汉子”持怀疑态度[19]，并且倾向于霸占管理岗位[20]。

正如你所看到的，施害者特有的人格特质在反社会人格者身上也能看到。因此，我们想探讨反社会人格者是否是造成职场骚扰的基本因素之一。

马修（Mathieu）和巴比亚克[21]在公共组织中使用B-Scan 360进行了一项研究。其中，员工需要对曾骚扰过他们的人进行反社会人格和其他人格特质评估。结果发现，反社会人格是预测职场骚扰的最重要人格因素（远超过其他在招聘中考察的人格因素）。这个研究结果强调了拥有完善的心理测评工具的重要性，比如B-Scan 360可用来评估可能发生职场骚扰的暗黑人格特质。

员工不会离开工作，但会离开（反社会人格的）老板

在一项关于领导力对员工工作满意度、组织承诺和离职意愿的影响的研究中，工业与组织心理学家[22]发现，管理者缺乏人际能力对员工的负面影响大于缺乏技术能力。为了对员工产生积极影响，领导者需要拥有优秀的人际能力，包括善于倾听、有同理心、激励员工、处理冲突、提供支持和品格正直等。任务导向型领导可能缺乏这些人际能力，但更危险的领导类型是不仅缺乏人际能力，还会利用冷酷的操纵和暴力来获取自己想要的东西和地位。

马修、诺伊曼、巴比亚克和黑尔[23]评估了管理者的反社会人格特质对员工的工作－家庭冲突、心理困扰和工作满意度的影响。研究结果发现，B-Scan 360（反社会人格）中得分较高的上司，其下属普遍报告较高的心理困扰和工作－家庭冲突，以及较低的工作满意度。后续研究表明，上司的反社会人格能够负向预

测下属的工作满意度，进而预测员工的离职意愿。

在竞争激烈的世界中，组织无法承担对工作不满或遭受心理困扰的员工带来的负面结果。不满意、不愉快的员工往往生产力较低，而低效率的员工会直接影响公司的业绩。留住才华横溢的员工是组织成功的关键。我们现在知道，至少有一个因素会影响员工的留任率，即直接上司的核心人格。

反社会人格与领导风格

如何成为一个好领导？这些年来，领导力一直是商科领域里被广泛研究的主题，研究者开发并测试了大量的领导力理论。其中最著名的领导力模型是工业组织心理学家阿沃利奥（Avolio）和巴斯（Bass）[24] 开发的全维领导模型（the Full Range Model of Leadership）。该模型包括三种领导风格：放任型领导、交易型领导和变革型领导。

放任型领导是指经常缺席、回避互动和处理问题，当员工需要他时往往不在场的领导。放任型领导会导致员工对工作和领导的满意度较低。[25]

交易型领导则关注任务导向和目标导向的行为。领导会制定标准，及时纠正错误，赏罚分明。极端的交易型领导会非常关注员工错误，并使用纪律性的威胁来促使员工达到组织目标。

变革型领导是三者中最积极的领导风格。它具有四个因素：个性化关怀（给予员工个人关注）、智力激发（鼓励员工创新）、感召力（通过信心和愿景激励影响员工）和理想化影响（通过个人成就和个性展现榜样行为）。变革型领导风格与减轻员工压力[26]、增加组织承诺[27]、增强团队绩效[28]以及增加员工积极的心理幸福[29]相关。

我们感兴趣的是反社会人格与这些领导风格中的哪一种有

关。马修和巴比亚克[30]要求两种不同类型公司（公共部门组织和大型金融公司）的员工评估其直属上司的领导风格和反社会人格（使用 B-Scan 360）。结果显示，在反社会人格上得分高的领导在所有积极领导力测评（即交易型领导和变革型领导）中得分较低。我们还发现，在反社会人格上得分高的领导在放任型领导上得分也较高。这些结果表明，反社会人格者不仅人员管理低效，任务管理同样低效。实际上，他们一旦上位，很可能是不靠谱的领导，当下属需要他们的时候，他们既不会出现也不会支持下属。

这些结果也支持通过 PCL-R 发现的结论：反社会人格领导眼高手低，个人魅力帮助他们获得领导职位，但长期而言，他们无法成为优秀的领导者。

反社会人格与辱虐型领导

管理咨询顾问本内特·泰珀（Bennett Tepper）[31]将辱虐型领导描述为“持续表现出除身体接触以外的有敌意的有言语和非言语行为”（p.178）。它与工作和生活满意度、组织承诺呈负相关，与工作－家庭冲突和总体心理困扰呈正相关。美国的组织每年在生产力损失、旷工和医疗保健上的成本高达 238 亿美元。[32]无独有偶，在 B-Scan 的开发过程中我们发现，B-Scan 中体现 PCL-R 的反社会因素（包括行为控制不足、早期行为问题、青少年犯罪、假释撤回和刑事犯罪多样的条目）的具体表现正是恐吓和欺凌。

我们在对一个拥有 95 名员工的非营利组织进行研究时，不出意料地发现 B-Scan 360 评估的反社会人格与辱虐型领导高度相关，正是这些领导导致员工的工作满意度降低和离职意愿增加。[33]

为什么之前会雇用这些领导？他们又是如何设法留住工作的？我们在这本书里给出了答案。我们相信大多数领导都是训练有素、积极进取的好人；其他人也仅仅是个“坏老板”；当然最后还有一部分人是反社会人格者，这一观点我们在前几章也讨论过。

反社会人格能够预测辱虐型领导其实并不意外。这些结果恰恰表明通过使用心理测评工具（本例中为 B-Scan 360）可以识别反社会人格特质。组织和人力资源专业人员不应该仅仅基于任务导向型技能来雇用一名领导，还应该考虑与积极领导风格相关的人际能力，包括倾听能力、同理心、道德行为、团队建设、激励与支持员工、诚实和谦卑，而反社会人格者通常在这些技能上得分较低。

这一领域的研究刚刚兴起。在组织自愿优化选拔、安置和晋升的流程，以避免招聘或提拔一名具有暗黑人格的领导者的路上，还需要数年研究的支持。实际上，组织并不会创造辱虐型领导，他们通常是被组织雇用和提拔的。[34]

第11章

兵临城下

卡拉手里拿着咖啡，胳膊下夹着文件夹，匆匆穿过走廊。她讨厌在会议上迟到，但她刚拿到一些新的信息，可能对今天做出决策有用。

她看了一眼会议室墙上的大钟，10:02。

“对不起，我迟到了。”她坐到自己的位置上，把文件夹放在桌上，然后掏出钱包，拿了两美元放到桌子中间。尽管过去一年里公司历经了很多变化，但是迟到一分钟罚款一美元的规矩保持了下来。这个建议是几年前公司的时间管理顾问为了督促执行委员会成员们守时而提出的，后来就保留至今。他们很喜欢这个规矩，现在公司总监以上的管理人员开会都遵循它。一开始迟到一分钟罚 25 美分，这样下来，一年积攒的钱足够给公司全体员工买比萨吃了。现在通货膨胀，于是一分钟罚一美元，但是随着大家越来越守时，罚款能买的比萨还是越来越少了。

公司 CEO 约翰逊环视了一下会议室里的选拔小组成员，说道：“好，现在都到齐了。首先，谢谢大家拨冗参与了对传播总监候选人摩根和汤姆的面试，今天这个会就是想请大家来谈谈对他们的印象，回顾一下每个人手上拿到的信息和推荐材料等，然后做出决定，大家都清楚了吗？”

大家点了点头。

卡拉给每个人发了两名候选人的资料。资料里包含他们的面试结果、证明人核查、背景调查和高级管理人员招聘公司的评定。“第一页简要概括了目前我们手上拥有的信息，给大家一分钟时间浏览一下。”大家匆匆阅读第一页的时候，她从文件夹中取出了另一些笔记。

“很明显，根据胜任力清单，两人难分伯仲。两人在理解业务需求、开拓业务关系、口头沟通风格、书面沟通、商业敏感性方面都很优秀。摩根在问题解决和决策能力上稍微好一点，但有份推荐信上提到他事无巨细，凡事亲力亲为，不能充分授权。汤姆则相反，他授权太多，前上司觉得他将许多应该自己做的事情都分配给了下属。”

“我在面试他们的时候有同样的感受。”招聘经理内特说，“汤姆说他喜欢发展下属，而授权就是最好的办法。摩根则丝毫不觉得自己亲力亲为有什么问题，事实上，他对自己这样的做法还挺自豪的。但他级别好像没有汤姆高。”

会议继续进行，大家对两名候选人的其他胜任力展开了细节讨论。最后，还是认为两人不相上下。

“还有什么其他短板需要考虑吗？”约翰逊一边翻着报告一边问道。

“有，下一页有一张清单。汤姆之前主要负责的是传播领域，对业务接触不多。而摩根有市场背景，所以对业务接触较多。”卡拉回答道。

“这一点上我更喜欢摩根。”内特补充道，“虽然汤姆读了工商管理硕士（MBA），是对业务有些了解，但摩根具有实际经验，所以我要在这一点上给摩根更高的分数。”

“那摩根有什么不足之处吗？”约翰逊问道。

“他的管理经验比较少。他从市场分析员起步，之后成为资深市场分析员，这些都是独立工作的岗位。后来因为公司的传播部门有个职位空缺，他又一直很喜欢新闻行业，就平级调动到传播部门。”内特回应道，“摩根在三年内升迁了两次，但也是在最近一份工作中才开始管理下属。”

“所以他的授权能力有待发展。”卡拉一边补充，一边在文件上做着笔记，“我还得到一些反馈说汤姆对下属很严格，而摩根的履历和推荐信中没有提到他的管理风格。”

“我与摩根详细聊了聊他的管理风格，尽管他没有很多实践经验，但他说的都是对的。”内特补充道。

“我也有同样的感觉，摩根能讲出很多管理理论，但他没有经验。”卡拉说。

“我觉得这方面可以通过培训来提升。”内特说。

小组继续讨论每名候选人的优缺点，分享他们的个人印象和推荐信里的内容。

“那他们在处理公司目前面临的媒体沟通问题上能力如何？你有什么看法？”约翰逊问内特。

“关于汤姆，我欣赏他在公司产品危机中挺身而出的举动，单枪匹马代表公司在媒体中频频亮相。摩根几乎没有在媒体上露脸，但他做了一套详尽的传播计划，我上周把这个发给你了。”内特说。

“那测验分数呢？”约翰逊问道，他指的是每个高层候选人在招聘过程中都要做的一套心理测试。

“汤姆的外向性、果敢性得分很高，甚至高得有点过头；摩根则有些缄默，也不够果敢。但总的结果还是挺有意思的。”卡拉说。

“有意思？”约翰逊笑着问，“这话真稀奇，怎么个有意思法？”

“他们两个的尽责性、开放性、智商和宜人性分数都不错。”卡拉继续说道，“但让人惊讶的是，汤姆的分数是咨询顾问在商业人员中所见过最高的。”

“说得再深入点儿。”内特坐在椅子上，向前探了探身子。

“你知道针对每个职位，我们要的是落在特定分数区间的人。

在这点上，摩根比较优秀，他在所有维度上的得分都看起来与这个职位很匹配，但是汤姆每个维度的得分都超级完美，我真不确定这意味着什么，我的确怀疑他怎么能做到那么好。”

“也许他就是最适合我们的人？”内特问道。

约翰逊看了看手表，告诉大家他还要准备另外一个会。他起身建议大家不用管他，继续讨论，在下班前把最终结果告诉他。

讨论问题

- 你会把工作给谁？
- 在决策之前，你还希望得到哪些额外信息？
- 关于两名候选人，你注意到什么“危险信号”了吗？

招聘和选拔：第一道防线

本章将关注公司如何在招聘和晋升环节中先发制人，对付企业中的反社会人格者。虽然没有方法能保证万无一失，但事先戒备总能提高你的防备力。

我们首先会简要介绍一下公司的招聘和晋升流程。介绍的同时，我们会邀请读者一起来寻找这些流程可能存在的弱点、缺陷和漏洞，这些都可能让反社会人格者在不被注意的情况下蒙混过关或搞幕后黑手。当然，最后我们会给出一些消除这些空当和机会的建议。

对管理者来说，公司人力资本的管理是最富挑战性的，识别并对付那些问题人物的能力至关重要。每个公司的人力资源部门都要负责多个模块，包括招聘选拔、薪酬福利、员工关系和/或工会关系、员工培训、绩效评估和人才发展等。一些大公司的人事部门可能还要提供针对变革管理的高管教练与指导、高端人才发展、继任或替补计划等功能。

人力资源管理中最具附加价值的功能在于发现、吸引并留住才华出众的员工。当出现职位空缺时，招聘经理和不得不临时顶替工作的同事有时会纳闷为什么找个人需要那么久。其实候选人又何尝不是必须跨过重重关卡才能得到职位。

一般来说，招聘经理会先浏览工作要求，并据此重新确定工作描述中的任职资格。这可能是个很枯燥的过程，但对整个招聘工作来说至关重要。接下来，在公司内部招聘公告，在互联网上发布职位。如果空缺职位所处的级别较高或是需要在具体领域有专业经验的人，就需要专业的招聘公司协助进行候选人的初筛。之后的步骤就非常关键了，可以帮助公司大概率避免招到反社会人格者。

简历筛选

在互联网出现以前，对于每个空缺的职位，公司可能会收到十份左右的简历，然后进行人工浏览。现在，公司利用网络广告能收到大量候选人的简历，利用算法可以匹配工作描述中的关键词，从而实现自动筛选简历。把简历作为筛选工具的主要缺点在于候选人会倾向于夸大甚至伪造个人资质，而计算机算法无法聪明到能识别真相和谎言。当然，许多候选人会修改自己的简历，使自己看起来在知识、技能、能力上与公司发布的职位要求更为匹配。事实上，这是一种明智的做法，既突出了自身对公司的重要价值，又包括了算法检索的关键词，或许可以帮助候选人通过第一关。但这么做的前提是候选人确实拥有简历中描述的资格和经验。

反社会人格者和骗子写简历时总是会越过自我包装的界限，写下满纸谎言。在与反社会人格者共事的过程中，我们发现在这些人的简历中，充斥着他们从未做过的工作、根本不存在的公司、没发生过的晋升、不存在的专业领域成员资格、没得到过的奖励和奖状、自己写的推荐信，甚至是虚假的教育经历、学位和职业资格等。若要发现可能的反社会性的欺诈手段，我们很有必要在开始面试前核实他们简历中的每条信息。这虽然很耗时间，但绝对值得。可是一般简历核实都是在面试完成后才进行的，这会使招聘经理处于不利的地位，因为面试时，他手里只有简历上提供的资料，况且反社会人格者又那么擅长撒谎。

因此，招聘者在面试前至少应该先核查候选人的受教育水平。通过简历上给出的大学名字，可以联系大学的教务处查询。有时候，候选人会在学位专业的名称上做文章，用听起来更高大上的名字替代自己的专业（比如工程学可比工程技术高深多了）。另外，因为高等学历一般都会要求学生撰写毕业论文，资深技术专家也可能有发表的学术论文，谨慎起见，公司可以搜索论文影印件，并让公司的相关技术人员进行阅读鉴定。职业资质，特别是政府授予的、旨在保护公众权益免受侵犯的专业领域（如医学、心理学、工程学等），都可以通过相关机构进行查询。许多政府和专业机构都有在线数据库，查起来很方便。在搜索候选人的其他信息时，搜索引擎很有帮助，特别是现在一些候选人有自己的个人网页。

不幸的是，除了能够识别出那些实在离谱的谎言，我们很难保证初筛信息的准确性。总之，为了确保简历中令你印象深刻的内容是真实的，需要进行深入的核查。

电话面试

电话（或者 Skype、Zoom、FaceTime）面试既省时省钱，还能扩大初筛范围，使更多的人有机会入围。这是个能够从“个人”层面上了解候选人和他们工作经验的很理想的方式。一般来说，要了解候选人对工作的动机和兴趣，可以从开放性问题入手，比如“请告诉我更多关于……”“你为什么要应聘这份工作”。机灵的候选人能够觉察到面试官问题背后的实际诉求，有策略地讲述自己工作中的相关经验。善于言辞的候选人则能提高自己胜出的概率。反社会人格者是个中好手，他们对他人想听到的内容十分敏感，并会据此操纵面试。这个时候，要把他们从合格的候选人中甄别出来几乎是不可能的。即使使用视频面试有非语言线索的优势，我们也难以保证能识别谎言。

理想状态下，公司希望能在征求候选人同意后进行录音，以供招聘经理和人力资源相关人员对面试过程进行回顾。一方面，电话面试的录音有助于人力资源工作人员准备下一轮面对面会谈中跟进问题的清单。另一方面，回听录音能够帮助面试官或其他招聘人员发现反社会人格者在面试中前后矛盾的回答。即使是资深的反社会人格研究者（通常，他们手边还有一份反社会人格者的资料，例如犯罪记录和心理测评）有时也难免被反社会人格者的言谈举止和操纵人心的技巧所愚弄，而回顾录音他们就会发现在反社会人格者的谈笑风生中，华而不实、前后矛盾、谎言、歪曲和不合逻辑的地方比比皆是。公司的招聘人员手头可没有面试者的这类资料，因此在电话面试中更需要谨慎。然而面试官也不要过于在乎电话面试中前后不一致的信息。因为尽管现在电话面试很普遍，但许多人还是不习惯用电话交谈，特别是在类似工作面试这类有压力的情境中，压力会影响候选人正确判断的能力和流畅对话的能力。年轻人更习惯发送短信交流，这使得年轻候选人更不适应打电话和面对面的交流方式。面试官可以将不一致的信息记录下来，留待随后面试时再详细询问。

面对面筛选面试

通过最初电话面试筛选的候选人会被邀请与公司关键人员进行面谈。在这一轮，面试官通常包括人力资源专员、招聘经理、用人部门的技术人员，他们的视角各自不同，但共同目标是一致的：在有限的时间内更深入地了解候选人，做出明智的决定。

人力资源专员通常认为他们在评定候选人的社交技巧和岗位匹配程度上最有发言权。一些招聘经理还希望人力资源专员能鉴定候选人的精神状况（这是个中性词，但总被误解）——这是不切实际的。如果没有心理评定量表，未经训练的面试官是不可能提供正式精神健康评估的。况且，这也与他们的本职工作毫无关系。读者必须注意到，反社会人格不是精神疾病。

令人惊讶的是，在面谈中，许多经理会犯两个致命的错误，从而给反社会人格者以可乘之机，使他们能够控制面试进程。首先，有些经理并没有准备正确的面试问题，有的甚至一点儿都不准备！好的候选人有明确的面试计划来应对面试套路。他们想得到这份工作，想使自己的职业生涯更上一层，想应聘特定的公司。对候选人来说，面试提供了一个机会，让公司能够记住自己的工作胜任力和做好工作的决心。他们在面试之前会在脑中预演将要呈现的自我陈述和面试中可能出现的情况。他们也会阅读有关面试技巧的书，为常见问题和富有挑战性的问题准备好答案。比如“告诉我你最大的缺点”“如果发生……，你会怎么办”，以及“如果你能够另选职业，你会做什么”。

反社会人格的候选人却有不可告人的目的：他们想和面试官玩一场“头脑游戏”，目标是获得“天赐”的金钱和权力——而不是靠真正的工作。求职面试正是他们展现魅力的最好时机。因此，对招聘经理来说，精心设计问题是非常必要的，这样才能刺探出具体的信息，打破候选人的节奏，迫使他们无法采用事先准备好的回答。这样招聘经理才能收获真实和有价值的信息，做出正确的选择。

招聘经理们常犯的第二个错误是不愿意接受面试技巧的培训，他们相信靠自己的社交技巧和经验就够了，不需要培训。一些面试官更采用松散自由的、非结构化的方式来进行面试，依靠“直觉”和个人印象做决定，这种风格与大部分我们所知的良好面试技术背道而驰，而且容易被反社会人格候选人操纵，落入反社会人格者精心设计的印象管理圈套。

当前市面上有很多关于面试技巧的培训课程，较好的面试需要体现出以下这些步骤。

面谈开场：包括握手，提供饮品，询问来面试的交通状况，谈谈天气等常见的破冰环节，有助于打破面对面会谈的紧张，为下一步进入正题做好准备。
初步问询：关于候选人背景、经验、专长、受教育程度、工作兴趣的一般问题，通常按照简历的模板提出。
细节问题：提出一些有关候选人背景资料的具体问题，这些资料与空缺的职位相关。

受过正规培训的面试官会从候选人的回答中听到三个层次的答

案：①对问题的直接回答，②候选人给面试官留下的印象，③以及这个答案所反映出的候选人潜在的胜任力、动机和价值观。

首先，候选人对问题的直接回答和/或对问题的疑虑包括：

- 候选人真正的工作内容是什么？
- 他/她在组织中扮演了什么角色，是支持性的还是领导性的？
- 候选人对项目成果有多大影响？
- 候选人如何处理出现的问题？
- 候选人的事业是否有上升，并随时间推移承担越来越多的责任？

其次，候选人发言的时候，面试官得到的印象包括：

- 候选人给人的印象如何？第一印象是否随面试进程发生变化？
- 他/她的肢体语言透露出什么信息？
- 候选人对职业和工作的认真（和务实）程度如何？
- 他/她招人喜欢吗？聪明吗？吸引人吗？
- 候选人看上去为面试做了准备（比如了解关于职位和公司的信息）吗？
- 候选人给出信息是否直率，他/她让人觉得诚实吗？

最后，收集潜在的胜任力、动机和价值观信息：

- 在压力的面谈中，此人能否顺畅沟通？

- 候选人是表现出对面试官所提问题感兴趣，并专注于问题，还是游离于话题之外？
- 在做出职业变动时，候选人是否展示出了良好的判断力？
- 此人是否表现出了领导力、正直，并能够有效沟通？团队合作能力和说服技巧如何？

面试官常犯的一个错误是只关注外在答案和自己得到的印象，并未探究候选人潜在的、可塑的工作胜任力、动机和价值观。这些信息需要精心设计的问题才能探测出来，同时需要面试官有大量的面试经验才能正确解读候选人的反应。对于反社会人格的候选人缺乏逻辑又夸张的反应，面试官具有良好的倾听能力、速记能力和敏锐的耳朵是非常关键的。

提供关于工作和公司的信息

候选人对工作的内容了解越详细，就越能够判断自己的期望和能力是否和该职位相匹配。在面试中了解了工作内容并决定退出的候选人为双方都节省了时间和精力。面试官在这一阶段常犯的一个错误是对职位和部门的介绍占用了太多的面试时间，以至于来不及问重要的调查问题，时间就过去了。候选人自然不愿意打断他，反社会人格的候选人则会利用这个时间来满足面试官过度表现的需求。

跟进问题

如果候选人在回答中闪烁其词，提供的内容笼统而缺乏细节或者让面试官感到不对劲，那么这时候面试官就应该再问一些更具体的问题。举个例子，当候选人说："我们小组很好地控制了预算，并提前完成项目，最后得到了公司的奖励。"面试官可能会想：

- 候选人是团队领导，或仅仅是一名积极参与者？
- 候选人是否通过此次团队经历展示出领导能力，尽管他/她并未担任此职位？
- 公司是否认可他/她的表现，并让他/她在下一个项目中承担更多的责任？

面试官在跟进问题阶段的任务就是对这些模棱两可的问题就细节进行追问。前后不一致的答案可能是由于候选人回答过于草率，也可能是他故意歪曲信息、夸大事实或捏造出来的。面试官需进行深入问询，从而对候选人真实的技能和动机有更准确的理解。这一阶段可以问的典型问题是"让我们回到你刚才提到的项目组，你在其中具体担任了什么角色"（候选人给予回答），以及"你和（某人）关系如何"等。有时候，这些问题对缺乏经验的面试官来说比较难，但这样的问题非常重要。候选人面对尖锐的问题做出坦诚直率的正面回答，可能是其打消面试官的疑虑、保持候选人资格的唯一途径。此外，面试官还可以对候选人提供的答案进行多种层面的分析，以了解更多关于其胜任力、动机和价值观的信息。

结束

候选人一般都会问问招聘流程的下一步是什么，面试官应该根据具体情况给出恰当的回答，公司也必须在后续兑现自己做出的承诺。

下面我们根据与企业反社会人格者（以及那些不小心雇用了他们的公司）共事的经验，给招聘经理一些建议，帮助他们提高面试的有效性。

掌控面试

反社会人格者在面试时能够完美地实现他们的目的。他们通常会回避直接回答问题，将谈话引到面试官感兴趣的话题上，最后甚至能够和面试官称兄道弟或者成为密友。这是个很容易落入的陷阱，不知不觉间，面试官倒成了被面试者，面试的计划被全部打乱。要记住，企业反社会人格者计划的第一步就是说服招聘经理/团队把工作给他，即使他并不具备职位必要的知识、技能或经验。反社会人格者能快速判断面试官更吃软的那一套还是更吃硬的那一套，他们在多数人会感到胆怯的谈话中几乎不会体验到焦虑和不安。这就使他们能够非常自信地用各种专业术语和行话编造自己的专业经验、正直品格、胜任力，以至于有时专家也会被他们糊弄住。尽管如此，机敏的面试官仍然可以识别出候选人是在泛泛而谈，还是对这个主题有深刻的领悟。虽然这事并不容易。

当被询问细节时，反社会人格者会神不知鬼不觉地换个话题，继续编故事。他们如此轻松地转换频道，即使面试官明知道他们在撒谎，也会有所动摇。反社会人格者的目的就是使招聘人员相信他们的背景、经验和动机都和职位完美匹配，而且人品无可挑剔。反社会人格者编造的“我就是最佳人选”的鬼话屡试不爽。

要求提供工作样本

在艺术和娱乐行业，候选人通常会带着自己的作品（可能是摄影人员为模特拍摄的照片、影视传媒人员拍摄的电影、记者撰写的通讯稿等）去面试。招聘经理可以从真实的作品中判断候选人是否有真材实料，创作风格是否符合要求，由此衡量候选人是否适合该岗位。对于商业领域的候选人，招聘经理可以请他们提供之前撰写的报告和完成的项目，候选人可以在材料中隐去辨识性和保密性的信息。即便隐去一些信息，招聘经理也可以从中获得大量的一手工作材料，进行审阅和判断，从而对每个候选人的工作效果给出客观的评价，供公司参考。

虽然大多数反社会人格者都不愿意投入更多努力去伪造一份报告或从网上拷贝一份来应付潜在的招聘公司，但如果一个有进取心的反社会人格者这么做了，我们并不会惊讶。如果公司怀疑候选人提供的材料是伪造或抄袭的，可以通过挖掘报告的细节来鉴别真伪（前提是招聘经理具备相关的专业技术），也可以邀请专业技术人员参与面试。

关注行动和行为

很多人在面试时只是大致说一下自己的过往经历，并不会详细说明具体做了什么。有些人则会夸大贡献，让自己看起来对项目起到了关键性的作用（而事实往往并非如此）。完整的回答应该包含候选人对完成的目标和解决的问题的陈述，然后回顾在此项目中为完成目标付出的直接和间接的努力，以及这些努力对结果产生的影响。

澄清细节

正如上面提到的，若候选人未能就某个问题提供充分的细节，面试官必须在问题跟进阶段进行追问，才能对候选人有更为详细具体的了解。在面试中，面试官应该尽可能引导候选人谈论与职位相关的特定主题。“人物、事件、时间、地点、原因”，追问这类问题有助于面试官获得候选人所描述的经验背后的真实情况。

在工作中，支持性角色相当重要，空缺职位可能也需要候选人有支持性角色的背景和经验。对于领导及管理角色，面试官能够很容易地通过挖掘细节弄清候选人所说的职权级别，支持性角色则截然不同。反社会人格者由于很容易感到无聊，对细节和事实很少关注，所以无法详细回答有关细节的问题。候选人无法清晰地回答追问问题还有一些其他原因，比如紧张、健忘等，因此追问时面试官需要予以关注。

寻找恰当的情感表达

反社会人格者的特征之一是他们没法像正常人一样表达各种正常的情绪。比如，在说到一些能够激起大多数人明显情感反应的故事时，反社会人格者表现得冷漠而肤浅。反社会人格者不懂别人口中的“情感”是什么意思，但他们会按要求尽力模仿。这通常会令他们对自己描述的事件表现出不合时宜的肤浅或夸张的情绪和情感。

布克（Book）及其同事（p.91）[1] 发现，通过细心观察别人和练习，那些有人际和情感特质（PCL-R 中的因素 1，见表 2-1）的反社会人格者或许“能正确模仿情感表达（恐惧和悔恨），从而使他人感到真情实感”。布克还在另一处写道：“要辨别一个反社会人格者很难；事实上，他们能表现得比其他人更加真诚。虽然一部分情况是许多人不需要伪装情感，所以没有任何这方面的练习，但那些感觉不到情感的人则必须练习如何伪装，所以他们可能更加擅长情感表达。”[2] 详见补充资料 11-1。

反社会人格者是如何把自己和自己的成就描述得如此可信，而且把别人玩弄于股掌之中的？最近一项以反社会人格者为对象的研究，探索了他们的语言和非语言行为，为我们揭示了其中一些原因。比如，他们可能是富有激情的演讲者，脸上挂着看似真诚的笑容，使用大量的手部动作（或许是为了转移人们对他们说话内容的注意力），并使用攻击性的语言来获得超越他人的主导地位。对该研究的概述见补充资料 11-2。

反社会人格者在面试中经常表露的情绪包括愤慨（当他们谈到在一次晋升中被刷下来）、生气（一个亲密同事被开除）或者兴奋（渴望一份工作）。在这些场合表露适当的情感是合适的，但过度或者爆发式的情感表露可能会让人对其理智和情绪控制能力产生怀疑，不管这种失控的原因是反社会人格还是其他。有时候在回答中缺少感情也会令人产生疑惑。因此，面试官需要判断候选人对描述事件的情感反应是否恰当，并且能敏感地觉察出情感的真实性（而非外表上的）。这时候，面试官的直觉和“情绪天线”就该发挥作用了。

记笔记

回忆对候选人的印象和整体感觉要比回忆具体事实容易得多，所以在面试过程中做详细的笔记非常重要。笔记可以写在简历上，也可以写在人力资源部提供的问题清单上。笔记要写得足够清楚，能让别人看得懂。不仅如此，你在面试中可以随时回顾笔记以规划跟进的问题。在面试过程中，告诉候选人你要稍微回顾一下记录，候选人通常不会有异议，他们也能趁机稍作休息。

避免独自做决定

在结构化招聘中，最佳的实践操作是选拔委员会成员（通常包括所有面试官和决策者）聚在一起共同讨论候选人的资格和相对的优缺点。不同的面试官可能会从不同的角度指出候选人的优缺点，大家可以就此进行比较和讨论。这个过程对剔除反社会人格者非常重要，甚至可以说是不可替代。还记得反社会人格者总是试图与对自己有用的人建立一对一的私交吗？在面试中，所有面试官和决策者都是“有利用价值的人”。反社会人格者虽非心理学科班出身，但对人的心理颇有研究。他可以轻而易举地确定每个面试官的心理需求，并投其所好，以获得最大个人利益。表面看来，每个面试官都对反社会人格者有极佳的印象，认为他好得令人难以置信，是这个职位的最佳人选。这个极佳的印象往往能够影响最终的雇用决定。

一旦在面试官中增加了其他不同背景的人员（除了人力资源专员和招聘经理），识破那些“理想人选”光鲜外表与实际间差距的可能性就大大增加了。因此，可以把面试队伍扩展到涵盖技术专家、未来的同事和/或下属、该职位现任者（如果还在职的话）、上级管理人员，甚至是部门助理，他们都可以从不同的视角提出问题，发掘出重要信息。我们知道，反社会人格者会根据感知到的对方的地位和利用价值，将人分成三六九等，进行差别化对待。对“地位低”的面试官，他们可能会表现得高人一等，言语轻浮，态度轻蔑，有特权意识等；而面对“地位高”的面试官，他们会展示出自己宏伟的职业渴望和抱负，自我吹嘘，甚至蔑视“地位低”的面试官。因此，当面试官聚集在一起细数他们的观察结果时，就能发现候选人的态度不同、关键信息的前后矛盾以及一些谎言。优秀的会议推进者会促使每个与会者分享对候选人的印象、感觉和（每个候选人阐述的）事实。他们将这些正面信息和负面信息集合到一起，做出最终选择。

当然，增加面试官既耗时费钱又会带来后勤方面的挑战，在招聘初级员工时并不适用。比如，对于刚出大学校门的候选人，除了检查他们的学业表现、课程成绩和课外实践情况之外，面试官没有太多可发挥的。然而，这类人中一旦出现真的（或潜在的）反社会人格者，又因为招聘时评定不充分，使反社会人格者突破防御屏障进入公司，则后患无穷。

认识自己

反社会人格者的目的是讨好他们的目标对象，建立信任，靠花言巧语将不一致的信息含混带过。他们会与掌权者建立稳固的关系，像寄生虫般利用他人。在招聘面试中，反社会人格者会快速摸清楚面试官的价值体系、个人需要和心理构成，然后投其所好，赢得好印象。最糟糕的情况是面试官完全被牵着鼻子走，毫不质疑候选人简历中的资料，也不针对候选人含糊描述过往工作进行追问。懂行的面试官能够有意识地抵制候选人对自己巧妙施加影响的企图，坚持面试计划，并且避免独自决策。一个共享信息的面试官团队是最好的防御。

然而，面试官只有清楚地了解自己的优缺点、偏见和气质，才能保证面试的顺利进行，不至于被候选人的糖衣炮弹击中。这并不容易，需要面试官对内在自我进行洞察，我们将在后面的章节讨论这个主题。

管理层的选拔和晋升

技术性岗位（比如化学家、工程师、程序员、金融分析师等）的招聘可以列出明确的知识背景和具体项目经验的要求。但在招聘高级管理人员时，就不能这样做了。管理人员的工作职责比较多元化，因人而异，因此很难准确界定管理岗位的招聘要求。读者们应该已经明白一份好的工作描述在招聘新员工和晋升员工时非常重要，但很多高层管理者并不知道一个岗位的工作描述怎样才算充分。

此外，如前所述，反社会人格者和优秀管理者的行事风格可能有些相似，至少表面看来如此。深入了解二者的差异很重要。一旦把二者搞混，雇用反社会人格者作为公司的高管，将给公司带来重大的损失。

继任计划

继任计划（succession planning）可以给公司提供持续进阶性的领导人发展计划，这也是发现和培养高层接班人的最有效方式。一个正式的继任计划可能会很烦琐，但如果设计完善，可以最大限度地降低反社会人格者蒙混过关的概率。与招聘过程类似，正式的继任计划包含多个筛选标准和门槛，未来的接班人必须展现足够的实力方能通过筛选和考验。在很多公司，继任计划的负责人会向核心管理人员征求意见，看哪些下属有潜力承担更高级别的责任，简单来说就是寻找“正确的接班人”。初评的依据是绩效评估结果、成就记录、与推荐人的交流。

继任计划负责人将获得对候选人的正式评估，包括360度评估、心理测评以及评估中心的绩效报告。360度评估是对候选人的表现、态度以及能力由他的同事、前任上司和现任上司以及下属参与完成进行的保密性调查。评估中心（assessment center）是一种高度结构化的测评项目，通过模拟工作情境，同时评定多个候选人的表现。咨询专家和业务专家会要求参与者“运营一个公司”或者解决一些商业问题，结束之后会给这些参与者提供反馈，告诉他们表现如何以及改进的建议。公司也会收到一份关于候选人表现的总结报告。接着，继任计划管理委员会将根据这些资料来评估每个候选人的潜能，尤其是该候选人的管理生涯能走多久、走多远，提升空间有多大。在此期间，也会对候选人的职业晋升准备程度进行评价，也就是评估候选人还需要多久才能承担更大的责任并掌权。

公司会为有足够发展潜力和成熟度的员工分配一个个人督导，负责指导和监督员工各方面的发展。基于之前的评价和个体化的信息，如职业抱负或职业生涯的限制（如地域偏好、家庭承诺等），督导会与候选人一起制订一份个人发展计划，概述规划未来成长和发展需求。督导提供的建议通常包含培训项目、工作轮换、特殊项目以及与职业教练的定期会面。

对于那些有潜力的高层储备管理人员，在财务、销售、研发、人力资源以及生产部门轮岗能够让他们更了解公司业务的各个方面。有些公司也会要求跨国工作，使员工接触不同的文化、语言和一系列的跨国商业问题。

正式的继任计划使接班人在很长一段时期内会接受来自各方面、各种工作职能的多方位评价，这样可以确保他们在各个方面的行为被全面多次核查。读者可能觉得这个过程有些过于程式化，事实的确如此。继任计划系统就诞生在科层制流行的时候。继任计划的诞生是为了废除任人唯亲、裙带关系以及“校友关系”，在人才晋升时做出正确的选择。正式的继任计划是为数不多的使变革型公司受益的科层制流程，应当保持下来。

然而很遗憾，我们认为这个计划仍有漏洞可钻，因为程序本身的性质决定了善于操纵的员工仍有一些可乘之机。第一，反社会人格员工有充分的时间建立自己的“粉丝群体”，构建影响网络，一些恩客会支持反社会人格者成为候选人，小兵则为反社会人格者做牛做马地建立功勋。第二，反社会人格者会散布谣言诽谤竞争者，从而在高层管理者眼里反衬出自己的形象。

有几个途径可以解决这些问题。首先，管理委员会应当尽可能多地与继任候选人交流，并从与候选人工作中接触较多的员工（包括候选人的上级、同事和下属）那里获取一手的信息（要注意保护信息的隐私性和匿名性）。即使再完美的计划也不能避免遇到虚假的信息，但是通过接触更广泛的信息，不断修正对候选人的认识，管理委员会就能及时发现矛盾的信息和危险信号，进一步进行回顾和核实。

其次，公司应当避免一个岗位只确定一名候选人。这种只选一名候选人的方式被专家称为“王储机制”，也就是说，不管候选人是不是反社会人格者，一旦被选中，便可以不与其他人（内部）竞争，直接获得高层管理职位的继任资格。为了避免这种情况出现，公司需要为某些重要的岗位选择多个候选人，即建立一个人才库。人才库里的人都是潜在候选人，大家凭本事竞争上岗。

再次，增设心理评估，比如精心设计的旨在测试候选人性格特征的面试和笔试。必须注意，在公司用来做出晋升决定的资质清单的标准中，心理评估数据只是其中一项，最终起决定性作用的还是候选人的绩效和实际行为。

最后，仔细回顾并反复检查所有细节以确保资料的可信度，比如核查任务目标是否真的达到了，项目是否在预算内按时完成，销售额和盈利增加的报告是否属实等。在此之后，评估人力成本也很重要。候选人的成功背后是下属们的“尸横遍野”，还是通过激励其他人获得的共同成功？我们在考虑管理层候选人时，要验证他在重要的能力领域有哪些成就。

应对组织责任和有效性的挑战

高层管理人员每天都要应对各种挑战，这是他们日常工作的一部分。他们应对挑战的能力比在某方面的专业技术能力更为重要。广义上来讲，高层管理人员需要做出对组织有益的决定，衡量他们工作能力的指标之一是他们的某个决定是否推动公司离目标更近了些。随着时间的推移，行为模式体现了个体“真实”的一面。在很多情况下，个人的错误决定使公司蒙受了损失，作为领导者难辞其咎。即使反社会人格者具有精湛的掩饰错误和推卸责任的能力，人们很难找到证据证明任务的失败是由于反社会人格者判断失误造成的，但他们在各种场合中的所作所为给公司带来的长期影响以及他们待人接物的方式逐渐暴露了他们真实的模样。从这个意义上说，观察面临挑战时候选人的应对方式，能够使企业更有效地筛选出合格的接班人。

一些应当注意的“危险信号”

鉴于反社会人格的特质会给企业带来长期的负面结果，我们特别列出了以下这些“危险信号”。虽然看到个体表现出一个或几个下述行为，并不代表他一定是反社会人格者，但这些行为如果不能及时通过培训或教练项目被纠正，必定会给公司带来不小麻烦。至少，发现这些表现发出的危险信号时，面试官应该有所警觉，并要求授权进行深入的调查和评估。

无法组建团队

即便是行为最端正的反社会人格者也有一个最大的弱点，那就是无法组建工作团队。自恋者、马基雅维利主义的商人以及反社会人格者都有这个特点。难以组建团队是他们职业生涯遭受挫折最主要的原因，反映了他们不愿意也没有能力与他人，尤其是那些被他们视为对手的人进行合作。他们具有强烈的竞争意识，常常以“打一场漂亮仗”的名义隐瞒或者扭曲信息，损害团队甚至整个公司的利益。他们经常会采取破坏性的策略或行为，旨在亲自掌控团队或干扰其他人的工作。

反社会人格者喜欢在一对一的私人会面中操控他人，因此他们通常会在第一次会议之前就尝试将团队引入歧途。他们会质疑组建团队的必要性，用一些陈词滥调（例如开会是浪费时间）做借口，假装关心公司的利益，其实却在暗中阻碍团队的组建。或者，他们会表现出对团队会议漫不经心，比如开会迟到，进入会场的时候大吵大闹，或在会议中途离场“去做更重要的事”。他们具有强烈的竞争意识，不愿听从那些对他们来说没有价值的人（比如那些对他们的事业没有多大利用价值的人）的指令。还记得反社会人格者相信他们天生比他人更有资格获得较高地位，将同事都视为小兵小卒吗？他们会痛斥小组成员，转移团队的注意力来阻碍团队工作进展，还会公开批评团队，贬低团队的价值和成员的个人价值。反社会人格者是破坏团队的罪魁祸首。

当然，当团队工作能够满足反社会人格者的个人利益时（比如作为吸引眼球或脱颖而出的平台），他们会试图控制整个团队。可以预见，他们展现出欺凌者的那一面，会攻击其他团队成员，说团队领导的坏话，四处散布“由于团队管理不善，他们不得不接管团队并挽救项目”的谣言。反社会人格者会告诉你，他才是真正的“团队合作者”——只不过在他的团队里只有他自己一个人！

有这样一个不正常的管理者或者反社会人格者当权，其他人可以清楚地看到团队士气、生产力和凝聚力的下降。有些团队成员会转到别的团队，甚至不得不辞职。这时，高层管理者需要与这个无法正常运作的团队里的每个成员进行私密会谈来找出问题的原因。

拒绝分享

为了能够在一个文明社会里平静地生活，人们需要分享能够维持生计的资源。同样，员工之间需要分享资源以取得更多的利益，这些利益可能表现为更高的利润、更高的工作保障，或者轻松的工作环境。由于反社会人格者（以及一些自恋者和马基雅维利主义者）不把他人视为平等的同事，认为他人没有权力获得资源，因此他们认为没有必要进行分享。他们将分享（任何东西）看作对权力的放弃。寄生和竞争的天性促使他们为了满足自身需求而从他人处强取豪夺。

拒绝分享信息一般是不合规的，尤其是面对“知情需要”的伦理时。负责国家安全事务的政府机构有保密要求，但在多数组织中，对上司或下属隐瞒信息是不合理的。“右手不知道左手在做什么”是组织中常见的尴尬情况，故意制造这样的两难处境会使组织功能失调，走向失败。

将他人排除在圈子外是反社会人格者利用被赋予的权力为自己谋利的一种手段。把别人蒙在鼓里，可以让他人看起来很蠢，也削弱了他人的优势，使他人失去竞争力。例如，我们曾遇到一名反社会人格者轻蔑地表示“他们不会明白的”，以此来解释自己拒绝分享信息的行为；还有人说他这么做是为了使自己的部门免遭共事者的负面影响，“她知道后只会变得更沮丧，这样我们会陷入更大的麻烦”这种陈述既体现了优越感，也让大家对“情绪化”的同事播下不信任的种子。反社会人格者在贬低同事（尤其是贬低同事的思考和推理能力）的同时，变得更自命不凡了。他们一贯自我中心，无法看到这种方式的危害性，更不用说这种方式是不公平、不道德的。

他们不仅不分享信息，同样不和他人分享荣誉（除非这对他们有好处）。由于高层管理者一般并不了解团队中哪些员工做出的贡献较多，所以很难论功行赏。当同事抱怨自己对成果做出了贡献却没有得到应得的回报时，或许就是一个征兆，代表有些地方出了问题。管理者和人力资源专员应该注意到这类抱怨，虽然有些抱怨后来被证明是无病呻吟，但有些可能揭示了严重的管理和员工士气的问题。

对员工的差别待遇

在反社会人格者的剧本中，每个人被赋予了不同的角色（小兵、恩客、可怜虫和警察）。有些角色能得到善待，有些则备受欺凌，这种精心策划的差别对待只有亲身经历了某个角色才能体会到。由于下一章中会解释的原因，受害者可能不会勇敢地说出他们的感受。这导致同事和管理者要花很长时间才搞懂到底发生了什么（如果他们最后真能搞懂的话）。

不幸的是，哪怕是最糟糕的差别对待，反社会人格者也能轻易地搪塞过去并给出合理的解释。例如，一个反社会人格经理提拔了一名初级职员作为对她良好工作绩效的奖励，而部门里另一名经验更丰富、更应获得晋升的人却没有得到提拔。后者由于受到公司里其他人的好评被反社会人格经理视为对手并被刻意忽略。这类晋升往往旨在阻碍潜在竞争对手的职业发展，以确保反社会人格者获得小兵感恩戴德的持续支持。

无独有偶，一名仅做了三年主管的员工被提名为最有潜力人选，有望在未来两年之内接替副总裁的位置。尽管组织中有很多人更有资格担任此职位，但这名员工的反社会人格上司，同时也是其推荐人，成功说服继任委员会选择了他的方案。在这个案例中，这名反社会人格者动用了有限经费中的大部分进行公关活动，说服委员会中的反对者支持这个候选人。两年后，这名“最具潜力”的候选人已经不再像他获得提名时那么“有潜力”了，他无法胜任副总裁这一职位。他没被晋升，在他人厌恶的眼光中离开了公司，他的反社会人格上司曾经承诺的“给他更好的职业前途”也不了了之了。

在第三个案例中，一名很有潜质的秘书为一个政治上很有人脉但实际能力不足的老板工作。发现秘书的天赋后，老板将她晋升为助理，并让她完成越来越多的大型项目。表面上看，这是很好的管理实践。雇员的积极性很高，完美地完成了每个项目，同时在一所名牌大学攻读工商管理硕士（MBA）。但一阵子过后，这名助理逐渐意识到她的老板其实不知道他自己应该做什么，她一直在替他完成工作。但她仍然坚持，希望自己的努力最终会被老板或者周围人认可。然而，随着身上责任的增加，她遭遇了更多的纠缠、辱骂，最终演变成了辱虐。这名助理忍辱负重地做好所有工作，学着对自己的能力更有自信，并试图说服自己这是她需要付出的代价。可惜，她所有的付出到头来都为她的反社会人格上司做了嫁衣。直到她去人力资源部后才得知她的上司经常严厉地投诉她把一些项目搞砸了，而这些项目她从未负责过。如果在他手下工作，她永远别想获得晋升。事实上，她曾经多次处于被辞退的边缘。人力资源部的职员都很惊讶她竟然从来都不知道自己的“不良工作记录”。她一直被告知很有前途，而所有人力资源同事听到的都是她是一个能力欠缺的秘书。

习惯性撒谎

正如读者已经知道的，病理性说谎是反社会人格者的标志。他们在说谎时缺乏负疚感，因而在谈话中可以任意穿插谎言和事实。他们的谎言经常和一些事实相互交织，一旦被质疑，他们就会表现出备受侮辱的样子，并举出事实予以反驳。诚实是管理者最重要的特质之一，我们也几乎没见到过任何一个高层管理者的档案中在诚实和道德品行方面的评价是有瑕疵的。

我们可以从两方面来看待这个问题。第一，批评某人不诚实或没有道德感不是件令人愉快的事情，在社交场合也是不恰当的。第二，你如何来衡量诚实？反社会人格者可以轻易地游走在道德的边缘，他们道貌岸然，背地里却干着不道德的勾当。组织往往能原谅员工犯错，前提是员工的意图是诚实的，并且是为了公司的利益着想。当反社会人格者的谎言被当面揭穿时，他们常常用这点来为自己辩护。于是，区分诚实和不诚实的员工就更加困难了。

不够谦逊

虽然并非人人都能做到谦逊，但谦逊的确是一种值得尊敬的美德。谦逊的人会很乐意接受同事或上司偶尔拍拍自己的肩膀表示对自己工作的肯定，但不会到处炫耀自己的成就。许多谦逊的人会刻意回避聚光灯，更喜欢用业绩来说话。自恋者和马基雅维利主义者都相当骄傲，甚至傲慢。恰恰是反社会人格者的这种风格使其在同事中脱颖而出。与位高权重者打交道时，反社会人格者善于管理和改进傲慢的姿态，将自己包装为具有自信果敢和强势的领导气质。这种能力有效隐藏了他的真实本质。反社会人格者中几乎不存在真正谦逊的人。尽管我们不能只因一个人不谦逊就判定他是反社会人格者，但是这点能够帮助我们证实其他怀疑。

绝不认错

在公司里和社会中，我们都会尊重那些勇于承认错误、承担后果、不怪罪他人的人，这是一种高尚的品质。反社会人格者则很少为自己的行为承担责任，即使他们确实犯错了，或者确实由于他们的行为或决定导致了失败。并且他们的所作所为远不止于此，他们不仅习惯性地责怪其他人，还会制造其他人应该被责怪的“证据”。很明显，这就是一种欺骗，与我们大部分人偶尔推卸责任或指责他人的性质不同，这是一种蓄意的主动攻击。由于这种暗中的嫁祸很难被发现，所以常常要等到反社会人格者负责的一系列项目失败后，我们才能明显看出他有多不称职或犯了多少错。

行为不一致且难以预测

与行为在某种程度上可以预测的人一起工作，我们会感到更舒服。公司需要确认员工能够准时上班，按照安全和质量标准完成工作，与他人融洽相处，不妨碍别人工作。即使是创造型员工，虽然我们一开始会被他们的特立独行吓一大跳，但了解了他们的工作习惯后会发现，他们的行为也是可以预测的。公司不能容忍的是我行我素的员工，他们造成正常工作秩序的混乱，妨碍了其他员工的正常工作。他们打断会议，使别人和公司都感到尴尬，做出怪异的决定，看似毫无理由地更改议程，即使最老练的人也会被他们弄得束手无策。很少有管理者喜欢“惊喜”，他们为自己能够充分了解和掌控正在发生的事而自豪。我行我素的员工是所有管理者的噩梦。

除非你能真正理解反社会人格者的阴谋诡计，否则几乎不可能预测他们会做什么。正因为别人很少能明白他们心里在想什么，所以这种员工就像是定时炸弹。

难以保持冷静

在危急关头保持冷静是一名领导的关键能力。在有高层管理者监督时，反社会人格者非常擅长保持冷静。然而离开众人视线，他们会用不合时宜的夸张方式行事，注意到这个现象的人都会认为他们的行动太过了。当上司听闻一起危险的安全违规事故时，可能会爆发强烈的情绪，这是可以预料和接受的。但是反社会人格者感觉到被他人侮辱或他人没有对他表示出足够的尊重时，就会暴跳如雷。这对工作团队很不利，从根本上说是对整个公司不利，因为这使得每个人都格外警惕，对待反社会人格者的时候必须小心翼翼。遇到这种行事夸张的领导，团队经常会失去凝聚力和团队精神，成员会采取“各扫门前雪”的态度来应对团队工作。

在上级面前，或在他们尊重的权威面前，反社会人格者能够收敛自己的这种行为。因此，短时间内他们不会被注意到，直到情况持续恶化，纸再也包不住火。可悲的是，在他们离任之前唯一可获得的证据就是各种谣传和部门中紧张的气氛。如果人力资源部门的人能够充分洞察到这些现象并加以重视，就能了解更多事实的真相。

诉诸暴力

欺凌、逼迫和威胁在公司中是被严令禁止的。这些行为会扰乱工作，伤害员工，对于无法保护自己的员工来说极不公平。然而，除非受害者自己站出来，否则要了解到这些行为是很难的。由于这些行为会带来法律后果，所以许多公司都制定了严禁欺凌的制度，设置保密的投诉机制，为有此遭遇的员工提供申诉途径。公司的行为准则中都有关于欺辱和胁迫的规定，在一些欧洲国家，这些行为是违法的。为了有效实施这一规定，首先要将公司制度清晰地告知所有员工，尤其是上司和经理必须学习如何识别和有效处理这些欺辱行为。

讨论问题

- 你曾经面试过候选人吗？
- 你是否实施过我们建议的最佳实践措施（还是习惯于临场发挥）？
- 你是否雇用过错误的员工？当时哪里疏忽了？
- 你是否见到过前面描述的“危险信号”？

补充资料 11-1

熟能生巧？

妮可・基德曼（Nicole Kidman）在电影《体热边缘》(*Malice*)

拍摄期间向黑尔博士咨询，如何能在电影的前半部分就让观众察觉出她扮演的角色并不像表面上看起来那样善良和热心。黑尔博士提供了下面的场景："你正走在街上，看到转角发生一起车祸。一个小孩被车撞了，躺在血泊中。你走近事故现场，瞥了一眼孩子，然后将注意力集中在那个呼天抢地的妈妈身上。在经过几分钟仔细观察后，你回到公寓，进入浴室，站在镜子前面，练习模仿那个母亲的面部表情和身体语言。"

这个场景对反社会人格者来说并不陌生，他们经常通过模仿正常人的情感表达来假装（自己体验不到的）情绪。克莱克利博士（p.374）[3]提出，"反社会人格者可以学习如何使用普通的词……并能够用面部表情和身体语言表达出来，但他们实际没有感受到这些词"。

在比尔·沃特森（Bill Watterson）的连载漫画《卡尔文和跳跳虎》（*Calvin and Hobbes*）中有个情节，当苏西告诉卡尔文他满脸都写着撒谎后，卡尔文跑回家，对着镜子练习面部表情。在1956年的电影《坏种》（*The Bad Seed*）里也有相似的情节。8岁的罗达·彭马克（Rhoda Penmark）在镜子前模仿他人看到她时的表情。在《坏种》2018年重拍版本中，当罗达（后改名为艾玛·格罗斯曼）的爸爸问她："如果我给你满满一篮的拥抱，你会给我什么呢？"罗达回答："满满一篮的亲吻。"而事实上，这句话她在镜前反复练习了数遍，并配上不同的表情，但她仍然只能做出一种假笑（杜氏微笑）[㊀]的效果（见补充资料12-1）。对于反社会人格者，练习可能会有帮助，但有经验的旁观者仍能够识

㊀ Duchenne smile，为了纪念19世纪法国神经学家Guillaume Duchenne命名。他通过一系列实验发现了真笑与假笑的面部肌肉的区别。——译者注

别他们对情绪的模仿行为。

补充资料11-2

扑克：骗子的游戏[⊖]

扑克术语中有个词叫作“马脚”，是指玩家无意识的言辞或身体语言泄露了自己的手牌。一名优秀的扑克选手会花大量时间研究和了解对手的“马脚”。

反社会人格者也有“马脚”吗？普通人能够识别出来吗？答案是：可以。在《黑尔变态心理学》一书中，黑尔博士记录了一些案例。这些案例中的普通人将反社会人格者称为社交猎食者，当反社会人格者出现在他们身边时，他们会感到非常不舒服。虽然没法说明具体原因，但有些人提到，反社会人格者空洞的眼神以及猎食者般的凝视让他们感觉自己像是对方的午餐。在犯罪书籍中，这是对反社会人格者在人际互动中表现的经典描述。

其他非言语的行为也提示了一些反社会人格者的“马脚”。例如，他们喜欢侵犯隐私，未经允许就霸占你的私人空间，模仿你的情绪，在激情的演讲中过度使用手部动作，以及每天都在演戏。[4]

莉安·坦恩·布林克（Leanne ten Brinke）及其同事[5]观察了一系列罪犯的视频片段中的面部表情、身体语言以及言语内容。他们的观察重点之一是罪犯的杜氏微笑（唇角上翘、脸颊上抬、

⊖ 在西方传统文化中，扑克是政治家们的经典娱乐项目。在扑克游戏中，玩家为了获胜，可以使用“诈牌”等各种欺骗手段，因此扑克也被称为骗子的游戏。——译者注

眼角周围出现鱼尾纹），因为杜氏微笑在大多数普通人眼里是一种真诚的笑容，被认为是开心愉悦的真实情感表达。[6]他们发现，与其他罪犯相比，PCL-R 得分高的罪犯会使用更多的杜氏微笑、手部动作和表达愤怒的语言。

反社会人格罪犯比其他罪犯更快乐吗？其实不是。只不过杜氏微笑是最容易模仿的一种表情而已（见补充资料 11-1）。此外，反社会人格罪犯脸上挂着杜氏微笑，嘴里说的却是表达愤怒的词句。即使是外行的旁观者也会注意到这种表情和行为的不一致，从而成功地识别出反社会人格罪犯。正如布林克博士及其同事（p.273）[7]的评论："这种印象管理的技巧反而增加了反社会人格者的辨识度，在行为画像中，表情与行为不一致是反社会人格者的特征之一。一方面，反社会人格者的行为泄露了他们的本质（倾向于使用带有负面情绪或愤怒的词句）；另一方面，他们尝试控制行为（例如始终挂着迷人的微笑、友善、温和）。"布林克博士及其同事给旁观者的材料里，对反社会人格者的定义是这么的："在因素 1 上得分高的反社会人格者倾向于表现出自我膨胀，认为自己是最重要的；他们可以毫无愧疚地用甜言蜜语哄骗和操纵他人；他们缺乏共情能力，不愿认错、不知悔改。"

Snakes In Suits

05

第五幕

戴夫的案例

场景一：严阵以待

“现在方便讲话吗？”弗兰克站在约翰的办公室门口问道。

“可以，怎么了？”公司副总裁约翰放下了手中的笔。

“我有必要和你谈一谈戴夫的事儿。”弗兰克走进了办公室，带上门并坐了下来，“这几个月里，不断有关于戴夫的风言风语传到我耳朵里，而且就在刚才，我手下最优秀的分析员要求调离戴夫的项目组。”

“调离岗位？这可不是个好兆头！你认为是戴夫的问题吗？”

“当然，就是他的问题。”弗兰克有些恼火，“两天前，我手下的一名员工花了几个小时向我报告了事件的真相。”约翰对弗兰克的说话内容颇为重视，向前倾了倾身子。“他告诉我，从六个多月前这个项目启动后，情况逐步恶化。戴夫的控制欲很强却经常帮倒忙，导致整个队伍人心涣散，很多人都不愿意再和他共事了；而且他的心思根本不在项目上面，开会经常迟到，让满屋子的人傻等着，之后他还冲这些人嚷嚷。他在员工报告项目进展时粗鲁地打断他们，如果员工有意见的话，戴夫还要给他们穿小鞋，搞得员工敢怒而不敢言；现在整个组的士气很低落，大家觉得自己无论怎么做都不会得到戴夫的认可。”

“这真的有点奇怪啊，弗兰克！戴夫在我印象里一直是个好领导，我以为大家都会喜欢他呢！你跟他提过这些事情吗？”

“提过。三个月前我第一次和他说到了这些。当时我正在看他的中期报告，那份报告简直是一塌糊涂，完全是为了应付我把材料胡乱拼凑一气；报告没有逻辑，没有综合分析，也没有准确的时间表；他甚至不能，或者说，无法回答一些相关细节和数据的基本问题。我告诉他，我希望他能够完善进度报告，在报告里加上他的个人分析和建议，再添加更多有关进度、成本等问题的细节描述。”

“他有什么反应？”约翰问。

“一开始他冲着我大发雷霆，嚷嚷着说公司安排的会议太多了，认为我应该信任他，还说了很多诸如此类的话。我迫不得已关上门，因为他吵得整个楼层都能听见。等到他冷静下来，我们又谈了谈，我列出了在中期报告上希望看到的内容。他似乎理解了我的意思，并且保证他会认真改进工作。”

“那他改进了吗？”

“是的，他真的改进了不少，我得说简直判若两人。他的后两份报告做得相当出色。虽然我不完全赞同报告中的进度表，而且报告中存在过度维护自己的倾向，但大部分符合我的期望。所以，听说员工都抱怨情况糟透了的时候，我感到非常惊讶。我的印象里，项目团队干劲十足，而且人际关系很和谐。另外，还发生了其他一些事情。”

“这一切会不会是戴夫和你手下之间的性格冲突呢？可能他们不太习惯戴夫的工作方式。”

“我不这么认为。这可是本周第二个调动申请了，我的秘书也听说了一些小道消息。上周，戴夫想让一个临时工帮忙打印些文件，临时工告诉他这需要上面批准才行。好家伙！戴夫借题发挥，发了一大通脾气，把这个临时工骂哭了，最后她被迫同意了戴夫的要求。而且——”

“弗兰克，”约翰缓缓说道，“我要告诉你，三个多月前，戴夫跑来找我，向我抱怨你插手他的工作。”

“他跑过来告我的状？”弗兰克先吃了一惊，转而变得十分恼火。

“嗯！你知道，我们在一个棒球队里！比赛结束后，我和他去酒吧喝酒。我问起他工作的近况，你知道，随便聊聊，然后他就谈到了你。他看上去情绪挺激动的。”

“他说了什么？”弗兰克问道。

“总的来说，他觉得你要求太高，喜欢揪着细节不放，基本上就是这些。然后我说，这些恰恰是你成功的原因。我还告诉他，在成本预算内按时完成任务是我们公司成功的法则。我说他应该做得更好些，这样才能让你满意。”

“搞了半天，原来他是听了你的一席话才振奋了精神啊。”弗兰克闷闷地说。

“听了谁的话不重要，弗兰克。如果戴夫损害到了团队的利益，或者说影响到了其他人，那么这就很成问题了，你应该再跟他谈一谈。你不是说昨天见到他了吗？”

“还没有，我想先跟你交个底，咱们一起商量个对策。”

“我建议你跟他见个面，告诉他你听说了一些事情，然后静观其变。”约翰提议道。

“约翰，另外……”弗兰克语气变得很严肃。

“嗯？什么？”约翰停顿了一下问道。

弗兰克继续说：“我听说戴夫让别人代写报告，而且让别人替他出席项目协调会议。有些部门的领导都好奇，为什么戴夫不亲自与他们会面；有些人说，他就像甩手掌柜一样什么事都不做，显然是多萝西帮他包揽了脏活累活。”

“弗兰克，戴夫将工作委派给多萝西没有什么不妥的。或许是戴夫有意栽培她，抑或是她想要帮忙而已。”约翰停顿了一下，想了想，“多萝西？她不是我们手底下的人，对吧？”

“不是，她是杰瑞的人。戴夫坚持把她招到项目组里，因为她非常有上进心，而且能够帮忙做一些设计工作。我和杰瑞对此都没什么意见。”

“嗯……这就有点诡异了。戴夫抱怨过项目组里的一名女员工，他没提到名字，他责怪这名女员工在工作方面不够尽责，办事拖拉，他不得不花大量的精力来指导她，并改正她的错误。我建议他把这名女员工调离项目组，他说你不会同意的，因为这是你跟杰瑞谈好了的事情，不好出尔反尔。”

“天哪，不会吧！把多萝西拉进项目组可是戴夫的主意！杰瑞也对多萝西称赞有加，只是她还缺少点项目经验。戴夫可从来没跟我抱怨过她哪里不好，事实上，戴夫总是在表扬她，他还认为杰瑞阻碍了她的晋升。”弗兰克和约翰面面相觑。

一阵沉默后，弗兰克说道：“约翰，我们——我可能有麻烦了。这件事情前后矛盾的地方太多了，我得想想法子。”

“嗯，我们得查一下到底是怎么一回事。我过一会儿有个会要开，不如这样，你今天下午晚点再来找我，把所有你能查到的有关戴夫的文件都带着，我们把这些资料先全部过一遍，然后再决定下一步行动。”

“好的！”弗兰克边回答边站起来走向门口。“我希望这只是一个误会。”他叹了口气。

“我可不这么想，弗兰克。”约翰说道。

讨论问题

- 你觉得弗兰克该如何处理戴夫和项目组的问题？
- 作为管理者或者项目组成员，你在工作中有没有遇到类似的情况？
- 你觉得戴夫的影响网络范围有多广？

Snakes In Suits

第12章

个体的自我保护

南希喜欢做旅行护士。像很多旅行护士那样，南希曾在一家大型城市医院工作过，积累了必要的经验。32 岁的时候，南希决定换个工作。她发现旅行护士的工资和地位都比普通护士高，更受医务人员的尊敬。

南希年轻时，看到了共事的外科医生们的自我中心的做派，对他们感到心寒。她惊讶地发现，现实中的外科医生和她在学校中憧憬的完全是两码事。她很好奇为什么这些人没被送去接受心理治疗，最起码也应该参加一个情绪管理课程。一次被医生当众训斥后，有位年长睿智的护士向她解释，外科医生动手术的每时每刻都承受着巨大的压力，所以他们需要用粗暴和轻佻的行为方式来减压。

“他们的内心深处一定能和患者感同身受。”那个年长护士这样保证道，“但是多年来的生死抉择已使他们变得麻木，他们的唯一办法就是在手术室外将这种压抑的情绪发泄出来。”南希姑且接受了这个说法，这个解释或多或少减轻了她的挫败感。后来南希听说了有关旅行护士的消息，这份工作让她可以自食其力，并且几个月内就能够入职。南希知道自己无力改变医生，但有了这份工作，她就能改变自己与医生的工作关系，这一点非常吸引她，因此她选择做一名旅行护士。

后来某一天，她邂逅了马绍尔。当时南希正乘坐飞机去往位于中西部的新工作地点，马绍尔的座位紧挨着南希，他们俩开始攀谈起来。就像我们会和邻座的陌生人聊聊天一样，南希对马绍尔说起了自己的事情。平日里南希话并不多，但是她发现自己已经被眼前这名穿着深灰色西装，外貌俊俏的男子迷住了，他似乎对自己也有那么点意思。当知道他是一名医生时，她又开始紧张起来了，她想：“哦，天哪，为什么又是医生啊！”但是他温和的举止和友善的笑容打消了她的顾虑。

“我很晚才明白自己到底要做什么工作。”他坦诚地说道，“我不得不边工作边上课，尤其是做实验的时候，真是分身乏术。幸好当时上司很理解我，可能因为他也是个退伍军人的缘故吧。”

“你参加过战争？”南希问，她开始怀疑马绍尔的年龄是不是要比自己揣测的大得多。

“嗯，时间不长，因为后来负伤了。”

“哦，天哪！”她倒抽了一口冷气。

“没错，战争本来就是这样，既残酷又无情。但是我不能丢下我的弟兄们不管，我必须得想办法救他们。”他说得很自然，毫不做作。

“我的父亲在越战中拿过一枚紫心勋章，你有吗？”南希兴奋地打断了马绍尔的话。

马绍尔面向她，微微一笑，然后冷冷地凝视着她。“我拿过荣誉勋章。”他的声音非常严肃，以至于南希担心自己刚才的言语冒犯了他。

“哦，那可真棒。”她有些唯唯诺诺地附和着，生怕自己错失了结识这位体面男士的良机，“能不能跟我说说当时发生了什么？”她又仓促地补充了一句，指望能挽回这段谈话。话说出口的一瞬间，她突然想起，父亲对战场经历从来都是缄默不语的，因为这段经历对父亲来说是种莫大的痛苦。南希感觉这段谈话正陷入恶性循环之中，她不知道该怎么办才好。

马绍尔往后靠了靠，阖上了眼睛，过了一会儿，他将自己的战场经历娓娓道来。南希全神贯注地倾听着，她情不自禁地被马绍尔的英勇所打动，替他感到骄傲，恍然如梦的一刹那，父亲的面容在她眼前闪过。

“我退伍之后，干过私人飞行员的工作，待遇相当好。但后来我不再满足于每天接送富豪大佬们来往于国外的度假胜地，我想帮助那些患病受苦的人。”说完，他的眼珠转了转，“是医生把我从死神手中夺回来的。”马绍尔停顿了一下，看向了别处，然后又把目光拉了回来，“这份恩情让我没齿难忘，所以我下定决心帮助其他人。”

南希被他深深地打动了。航班抵达的时候，马绍尔问她要电话号码，她想都没想就告诉了他。

马绍尔和南希已经在一起四个月了。虽然南希每天的工作行程都排得满满的，让她几乎抽不开身，但是在 12 千米外工作居住的马绍尔却总能够忙里偷闲，抽出时间来陪她。马绍尔来的时候总会带点东西，比如几枝鲜花、一两盒糖果、一件小首饰、价格不菲的香槟。马绍尔无微不至的关心已经俘获了南希的芳心。他们在豪华餐厅就餐，由于南希为自己作为一名旅行护士能自食其力而感到骄傲，所以经常主动要求买单。

与马绍尔之间的谈话和她之前交往过的任何男性都不一样。两人的交谈既严肃认真又幽默风趣，既轻松愉快又有深度。马绍尔对世界、对人、对医学的博闻强识总是让她感到欣喜和惊讶。

那时，她曾幻想过与马绍尔共度一生，但她也一直在告诫自己不要陷得太深。她的闺密们——大部分也都是护士，再三提醒她马绍尔是个医生，但她认为这仅仅是因为她们在嫉妒自己，如果她们有缘见到马绍尔的话，也会不可自拔地爱上他。南希一直不敢告诉马绍尔她的这个愿望，她怕吓到马绍尔。然而日复一日，她愈发笃定地认为马绍尔就是自己要找寻的另一半，她从马绍尔的言辞中判断出，马绍尔对她的感觉亦是如此。

于是，一开始听到马绍尔说自己厌倦了医院的长时间工作，想要借钱开一家私人诊所时，南希非常兴奋，但随即又有些担忧。虽然他现在的工作非常繁重，但至少能按时下班。而私人诊所一旦开业，诊所的事务肯定会占用他全部的精力。创业者们总是夜以继日地工作，期望打拼出自己的事业，她担心两人相处的时间会大大减少。

“或许我能在他的诊所里做护士，甚至还能做他生意上的合伙人呢！”她遐想着。她借了笔钱给他支付医学院的学费，但是剩下的钱不够给他开诊所了。“不行，我一定要做一名办公室护士。”她把自己从遐想中拉了回来，细细地思忖。

南希为期四个月的任务快结束了，她决定去马绍尔所在的医院做一名手术室护士。反正马绍尔很快会离开那里，不会存在什么冲突或者潜在的尴尬场面，而且这样一来，他们就能在同一个城市了。说不定过上几个月，他们能搬到一起了呢！她担心马绍尔会误解她的意思，决定暂时瞒着他。“当你试图让男人做出承诺时，他们可就要抓狂了。”她这样提醒着自己。她想等到工作和住所都确定后，在某个晚上给马绍尔一个惊喜。

南希托着盛满沙拉、汤和茶的餐盘走向围坐在桌边的护士们。早晨，南希在马绍尔所在的医院接受了面试，面试过程很顺利，因此她想趁机认识一下未来的同事们。作为旅行护士，南希很享受结识新朋友，在新环境里工作，然后动身去下一个地方的循环状态，这样可以免遭怪人的骚扰。“大家好，”她走近护士们，“这个位子有人吗？”

“这个位置是给你留的。”其中最年长也最外向的罗达回答道。

“谢谢，”南希坐了下来，“我叫南希，是来这里担任——”

“我们知道了。”萨利打断道，“人力资源部门已经告诉我们了。”她指着坐在桌子那边正在点头的女人说道，“欢迎你！”

随后，萨利开始介绍在座的护士们。南希很用心地记住了每个人的名字。很早之前，她就学会了这么做，记住同事的名字是迈向职业成功关键的第一步。不知出于何种原因，有几名护士对她（一名旅行者）不太友好，但是南希一向要求自己与人为善，尤其刚到新的工作岗位时。

“你见到变态（医生）们了吗？”手术室的医务人员苏西问。

“我的面试是S医生负责的，他看起来似乎是个很体面的人，还有后来的D医生也是。”

“哎，他们都是正常人。”苏西打断道，“等你碰到另一个班次的人就会瞧见啦！”桌子上的其他人翻了翻白眼。

“M医生也在第二个班次里工作吗？”她没控制住自己对于马绍尔的好奇心。

“我没听说过这个人。”罗达回答，带着点疑惑，“你确定他在这里工作？”

“嗯，我今天早些时候听说过这个名字，我只是有点好奇。”南希希望自己没有多嘴。

“确实有这么一个人名叫马绍尔，是第三个班次里的搬运工，但现在已不在这里工作了。”护士中的工会代表桑德拉接过话茬。有关马绍尔的讨论在桌上的女人之间引起了共鸣，桑德拉继续说道：“他和一名住院医师发生了一些纠纷。可是我没听说过有哪个医生叫这名字，萨利，你听说过没？”

“我来这儿工作已经第十二个年头了，从来没听说过。”坐在桌子尽头一名不起眼的年长护士回答道。

“马绍尔长得挺帅，工作也说得过去，但总是幻想着哪天他也能成为一名医生。我估计他已经搬到G县去了，不过我也不能确定。”罗达补充道。

“哦，我一定是搞错了。”南希的心揪了起来，她匆匆吃完了午餐，起身跟大家道别，“抱歉，我得先走了，我要去看看新的公寓。”

“你下周会来吗？”罗达问。

“当然，我肯定会来的！”南希强颜欢笑道。

南希钻进车里，立即拿起手机打给马绍尔，她要问问到底是怎么一回事，然而马绍尔始终没接电话。她突然意识到自己压根不知道他住在哪里，她的心越揪越紧，焦虑情绪在全身蔓延，她决定开车去G县医院问一问。

南希在G县医院的访客停车位泊好车，跑向了医院正门。她走进大门对门卫说：“你好，我来这里见马绍尔医生，他是名外科医生。”

门卫翻着医院的电话簿，搜寻着马绍尔的名字。“他是这里的医生？”他问道，疑惑地看着桌上的员工名单。

“是的，我听说他刚来这里不久。”

“哦……”门卫并没有抬头，他转向电脑屏幕开始打字，“嗯……女士，你确定是这个名字吗？”

“是的。也许他——”

“我们这儿是有人叫这名字，好像还是个上夜班的，但他不是你找的外科医生。”门卫抬起头来，补充道，“抱歉，你得打电话给他办公室让他告诉你在哪座楼，我们有好几座楼。”

“谢谢你，”南希勉强笑了笑，“我会的。”她向停车场走去，突然间起了一身鸡皮疙瘩。“这简直了。”她边想边向新公寓驶去。

讨论问题

- 你觉得南希是被骗了还是和马绍尔之间有些误会?
- 马绍尔对南希撒了哪些谎?
- 马绍尔利用了南希性格中的哪些弱点?
- 在你的亲身经历中，是否和某人交往了很长一段时间，自认为非常了解他/她，最终却发现自己一直被蒙在鼓里，对他/她的所作所为一无所知?

当你在生活中遇到反社会人格者时

当你生活中有一名反社会人格者时，他可能会搞得你心力交瘁、精疲力竭，甚至可能损害你的身心健康。我们收到过大量来信和电子邮件，无不控诉他们身边存在着反社会人格者，而自己备受折磨。其中一些人怀疑自己的配偶、恋人或者某个亲人是反社会人格者；还有一些人坚定地认为自己的同事或者上司是反社会人格者。经过与寄信者进行深入细致的交流，我们得以瞥见反社会人格者的操纵和辱虐对寄信者及其生活所造成的影响。在有些案例中，受害者认为反社会人格者会伤害他们，或者让他们承受较大的经济损失，我们建议这些受害者报警或者向政府机构求助。大部分案例中，我们推荐受害者向权威的心理学家、精神科医生、心理咨询师或受害者所在地区的相关专家求助，这些人是能给受害者提供必要帮助的最适合人选。

在多年的研究中，我们发现大部分反社会人格者会采取评估-操纵-抛弃的寄生-猎食者行为模式，受害者无意中也倾向于表现出相应的应对模式。在本章中，我们试图勾勒出反社会人格者－受害者这一关系的发展过程，借此来提醒广大读者不要走入反社会人格者布置的圈套和陷阱中。我们相信，为了对抗反社会人格者施展的“黑魔法”，也就是操纵，最好的防御办法就是充分了解他们是如何施展这些卑鄙伎俩的，并尽可能避免受到他们的蛊惑。

首先，慎用“反社会人格”一词

在未经专业训练，或尚未取得专业的心理评估资格前，请不要随便给别人贴上“反社会人格者”的标签（除非是在你的律师面前，我们衷心希望你不会遇到这种情况）。这个词本身就具有很多负面含义，一个人一旦被贴上这个标签，就很难摆脱它了。在任何情况下，激怒一条蛇都是不明智的。随意或是不恰当地给别人贴上“反社会人格者”的标签，既有失公平，还有可能让你卷入法律纠纷或遭到其他形式的报复（尤其在你“不小心”做了一个正确的诊断时）。从实用角度来说，能意识到身边的某个人身上存在着某些反社会人格的行为或特质，并且做好防御工作就足够了。

尽可能地了解你自己

“认识你自己”[㊀]可能是有史以来最具智慧的箴言之一了。自知力对你的心理、情绪和身体都至关重要。反社会人格者倾向于选择单纯的人下手。因此，良好的自知力能强化你对反社会人格者的免疫力。

我们或多或少不愿意承认自己的错误和缺点。有些人不愿意

㊀ “Know thyself”，是刻在德尔斐阿波罗神庙入口的三句箴言之一。——译者注

去医院，只是因为害怕医生告诉他们，疼痛可能意味着严重的疾病。有些人不愿意接受心理治疗，只因为他们有可能了解到会令自己感到不舒服的一些事情。反社会人格者清楚地知道并且擅长利用这些弱点。实际上，一个洞察力敏锐的反社会人格者可能比你更了解你。

你越了解自己，就越能够抵抗反社会人格者的蛊惑。

了解你对于反社会人格者的利用价值

由于社会教导我们“低调为人”，所以客观地审视自己对于反社会人格者的利用价值可能有点困难，但通过朋友、家人和同事提供的信息和反馈，你仍能够完成一个“真实”的自我评估，客观地看到自己的优点和对于他人的价值。通常，吸引反社会人格者的“利用价值”包括金钱、权力、名望和性。在组织中，利用价值还包括信息、沟通、影响力和权威等。反社会人格者的目标人群不仅包括富豪和名流，还包括一些具有隐含价值的人。

反社会人格者善于运用各种诡计让你自愿对其“倾你所有”。他们会利用你慷慨善良、乐善好施的性格，让你对他们产生怜悯之心，想尽办法帮助他们，甚至动用社会关系来满足他们的需求。有时你很难分辨哪些是真正需要帮助的人，哪些是喜欢操纵他人的反社会人格者。在社交中，尤其是和不熟悉的人交往时，始终保持界限和理性有助于我们抵制反社会人格者的蛊惑。我们都喜欢听到赞美之词，但无伤大雅的客套话和刻意奉承是有很大区别的，因为后者是反社会人格者为了讨好和操纵而精心设计出来的。问题在于，我们并不总是能区分这两者。特别是当我们对自己的认识不够，反社会人格者又尤其精通奉承之道时，情况会更加危险。当有人一而再、再而三地恭维奉承你，但所言又前后矛盾时，你就应当格外警觉了。谨慎思考期间，你可以列一张清单，看看自己有哪些利用价值，时刻警惕反社会人格者的操纵伎俩。问问自己："这个人真正想要从我这儿得到什么？"

了解你的触发器

每个人都有被"一触即发"的弱点。触发器是由我们的人格和气质决定的，能激发我们情绪和心理上的反应，通常很难靠理智来控制或管理。以下是一些反社会人格者在欺骗、玩弄和操纵受害者时最常利用的触发器。

热键

热键（hot button）是能引发你自动的、情绪化反应的事情，通常能让你兴奋（积极热键）或沮丧（消极热键）。例如，当得知同事升职时，你会又嫉又恨；当你开车被加塞时或是在工作中即将到手的"肥羊"被他人抢走时，你会激愤交加；当他人挑剔你的穿着时，你会又气又窘；当他人夸你漂亮时，当你支持的候选人在投票中领先时，当你的队友打出全垒打时，你会非常高兴。个人的兴趣爱好通常是"热键话题"，能引起大多数人的积极回应。对职业的激情有时也是一个热键话题，当某人对你从事的工作感到好奇时，你可能会马上"打了鸡血"般滔滔不绝起来。

有人点到我们的热键时，会产生两个结果——我们的关注点会从其他重要的事情上转移开，而且我们对于个人和情境的感知也会受到情绪的影响。反社会人格者将这些现象记在心底。他们会甄别出你的热键，并会利用这些热键一边拉拢你，一边离间你和他人的关系。另一种更为恶劣的行径是通过触发你的热键，挑唆你在众人面前做出不恰当的行为。

除了一些特别明显的情况，我们很难辨别某人是想操纵或利用你而别有用心地触动你的热键，还是无心之举。实际上，许多真正的友谊正是始于热键话题（比如询问你今天高尔夫球打得如何），但是反社会人格者想利用你的热键操纵你（比如让你在某些重要的人面前失去自制力）。而当你质问他为什么那样做时，他会马上道歉，说自己当时做错了。可是，当反社会人格者设计让你当众出丑时，你在旁人眼里的形象已经受损了。

有些时候，反社会人格者会在你俩单独相处时触及你的热键，目的是让你感到他才是那个真正懂你，可以让你分享内心真实感受的人。这也是他们建立私下亲密关系的一种计谋。例如，当你向反社会人格者抱怨同事对你冷言冷语时，他只消说句"哦，天哪，她怎么能这样"，你就会觉得他很理解你，能够切身体会你的烦恼。狡猾的反社会人格者会耐心地听你竹筒倒豆子般地把事情经过统统道来，既讨好了你，也收集了他想要的消息。这些消息有利于他在日后操纵你们之间的关系。

尽可能了解自己的热键是抵御反社会人格者肆意利用这些话题的第一道防线。不幸的是，学会控制自己的热键要比察觉热键难得多。来自家庭成员、亲密的朋友和同事等人的反馈，是了解自己热键的最佳渠道，尤其可以让你发现自己还没有察觉到的热键话题。此外，也可以在值得信任的朋友和专业教练的帮助下练习如何控制或者减轻自己的反应。最终，你能够提高自己对热键反应的控制能力，当热键反应开始的时候，你就能迅速地识别它们并及时中断这些反应，重新控制住自己。

弱点

像所有猎食者一样，反社会人格者能够敏锐地捕捉到潜在受害者的弱点。人类的弱点很多，而狡猾的反社会人格者对这些弱点了然于心。为了简洁明了地解释这个过程，我们将会重点讨论三种常见的弱点。

- **缺点**。你有什么缺点？是太胖还是太瘦，抑或是太羞涩？我们经常能够看到自身的缺点，他人却不一定能看到。有些缺点确实存在，但是有些缺点却只存在于我们的想象中。反社会人格者擅长甄别你对自己不满意的地方，并将其作为操纵的筹码。反社会人格者会试图让你相信，尽管你（认为自己）有很多缺点，但他们仍会全盘接纳你。这通常很有效，能打消你所有的顾虑，也是反社会人格者与你构建关系的基础。最后，反社会人格者会向你“透露”其实你的缺点他们身上也有，这又进一步加强了你们之间的联结感，你开始期待能与他们建立深厚的友谊。

  准确认识自己的缺点有助于我们抵御反社会人格者的操纵。首先，将你所有的缺点列出来，仔细审视一下哪些是真正存在的，哪些是你臆想出来的。对于那些确实存在的缺点，确定哪些需要改善或接纳。一旦你对自己的缺点有了清晰的了解和评估，别人就很难利用这些缺点来操纵你了。
- **缺失**。你是否觉得自己的生活缺少了些什么？自尊、爱、理解、激情，还是人生的追求？这种缺失感会影响我们的想法、情绪和行为。我们会计较得失，嫉妒他人的所得；会对自己的能力产生怀疑；还会觉得自己的人生一败涂地，毫无价值。有时候，我们会为了弥补内心的空虚不惜任何代价。

对缺失之物的渴求让我们在心理、情绪或者生理上处于脆弱的状态。在这种状态下，人们会对如何满足自己的欲望浮想联翩，使得他们很容易成为守候多时的反社会人格者的“帮助”目标。比如，反社会人格者承诺给你财富，但根本无意兑现诺言，就好像非法传销或街头骗局中常用的手段。在这类涉及钱财的诈骗中，最初你觉得有利可图，结果却被骗得身无分文。在另外的案例中，反社会人格的“木偶大师”可能会怂恿你为了谋利或是报复某人而参与金融诈骗，犯罪的内容包括偷窃你所在公司的钱财、货物或商业机密，破坏他人财物，甚至伤害你的家庭成员。他们还会告诉你，你绝对不可能被抓住，并且这些受害者只是罪有应得而已。一旦你听信他们的话，你所做的一切将会变成他们操纵你的把柄，使你陷入无尽的困扰中，甚至因此获罪。

总之，你最好能够完全了解自己的需要和愿望，并了解实现这些的现实途径。好的咨询师或生涯督导有时候可以提供帮助。此外，老话说得好，“太完美的事情往往不是真的”，这是给你的最好建议。

- **恐惧**。你害怕什么？是亲密、孤独，还是当众演讲？我们遇到困境或难题时，都会有些害怕。除非这种情绪明显影响到日常生活，否则我们并不会特别留意它。然而，反社会人格者一旦察觉出我们恐惧的是什么，就能推测出我们将如何应对某些特定的情形和事情，我们害怕的东西就成了他们操纵我们的有效工具。由于恐惧情绪本身是由先天遗传和后天环境因素共同决定的，所以我们很难通过调节情绪来预防自己被反社会人格者操纵。心理咨询师和心理健康专家也许能够帮助我们了解自己内心的恐惧，并习得一些保护性策略以抵御操纵。

了解反社会人格者的操纵伎俩

你对反社会人格者如何操纵他人了解越多，就越不容易受到他们的操纵和摆布。在之前的章节中，我们分析了构成反社会人格者寄生生活方式的三个阶段。

- 评估个体潜在的利用价值、弱点和防御机制。
- 利用印象管理技术和操纵手段来讨好受害者，进而榨取受害者的资源。
- 抛弃没有利用价值的受害者。

许多受害者根本察觉不出自己受到了反社会人格者的摆布。从写给我们的信件以及与受害者的面谈中，我们发现很多受害者都不知道自己面对的是反社会人格者，发现也为时已晚了。尽管每个案例的细节迥异，但是受害者描述的情绪、态度和行为共同构成了一个模式，或者说是一个过程。以下，我们将按时间顺序回顾受害者被操纵的整个过程。详见补充资料 11-2。

阶段一：你的好奇心被勾起，受到反社会人格者的诱惑

我们都知道，第一印象可能具有欺骗性。就好比一本装帧精

美的书内容却枯燥乏味。然而，我们买书前至少会拿在手上翻一翻，看一下书评。买电视机或者买车之前，我们也会进行一番调研。反社会人格者精于用迷人的魅力、招人喜欢的外表、优雅的谈吐以及熟练的逢迎技巧为自己赢得积极的第一印象，由于这种虚假的表象过于诱人，我们往往会不假思索就接纳了他们。与反社会人格者在一起时，你所见到的并非你真正了解的，你要经历过许多伤痛才能够领悟这个道理。而且每个反社会人格者表现出的人格面具不同，你可能会不止一次地受到伤害。因此，当我们建立新的社交关系时需要多一份警惕心（甚至是疑心也不为过），尤其当这些关系会影响到我们的生活时。之后也要结合新的信息对我们新结交伙伴的可靠性进行多次评估，并且一旦感到有些困惑或者发现事情有些不对劲，要及时撤退。

阶段二：与反社会人格者建立联结

反社会人格者会反复运用个人魅力和操纵技术等使你相信："他是真的喜欢我。"事实上，反社会人格者会通过一系列的聊天和会面来隐晦地告诉你，你俩在好恶、特质、态度方面有许多共同点。这个过程一般不会非常明显，他会设计得很精巧，他在讲述的故事里夹杂着你的热键和弱点，令你不知不觉深陷其中。在经手的案例中我们发现，受害者通常渴望找到一个与自己有相同价值观、信仰和生活经历的灵魂伴侣或伙伴。于是，一旦发现了这样一个完美的伙伴时，受害者会感到非常兴奋，轻易就相信反社会人格者发自肺腑地喜欢他、尊敬他，坚信两人之间无论是私人关系还是工作关系都很可靠，值得长期发展。

反社会人格者会显得很正直，让你相信你们之间的关系是建立在真诚和信任基础上的。大部分受害者都报告说，在这个阶段，他们开始向反社会人格者大量泄露隐私并相信自己了解到的对方生活是真实和私密的，他们从未怀疑自己听到和看到的都是捏造的谎言。最终，反社会人格者会诱导受害者产生这样的想法：两人是天造地设的一对！反社会人格者将自己伪装成最完美的朋友、员工或者生意伙伴。他们会花大量的时间和精力始终扮演着完美的角色，伪装得恰到好处。然而，悲哀的是，两人的这段关系是一场骗局，它只是受害者的一厢情愿。

在建立联结的过程中，始终保持警觉是一个有效的预防性措施。不要轻易沉浸到别人的故事中，稳固的关系是需要时间去经营的。你应该始终保持批判性思维，并且不断对这段关系进行仔细评估。如果你感觉某人太好了，好到简直不像是真的，那么尝试重新审视一下这个人吧。

阶段三：在反社会人格者的游戏中成为共谋

待到联结比较稳定后，你会发现反社会人格者开始利用你的热键和弱点来迫使你顺从并进一步巩固关系（在这个阶段，你几乎不会意识到这一点）。有时候，你会不知不觉地听从反社会人格者的指令，做出一些事情来巩固你们的关系（即使这些事情有悖你的初衷）。健康的人际关系是建立在相互平等基础上的，双方在关系中各有得失妥协。而你与反社会人格者建立的关系是倒向一边的，你不断地给予，他则不断地索取（包括钱、住宅、性、权力和控制）。

朋友、家人和同事是清醒的旁观者，他们会试图提醒你，例如“他不适合你”“放弃这段关系吧”“你不能相信他”。通常情况下，你会对这些善意的言辞置若罔闻，甚至这些言辞还会致使你疏远家人和朋友。反社会人格者则会加剧你的孤立，在一些反社会人格者冒充宗教团体领导的案例中，他们甚至强烈要求人们保持孤立的状态，因为与他人隔绝的状态更利于反社会人格者实施他们的操纵技术。

如果你发现老板或同事在控制你，或者你的情绪在亲密关系中容易跌宕起伏，那么你需要寻求外部的证据审视这段关系。一旦你发现这段关系在伤害你，就该让它结束了。通常，当你处于结束关系的过渡期时，家人、朋友和同事都能帮助你，给你提供情感方面的支持。如果你受到了辱虐，你应该寻求政府机构或专业人士的帮助。

阶段四：自我怀疑、自责和否认

反社会人格者见缝插针、欺骗性、操纵性的行为会使受害者感到慌乱迷茫、手足无措。许多受害者开始自责，无论发生了什么都归咎于自己。有些受害者则完全否认他们的关系存在问题。在每个案例中，受害者对反社会人格者的担心和怀疑都会转变为自我怀疑。

然而，我们很难让陷入关系中的受害者相信自己被蒙蔽了或者忽略了事实真相，甚至当证据摆在受害者面前时（比如一张可疑的汽车旅馆票据或一次可疑的信用卡收费），他们也会否认。出于对反社会人格者的信任，受害者会和反社会人格者一样，指责他人故意混淆视听或把这当作一场误会，甚至指责他人多管闲事，不该对“灵魂伴侣”指手画脚。受害者陷入无休止的自我怀疑和自我否认时，很难接受他人的帮助。为了使受害者得到必要的帮助，最佳选择就是将受害者转介给专业的员工帮助计划（employee assistance program）或其他心理健康专家。

有些情况下，反社会人格者说服了你身边的人（包括家人和朋友），使他们相信你才是问题的始作俑者！你会非常崩溃，甚至会怀疑“我是不是疯了”。幸运的话，如果你身边有些人能看清整件事情，那么你应该听从他们的建议。在组织里，这些人可能是对反社会人格者没有利用价值的同事、前任受害者或对操纵和欺骗行为警惕性很高的企业警察。

阶段五：辱虐升级

如果受害者对反社会人格者的行为有所怀疑，或者决定就自己注意到的前后不一致之处当面质问反社会人格者，就可能遭到反社会人格者的报复。反社会人格者最初会强烈否认自己有任何行为不当，然后会抱怨受害者的不信任。这种情况下，大多数受害者会因为自己不信任对方而感到羞愧，进而更加怀疑自己。如果受害者仍持怀疑态度，反社会人格者会恼羞成怒，对受害者实施严重的辱虐。辱虐有多种形式，通常以心理、情绪和身体这三种形式出现。

身体上的虐待最为常见，导致受害者出现乌黑的眼眶、身体瘀青、割伤等。通常在家庭暴力案例中，受虐待的一方不愿意报告自己受到的身体伤害。当其他家庭成员、眼尖的朋友和同事注意到这些受害者的伤时，可能会试图干涉，但是大部分情况下他们的努力是徒劳的，因为受害者不愿意接受他们的帮助。任何形式的身体虐待都是极其危险的，因为随着时间的推移，反社会人格者以及其他施虐者会加大虐待力度。这时候，一定要立即寻求外部的帮助！

局外人很难评估反社会人格者对受害者的情绪和心理辱虐带来的伤害。情绪辱虐会引起焦虑、悲伤、抑郁、失眠、泛化的恐惧以及创伤后应激障碍。心理辱虐会导致低自尊、无价值感、自我怀疑和心理痛苦。受虐者会认为自己做什么都不对或者自己一定是出了些问题，他们会扪心自问："我哪里做得不对？"众所周知，人的想法和感受会影响其行为，因此受害者在工作中的表现会下降，他们的注意力很难集中，更容易激动、沉默寡言或过度情绪化。反社会人格者会利用情绪和心理上的辱虐来控制受害者，诸如批评（"你太胖了，除了我没有人会喜欢你"）、威胁（"我受够你了，我要离开"）或恐吓（"别逼我伤害你"）等操纵和威胁手段，结果是受害者仍会对反社会人格者言听计从，更不舍得离开他们。

如果你受到了辱虐，请向周围的朋友、家人、值得信任的同事寻求帮助和建议，如果辱虐的情节严重或者遇到其他特殊情况，可以向政府机构或从事心理咨询、家庭治疗、社会专业救助机构和相关服务机构寻求帮助。

阶段六：醒悟和反思

最终，前后矛盾的谎言、负面情绪和来自亲朋好友的反馈等信息汇集到一起，受害者终于明白自己成了反社会人格者游戏里的牺牲者。受害者要经过很长时间，反复确认，才能够接受这一事实。但至少，能够醒悟便有了恢复的可能。

一旦你明白真相，就会感觉自己很傻。许多受害者会问自己："我怎么会轻信这样的谎言？"或对自己说："我真是个白痴。"这是付出惨重代价后的正常反应。明白自己被愚弄后，你可能倾向于掩盖那段愚蠢的过去，不会去确认反社会人格者究竟是怎样的人，反而会躲着其他人。有时你会认为别人还没有发现真相，果真如此的话，主动向值得信任的亲朋好友坦陈发生的一切要比欲盖弥彰好得多。主动谈论自己的经历以及把这些经历记录下来都是消除“自己很愚蠢”这种感觉的好办法。你可以从遇见反社会人格者开始记录。当然，你还要仔细检查自己的银行账户，信用卡账户，含有个人信息的文件、电脑、手机以及其他重要的东西，以防被反社会人格者顺手牵羊或者利用。同时，你要采取必要措施保护自己，例如避免与反社会人格者再次发生联系，做些准备工作应对未来可能发生的报复。你可以将自己的故事匿名发在受害者支持网站上，例如“善后：反社会人格被害幸存者基金会网站”。（声明：黑尔博士和巴比亚克博士均为该非营利组织的董事会成员，该组织致力于为遭遇反社会人格者的受害者们提供支持和指导。）

阶段七：处理你的羞耻感

羞耻感是对辱虐的自然反应。但也正因为感到羞耻，很多受害者选择默默忍受，而不会报案或在社交平台上揭发反社会人格者。与亲朋好友或心理专家一起讨论这种羞耻的感觉很有必要。原因有两个。第一，你不应该承受这样的羞耻感，就像你不应该被辱虐一样，这一切都不是你的错，反社会人格者就像猎食者，你则是他的目标和受害者。第二，羞耻感会让你更易继续受到反社会人格者的操纵。想想那些受辱虐的妻子，尽管受了毒打和言语侮辱，她们仍然乞求施暴丈夫带自己回去。对于反社会人格者来说，利用你的羞耻感操纵你是很容易的事情，就像一开始利用你的缺点、缺失和恐惧来操纵你那样。不要让被骗的羞耻感阻碍你寻求帮助和指导，也不要让反社会人格者用你的羞耻感作为武器来伤害你。

阶段八：愤怒和澄清

当受害者联系我们时，他们通常正处于被反社会人格者操纵和辱虐后的阶段，他们异常愤怒、一心想要报复。愤怒和澄清的需求都是正常的情绪和心理反应。愤怒常源自残留的情绪，这种情绪一直伴随着受害者，受害者却因害怕和顺从没有把它表达出来。与训练有素的心理健康专家一同处理这些愤怒的情绪，对受害者而言很关键。他们可以在安全的环境中反复体验和思考这些愤怒的情绪，有时候甚至需要在治疗中宣泄这些痛苦的情绪才能抚平曾经的伤痛。

你可能想要揭露反社会人格者的真实身份，但我们建议你这个阶段不要在社交媒体上（包括电子邮件、短信或网站）分享自己的经历，包括你对反社会人格者的控诉以及你的想法和情绪。要知道，你刚从一段痛苦的人际关系中解脱出来，目前仍然处于修复期，你的情绪和心理状态可能让你无法客观理性地看待整个事件。并且，你可能尚处在虚弱状态，无法应对来自反社会人格者的报复。

但是，如果反社会人格者真的犯了罪，请立即报警。

为自己正名也是一个恢复的过程。很多受害者报告说，单是确认自己的确遇到了一名反社会人格者，就让他们好受一些；并且越是了解反社会人格者的手段和模式，越能够疗愈内心的伤痛。此外，受害者经常会指导身边的朋友注意一些危险信号，不要重蹈覆辙。有些受害者甚至发行了书刊，记录他们与反社会人格者相处的经历，提醒他人避免落入反社会人格者的魔爪。

讨论问题

- 你觉得自己有哪些资源是反社会人格者希望获得的？
- 你有哪些触发器（热键话题或弱点）？

- 是否有人尝试利用这些触发器来控制你?
- 他们达到目的了吗?

从伤害中恢复的行动指南

许多读者问我们:“接下来,我能做些什么?”因此,我们简要罗列出以下这些通用且非常必需的建议,帮助读者从伤害中尽快恢复。

收集数据

- 收集与你(遭遇的这件事)有关的所有文件。包括日记、你与反社会人格者往来的所有相关记录(包括笔记、电子邮件、短信或信件、银行和信用卡记录、电话留言、医疗和法庭记录等)。
- 如果你打算在社交媒体上发布相关信息,请立即停止发布!仅将这些信息保留在本地电脑上。

评估损失

- 检查你的财务状况,包括所有信用卡对账单、银行账户余额和房契等。更改所有密码,如有必要,更改电话号码。如果你有与反社会人格者的联名账户或者有将反社会人格者列为受益人的合同,也请立即更改受益人信息或者关闭账户。如果发现欺诈的证据,请保留清单,可为司法程序所用。
- 检查私人电脑和手机是否有恶意软件。(几个受害者告诉我们，他们在手机上发现了跟踪软件，并且电脑上也被安装了键盘记录软件！）

- 咨询心理健康专家以评估你的心理和情绪状态。

评估你的朋友和社交关系

- 列出你的朋友并将其分类：曾经警告过你的（关于反社会人格者的言行），似乎与反社会人格者一伙的，或是对整个事件一无所知的（并评估他们是否会支持你）。在列表中也应当包含你的家庭成员。

写下你的故事

- 按时间顺序整理所有文档并按类别（例如财务、社交）分类。
- 参考笔记，写下你与反社会人格者相处的整个事件。第一稿将是“意识流”的写作报告，漫无目的，有时含糊不清，但充满情感。
- 修订故事，缩减到两三页，完整并准确地记录你的经历。可以请朋友或者专业编辑帮忙，增加故事的可读性，让即使完全不知情的圈外人（包括司法机关和律师）也可以轻松读懂故事。

评估你的未来生活中是否仍有反社会人格者

- 反社会人格者仍然在你的生活中存在吗？未来也会

存在吗？你需要考虑一些客观的现实，例如你结婚了吗？有孩子吗？你与反社会人格者有法律上的关系（例如财产所有权）吗？他是你的亲戚吗？

- 如果反社会人格者彻底抛弃了你，你应该庆幸并开始重建生活。
- 如果你与反社会人格者有法律上的关系，例如婚姻、孩子或财产所有权，则要做好长期“战斗”的准备，并聘请专业人士帮助你。

制订下一步的计划

- 访问遭受反社会人格者迫害的受害者支持团体的网站，阅读他人的故事和相关的研究材料。如果你想在网站上提问，请匿名进行，不要留下任何可识别身份的信息，以免反社会人格者追踪到你。
- 如果有危险，立即向家暴庇护所或当地警方报案，请求帮助。
- 咨询律师。

预防反社会人格者的报复

- **人质**。反社会人格者可能以孩子或房屋作为筹码，逼迫你聘请昂贵的法律顾问，并延长司法战线。他可能会同意共同抚养孩子，但轮到他照看孩子的时候却不出现，或承诺带孩子去度假，但到时候玩失踪，结果把你的时间安排搞得一团乱。

- **围城**。这是在中世纪的战争中使用的策略。反社会人格者严密地“包围”受害者，试图使他因资源匮乏而屈服，通常包括物理手段（深夜将车停在你房子前面，在网上跟踪或在现实中跟踪你）、财务手段（不断妨害诉讼或在诉讼中不断拖延以消耗你的钱财），或社交手段（使朋友和你反目或排斥你）。我们还听说过反社会人格者说服受害者的法律顾问反水的案例！
- **破坏**。反社会人格者可能会致电你的上司，让他解雇你。他可能透支你的信用卡和银行账户，还会在社交媒体上贬低你。这时候不要上钩！不要亲自出马与他对质，而是默默地记录他所说或所做的一切。

你最终的目标是使自己摆脱与反社会人格者的任何联系（身体、情感或心理上的），尽快从伤害中恢复过来，重建新的生活。

补充资料12-1

反社会人格者访谈内容的语言分析

“为什么反社会人格者有时说的话很奇怪，我们还是愿意相信他们，并且会轻易地被骗或被控制？我们为什么没有识别出他们话语里前后矛盾的地方？……在他们‘精彩’的演出中，谎言的矛盾之处非常微妙，使非专业的旁观者很难识别”（p.142）。[1]针对这些问题，黑尔博士、勒（Le）博士和他们的同事提出，基于计算机的分析可以提供一些线索。[2]

大约 20 年前，劳斯（Louth）博士等人[3]使用计算机程序测量反社会人格者话语中的声学特征。我们发现反社会人格者（使用 PCL-R 测量）在说情绪性的词和中性词时声音的强度没有差别（语音振幅相似），其他罪犯则会在说话时加重情绪性的词。同时，黑尔博士的一名学生发现，反社会人格者的叙事方式非常特别[4]（有关这项研究以及黑尔博士的其他语言研究请参阅《黑尔变态心理学》）。这名学生对罪犯使用的中性词和情绪性的词进行了分析，发现与其他罪犯相比，反社会人格者的话语有更多似是而非的内容和更多的逻辑矛盾。他们说话经常跑题，从一个话题突然转到另一个话题，对一些简单的问题，尤其是与情感有关的问题，给出前后矛盾或者前后不搭的答案。

最近，几名研究人员发表了一系列对反社会人格者语言进行计算机分析的尖端研究。由于篇幅限制，我们仅介绍其中几项。黑尔博士的同事，心理学家汉考克（Hancock）、伍德沃思（Woodworth）和波特（Porter）[5]使用了两种文本分析工具分析杀人犯的犯罪叙事。一种工具分析语音语义内容，另一种工具分析情绪特征。“我们预测，由于他们功利性的世界观、更为本能性的生理需求（比正常人更复杂的需求）以及共情能力的缺陷，他们在描述自己实施的杀人事件时会显示出独特的语言模式。研究结果总体上与我们的预测相符。相对于普通罪犯，反社会人格罪犯的话语中包含更高水平的功利性、更多解释性内容，强调自我保护和身体上的需求，并且更不连贯、更多回顾过去，也较少谈及情感。重要的是，这种风格上的差异很可能是无法用意识来控制的，因此很难在说话的过程中刻意改变”（p.110）。PCL-R 因素 1 的得分则能够解释杀人犯叙事中的情感特点。

勒博士和同事对黑尔博士提供的一组对反社会人格者（使

用 PCL-R 测量）的访谈内容进行文本分析以检验反社会人格者的语言特征。结果与其他研究一致：与其他罪犯相比，反社会人格者的语言更不连贯，经常需要停下来思考（发出例如“嗯”和“呃”的声音），用一些没有实质意义的短语来充数（例如“你知道的”“我的意思是”），多用人称代词，很少提及具体的人（例如家人或他人的姓名等），很少表达情感（表达愤怒与焦虑有关的词较少）。而预测 PCL-R 分数的最佳指标是在谈话中较少使用与焦虑相关的单词，较多使用人称代词。

注：大多数针对反社会人格者的语义分析和情感研究结果，都是通过访谈罪犯的形式获得的。因此，我们不知道调查结果在多大程度上适用于受过高等教育的企业反社会人格者。但这些研究结果是有启发性的，对理解企业反社会人格者将有很大的帮助。

补充资料 12-2

工作场所的暗黑人格[6]

黑暗三煞与职业选择

研究人员发现反社会人格、自恋[7]与创业意向三者之间存在联系。[8]这个研究结果并不出乎意料。对于黑暗三煞人格得分较高的个体来说，创业的动机与他们本性中的“破除”欲望相契合（利用他人为自己谋利，获得关注和青睐）。[9]黑尔和尤西（Yousey）[10]的一项针对自恋人格的研究发现，在研究选取的职业中，政治人物在自恋维度的得分最高。在马基雅维利主义维度得分高的个体倾向于选择与商业相关的职业，很少选择与帮助他人相关的职业。[11]具有黑暗三煞人格的个体看重权力、金钱和社会地位，这些价值观会引导他们做出相应的职业选择。

黑暗三煞与领导力

具有黑暗三煞人格的个体获得权力、金钱和社会认可的一种方式便是力争成为领导。对于自恋人格的领导者，与其说他们在为公司卖命，不如说他们是在为自己谋利，[12]他们自私且没有道德感。[13]对自恋与领导力进行元分析研究的结果（Grijalva，Harms，Newman，Gaddis & Fraley）[14]显示：自恋与领导力展现（leader emergence）相关，但与领导有效性（leader effectiveness）不相关。这个结果可能是由于自恋者与领导者都在外向性人格上得分较高。虽然目前未看到另两种（黑暗）人格与领导力的相关研究，但我们推测，以上结果很可能同样适用于马基雅维利主义和反社会人格。黑暗人格领导者会实施辱虐行为，[15,16]对员工产生负面影响。[对工作场所黑暗三煞的深度调研，见勒布雷顿（LeBreton）等人的研究。][17]

黑暗三煞与员工行为/态度

具有黑暗三煞人格的员工在工作场所几乎都会做出反生产行为，是组织的毒瘤。[18]他们以欺凌和辱虐同事为乐，看到他人处于水深火热之中会带给他们极大的愉悦感。[19]

黑暗四重奏

黑暗三煞的提出者在原有的三种暗黑人格基础上，增加了虐待狂（sadism）（以制造他人身体和情感上的痛苦为乐）人格，组成了一个四种暗黑人格的集合，被称为黑暗四重奏（Dark Tetrad）。[20]黑暗四重奏的个体在诚实或谦虚人格维度上的得分较低（表现出欺骗、贪婪、狡猾），宜人性程度也较低（表现为好斗、对他人的同情心较少）。目前，尚无关于工作场所中虐待狂的实证研究，然而我们相信虐待狂人格也会对工作场所造成不良影响，尤其会降低员工的幸福感。

有些人认为这些人格特质会使个体在工作场所中处于优势，帮助个体获得成功，因此称黑暗四重奏的人格特质为成功的暗黑人格。但值得注意的是，即使这些个体的表现异常优秀，最终他们还是会对同事、员工造成伤害，给企业带来巨大的损失。

还有其他暗黑人格吗

虽然在学术分类上，我们仍未将利己主义（egoism）、道德推脱（moral disengagement）、心理特权感（psychological entitlement）、自利（self-interest）和恶意（spitefulness）归为暗黑人格，但其实它们早已在黑暗特质的万神殿中拥有了一席之地。心理学家提出，所有的黑暗特质和暗黑人格都有一个核心内容——人格中的黑暗因子（D）——“一种倾向于实施非伦理道德认可的和/或社交中不恰当行为的特质”。（Moshagen，Hilbig & Zettler）[21]D水平高的人通常以牺牲他人为代价来实现自己的利益最大化。这里的利益指的是目标达成的程度，包括物质形式的利益（如更高的地位或更多的财富），也包括非物质形式的回报（如权力感、优越感、愉悦感或幸福感）。关键在于，这些人在实现利益最大化的过程中完全不顾他人的利益，甚至会对他人造成负面的影响。简单来说，“人格中的黑暗因子就是通过践踏他人实现自我的倾向”。

Snakes In Suits

05
第五幕

戴夫的案例

场景二：真相大白

弗兰克在下午三点过了一点时来到约翰的办公室，手上还捧着一摞文件。

“来点咖啡怎么样？”约翰问道，他拿着一个咖啡壶，正站在书柜前。

“行啊，估计我们要谈上好一会儿了。”弗兰克回答，他把手上的文件放在咖啡桌上，走到约翰跟前。

“你发现了什么？”约翰问。

“一大堆东西，这可不是好兆头。显然，项目组的问题仅仅是冰山一角。我把戴夫的个人档案翻了出来，然后跟项目组的员工详细谈了谈。我还从其他部门的领导那里听说了一些惊人的消息，包括采购部的蒂姆和安保部的马修。”

“安保部？好家伙，看来真有那么点意思了。你怎么不从高层开始呢？”

“我在检查戴夫的个人档案时，注意到他的档案原件、简历和职位申请书上的信息存在一些不一致的地方。”弗兰克回答。

“哪些不一致？”约翰向前倾了倾身子。

“显然，他在这些文件中写了三种不同的大学学位，尽管它们都很相似。我不确定这是故意的，还是文书上的失误，所以我让梅兰妮去核查他的教育背景。结果发现，他简历上的大学就是所野鸡大学，他的学位是伪造的。”

“为什么梅兰妮之前没注意到这些呢？”约翰有些疑惑。

“她没去核查他的背景，因为我们马上就让戴夫上岗了，你还记得吗？她说正常情况下，她都会去跟踪调查这些事情，一旦——”

“是的，我记得，我们有点太草率了。”约翰摇了摇头，“她还发现了什么？”

“他没有犯罪前科。”

“这是个好消息。”约翰打断道。

“但是他确实收到过好几张超速罚单，这算不上什么大问题。自从我们密切关注戴夫起，我要求她尽可能收集有关戴夫的信息。”弗兰克呷了一小口咖啡，继续说道，“我还发现了这个，是蒂姆写给戴夫的。”弗兰克抽出一张纸条，照着读了起来，“请不要直接向供应商购买设备和工具。”弗兰克抬起来头来，发现约翰在看着自己，“很显然，他一直在通过非正常的渠道购买电脑、外部设备等。最后，公司的一名内部审计师发现了问题，并报告给了蒂姆，他就写了这么个东西给戴夫。”

“戴夫怎么回蒂姆的？”

“他说非常抱歉，他刚来公司，再也不会这么做了，诸如此类的话。”

“没有人和你提起过这件事吗？”

“没有，蒂姆相信了他的话，只是把记录复印了一份放在戴夫的档案袋里，以备之后再有此类事情发生。”弗兰克回答，“梅兰妮还建议我跟安保部的马修谈谈。马修告诉我，有一天一名保安不让戴夫把车停在前面，结果戴夫大吵大闹了一番。”

“不过，马修这群人有时喜欢夸大其词。”约翰说。

“但并不止这一件事。还有一次下班后，戴夫想要进大楼，他那时刚来，没有门禁卡。他就跟前台大发脾气，威胁她要炒她鱿鱼，她只得向上面汇报了整件事情。后来，戴夫向我要了通行证。马修说，现在戴夫和那个保安已经是好哥们了。”

“哎，这些流言蜚语不足为信啊。”

“梅兰妮还告诉我一些事情。”

“嗯？”约翰倒了第二杯咖啡。

“她试着核查戴夫的工作经历，戴夫在登记表上写了四个联系人，所以她就一一打电话过去，四个人里，其中一个人已经跳槽了，两个人给出了不好不坏的评价，还有一个人说戴夫是个大好人。但梅兰妮说，最后一个人说话的口气就像是戴夫和他都是兄弟会的成员，而不是同事关系。”约翰皱了皱眉头，弗兰克继续说道，“所以，梅兰妮继续深挖线索，并和戴夫最后工作的两家公司取得了联系，这两家公司都认为戴夫是个大麻烦。”弗兰克拿起笔记，开始读了起来，“他们说，戴夫我行我素，喜欢责骂他人，经常撒谎，还是个喜欢在背后捅人刀子的马屁精。嗯，就这些。”

“你手下调查的这些信息真不赖。”约翰说。

“是的，一切都很符合戴夫的作风。而且关于新产品的项目……”

“嗯？”

“整个项目的想法，从构想到行动纲领，甚至是给执行委员会做的项目计划报告，这些都是多萝西的功劳。戴夫利用了她，然后把她的功劳占为己有。”

“这些是杰瑞告诉你的？”约翰问。

“是的，他从未想到会有这么一出。多萝西在戴夫的桌上发现了一份项目计划报告的副本，发现报告里没有自己的名字，她在两天前的会议上质问了戴夫这件事情。戴夫骗她说是我把她的名字拿掉的。于是她跑去告诉杰瑞，杰瑞今天早上来找我，幸好其中一个想离开项目组的下属已经告诉我这件事了。”

“还有吗？”约翰喝完了咖啡，把杯子放下了。

“还有很多类似的事情跟细节，但是一言以蔽之，戴夫并不像我们想的那么简单。他不值得信任，我也不会信任他了。”

“我同意，他不能待在这儿。”约翰看了看手表，“我确定梅兰妮今天已经下班了，我们一起去杰克那里，看看能不能在今晚把这事了结了。戴夫入职刚刚 10 个月左右，对吧？”

弗兰克点了点头。

“好的，应该问题不大。梅兰妮能在明天把解雇信写好。”

看到管理层办公区里的灯还亮着，弗兰克松了一口气。他们急匆匆地沿着走廊朝办公室走去，路上遇到了维多利亚，她正打算下班回家。

“嗨。杰克还在里面吗？”约翰问道。

“在，加里戴博先生工作起来可是废寝忘食呢。”维多利亚笑了笑。

弗兰克也笑了：“可不是吗。他现在忙吗？”

“有个人在他办公室里，当时我在复印东西，没看清楚是谁，他们谈了有一会儿了。不过你们愿意的话，可以等一等。”

“好，谢谢你。”弗兰克微笑着目送维多利亚离开。

弗兰克和约翰在维多利亚的办公桌旁坐了下来，他们挪了挪椅子，视线刚好对着杰克的办公室，这样等到谈话结束，杰克开门的话他们就能够看见。他们利用这段时间开始浏览戴夫的材料，商量怎么把这些事情报告给杰克。鉴于他们对戴夫的了解，可选的方案并不多，事实上，他们只有一条路可走。两人商量了每个人该说的话，弗兰克做了笔记。

20分钟过去了，杰克的房间里传出了他招牌的笑声。弗兰克和约翰相视一笑，回想起第一次在公司大会上听到杰克大笑的场景。随即，他们又把注意力拉回到与杰克将要进行的会谈上。

杰克的声音变洪亮了，他从座位上站了起来走到门前，准备送客人出去。弗兰克和约翰收拾了一下，也站了起来。“下次我们再小酌一杯，怎么样？”杰克用力地拍了拍访客的后背。

“没问题！”戴夫握着杰克的手，用力地摇晃着，转身走出办公室。

当弗兰克和约翰看到走出来的是戴夫的时候，时间仿佛停止了，弗兰克和约翰变得呆若木鸡，嘴巴大大地张着，保持着O形。戴夫看见他俩，便停了下来，脸上堆起了笑容，他的眼睛中闪烁着光芒：“嗨，二位，很高兴见到你们。”

讨论问题

- 弗兰克和约翰该对杰克·加里戴博说些什么？
- 你会怎么说？

Snakes In Suits

第13章

第五专栏：我们身边的反社会人格者

多年前，巴比亚克博士去一个大都市做讲座，讲座在上午进行，与主办者共进午餐后，他用下午的休息时间游览了一下这个城市。天气很好，街上挤满了当地的居民和游客。他回忆道：

人群的行进速度突然变慢了，并在前面聚集起来。我走上前，看到一个三张牌赌博的骗局（在第3章中提到过）。我之前听说过这种骗局，但从未见过现场的操作。我惊讶于发牌者熟练的操作技巧，但更让我吃惊的是，围观群众那么容易受骗。那名带着孩子的可怜的年轻妇人，把她的房租全输了。

我沿着主干道信步闲游，欣赏着城市里独特的建筑群，偶尔在精品店、美术馆和咖啡店驻足停留。天色渐暗，我不得不回去参加主办者为演讲人和参会者举行的晚宴。原本我想选择另一条路往回走，顺便看些不同的景致，却不知不觉被出门晚餐的人群挤到了一个熟悉的景点旁。三张牌游戏的骗子团伙仍然在街上表演，引诱着毫无戒心的游客们。很快，面对娴熟的庄家，游客们损失连连。然后，我在前排看到一名怀抱婴儿的年轻妇人拿出100美元，说要参与游戏。她说这是她的房租。

读者们基本可以猜到故事的后续了。她当然输了，骗子团伙拿了钱消失在人群中，那名妇人失声痛哭。一个颇为脸熟的穿着蓝色旧外套的老妇人从人群中走上前，她轻轻地拍了拍婴儿的头，并将一张10美元的钞票交给了我们的“受害者”。之后，人群中也陆续有几个人给了年轻的妇人一些钱。她至少收到了100多元。

我对见到的事情非常有兴趣。回酒店后，我坐在酒吧里点了杯饮料，赶紧把这个案例记录下来。两名参加讲座的联邦执法人员在酒吧里遇到了我，我兴奋地一遍又一遍地复述我的所见。他俩对视了一眼，对我露出了微笑。

我们收到许多来自大众的问题，他们想了解在职场中如何应对有反社会人格倾向的上司、同事、下属或合作伙伴。虽然很多时候我们认为他们的判断是正确的，但在没有获得详细的信息之前，我们仍无法确定他们描述的个体是否真的是反社会人格者。

在第 11 章中，我们讨论了公司如何完善其招聘和晋升的程序，防止雇用反社会人格者或让其晋升。在第 12 章中，我们描述了让人们沦为被操纵的受害者的多种方式，我们始终相信，了解反社会人格者的操纵伎俩可以帮助你避免被操纵或至少可以保护自己。我们还介绍了一系列方法，指导你在被反社会人格者迫害后如何恢复，重启新的生活。

在本章中，我们将首先介绍一些方法，让你在工作中尽可能避免被反社会人格者伤害，而且会分步骤详细解说当这些尝试失败了时，你该怎么做。

了解和管理你的声誉

要切记，你的声誉是你从工作中获得的最宝贵的财富。声誉是你辛苦建立起来的，声誉也是脆弱的。根据研究，你通常要做 12 件好事，才能挽回一件坏事带来的负面影响。声誉是反社会人格者最容易攻击的目标，他们仅需一些闲言碎语或是在背后搞些小动作，便能诋毁你的能力和忠诚，能够消除你对他们的威胁并最终导致你降级或被解雇。因此，维护声誉是你的第一道防御工事。

能力

当你的能力和表现符合反社会人格者的需求时，他们会吸引并培养你继续支持他们。只要你有利用价值，他们就不会视你为威胁。然而，如果你在公司里被重视了，并在某些事件里开始反抗他们或者拒绝帮助他们，你就会遭到他们的攻击。反社会人格者会在背地里诋毁你，如果他恰好是你的上司，那你的绩效考核可能会受影响。

由于公司对领导和下属的职位期待不同，相应的职位权力也有差异。当你向公司提出你的绩效考核（领导评价）不公正时，公司大多数情况下还是会站在你上司那一边。因此，最好的防御是在合法和合规的前提下，尽全力做好领导交代的工作。但如果明显是犯法违规或者不道德行为，就要三思了。有些时候，在反社会人格者手下工作，你的“不完美”的工作表现也可能成为他攻击你的理由，如果没有其他支持（下文会提及），那你很可能会被无情地践踏。

忠诚

通常，公司培养和维持员工忠诚度的方法包括提高员工的企业自豪感（比如集体庆祝公司取得的重大成功），加强个人归属感（比如授予团队成就奖以及公司野餐），提供个人成长和职业发展的机会（比如公司提供的培训项目和具有挑战性的任务），给予认可（比如加薪、升职和绩效奖金）。反社会人格者却只在乎你的忠诚度，而不会付出任何的努力来维系。一旦感到你有那么一点儿不忠诚，他们就会将你视作威胁，攻击你或者完全抛弃你。他们在公司高管面前诋毁你，认为你对公司不忠。

当你尝试投诉你的反社会人格上司时，你会发现他已经“成功策反”了你周围的同事和领导。他们已经认为你是一个叛徒，而你所做的努力只是在尽力弥补自己的错误罢了。因此，你需要采取一些预防性的措施来维护自己的声誉，让他人无法质疑你的能力和忠诚。以下是我们的一些建议。

与他人保持良好的关系

与上层管理者

尽可能广交善缘，把自己塑造成一个具有亲和力、有才干、忠诚的人，尤其是要积极寻找与上层管理者沟通的机会。虽然他们不会经常出现在你的工作区域，但还是会偶尔走进普通员工的工作中“寻求”人才。你需要充分利用这些见面的机会，向管理者提出一些不尴尬、非对峙性的，以及不涉及个人私利的问题。这些问题需要是你提前准备过的严肃的问题，是有关公司业务的、涉及市场竞争的或者新产品线的问题。

通过问问题，你展示出的对公司业务的见解越成熟、越务实，就越可能给管理层留下积极的印象。这种印象可以提高你的声誉，让你跻身“红人圈”。通过这些问题，你向领导层展示了自己的能力和忠诚，这有益于你的职业发展。日后，反社会人格者诋毁你的时候，领导也会在心里打上个问号。

与你的上司

与上司保持良好的关系非常关键，这能够帮助你应对反社会人格的同事或合作伙伴。经常与上司沟通部门里和项目中的信息，让上司处于你的消息圈里，这也是你能力和忠诚的体现。

与上司保持沟通的途径有很多。一些上司喜欢每周和下属碰一次面，听取最新进展、项目报告以及相关问题，另一些上司则会用更加放松的方式来获得最新信息，比如和下属共进午餐或者到下属的办公区了解情况。好好利用这些机会汇报和获取信息，特别是关于那些潜在的隐患。

与你的下属

与下属保持良好关系是优秀管理者的必要素质，在应对反社会人格下属的操纵行为中，这一点尤其重要，因此我们将它单独列出来讨论。反社会人格者很擅长挑拨离间，特别是当领导和下属之间的交流不够充分时。鉴于此，你要保持和下属之间的交流，交流越频繁，你越能够提前从其他下属那里获得一些反社会人格下属辱虐行为的信息。这样你就占有了先机。

在与下属沟通交流时，要保持一种开放的心态。有时候你会认为下属小题大做，因为这些事情对于他们来说十分重要，而对于你来说无足轻重。但是下属与同级别员工的交流接触比你要频繁，所有他们的报告很可能反映了真实的情况。因此，你很有必要认真对待每一份汇报，并且尽可能地去调查情况。你至少应该详细记录这些引起关注的事情，以便私下和你的上司一起讨论这些事情。

了解和熟悉公司制度

如果你还没看过公司的员工手册，那么赶紧看一遍吧。大多数公司都会向员工发放员工手册，甚至会在入职培训时专门安排时间来回答员工关于公司制度的疑问。你要了解自己对公司的职责和义务，同时要了解遇到投诉和纠纷时，可以参考公司的哪些制度和流程来解决问题。例如，很多美国公司都有针对性骚扰的公司条款，也有公司制定了反办公室欺凌的条款，这些都是你要注意的。如果你还不清楚公司的条款，就向人力资源部门咨询，不要觉得麻烦。你应该不希望听到别人投诉你违反了公司制度吧。并且当你真的遇到反社会人格的上司或同事的辱虐时，也能知道可以用公司的哪些条款来保护自己。

勤做记录

我知道，勤做记录是件枯燥又无聊的事情。但根据以往的经验，记录每次工作中往来细节的内容将会成为对付反社会人格者的关键武器，在之后与反社会人格者对簿公堂时也会非常有价值。

会议和电话

你要将记录重要的会议和电话视作必需的日常工作，而不是繁重的任务。好的记录包括以下内容：日期、参与者的姓名、讨论的主题、达成一致的决定以及后续步骤。尽管你可能习惯在智能手机上进行记录，但我们仍然建议你将这些记录手写下来保存或者保存在家里的私人电脑里。你还可以在其中添加有关反社会人格者言行的具体细节。如果你被反社会人格者当众侮辱或训斥了，记录下他的原话，这些内容将有助于你日后在与反社会人格者对峙时，重现当时的情景。

任务和目标

在大多数公司，工作任务和目标是通过书面形式下达的。如果你所在的公司不这样做，那你可以把上司每次的口头指示用备忘录记下来。备忘录务必言简意赅、重点突出，主要包括你对任务的理解、时间进度、资源要求，以及你需要的上司或他人的配合帮助。如果可行的话，与你的上司一起回顾一下这份备忘录，把上司的意见和建议记录下来。当然，一定要为这些记录做一个备份。

其他

还有一些其他事宜也需要记录下来，可以记在日历上或笔记本上。比如从上司那里获得的积极反馈或者消极反馈，或者一份会议纪要，包括与会人的发言、你的发言等内容。在记事本或者备忘录里记录上司或同事对你的任何威胁，并妥善保管。

充分利用你的绩效评估

许多主管不喜欢写绩效评估。他们或是觉得写这东西太花时间（特别是当下属很多的时候），或是认为很难恰当地给出评估意见，还有些主管不习惯给出负面评价。由于绩效考核会成为你档案的一部分，因此对你的职业发展非常重要。

坏心眼的上司会把绩效考核作为破坏你职业发展的手段，比如故意歪曲事实、颠倒是非。所以你要认真地对待考核过程，并且尽可能地参与其中。例如，为了加快考核过程，一些公司会让员工先写一份自我评估，提交给主管作为参考。虽然仅仅作为参考，不具最终的决定作用，但自我评估确实能够帮助主管回忆起一些已经遗忘的细节，也能够启发他们从另外的角度来理解任务目标。如果有这种机会，你一定要好好把握。自我评估要客观准确、简单明了、重点突出。这也是审视自己发展需要，以及虚心聆听主管对你的意见和建议的好机会。

如果你已经仔细回顾了自己的工作表现，在接受绩效面谈时，就可以更有理有据地与上司讨论自己的绩效评估报告。你可以就评估报告中模糊的地方提出疑问，要求上司提供一些具体的事件或行为。在某种程度上，你的评估报告是你工作表现的真实反映，官方的评估记录能够很好地维护你能干又忠诚的声誉。

有些公司允许员工在绩效评估报告中添加自我评定或者提交附加证明，一同封装在员工的人事档案中。即使你的评估结果是非常优秀，也应该加上自我评定。但如果你的评估报告存在不实之处，并且你的上司也不愿意去修改，那么自我评定可能是你进行修正的唯一机会了。不要着急动笔，先仔细组织一下语言，采用职业化的口吻陈述事实，并确保自我评定中没有情绪化或偏激的语言。在将自我评定送往人力资源部门之前，请朋友仔细阅读一下你写的东西，提点建议。如果将来你的工作表现、声誉或者信用受到了质疑，公司会首先查看你过往的绩效评估报告。

对主管的建议

在某些情况下，绩效评估可能是你对付反社会人格下属的唯一手段了。如果你作为管理者想要处罚或者辞退某个员工，那么人力资源部门一定会让你出示这个员工的绩效报告。此时，如果你没有完成绩效报告或者没有详细记录下这个员工的不良表现，处罚或辞退的过程可能就没你想象中的那么顺利了。正式的绩效评估（无论是书面报告还是面谈）对于管理甚至必要时辞退反社会人格下属来说是十分关键的。

提高领导能力和管理技巧

你的领导和管理技巧越出色，你在应对反社会人格下属时就越得心应手。有两个原因可以用于解释这一点。第一，在管理下属时，良好的管理风格能使你获益，包括会使员工按时完成任务，重视工作质量，在你遇到危难时愿意与你同舟共济。第二，你的上司会把这些都看在眼里，这也有助于你建立并维护自己是一名好领导或好主管的声誉。要知道，反社会人格员工会通过散布谣言贬低你的管理能力和管理风格，试图诋毁你，进而阻挠你有效地管理团队。鉴于此，你完全可以先发制人，始终保持良好的管理绩效，用行动赢得上司和高管的支持。

避免冲突

当众与上司发生冲突绝不是什么好主意。如果恰好他是个反社会人格者，可能会给你带来灾难。反社会人格者会通过按下你的热键来激怒你，借此达到目的。千万别上了他们的当！当你受到攻击时，要尽量保持冷静（尽管这么做很难且对你来说有点不公平）。我们绝不是让你唯命是从，而是建议你在遇到冲突时要坚定而不要冲动。

如果可能的话，尽量避免与你认为的反社会人格上司接触是最佳选择。如果实在无法避免，至少要确保有他人在场，他们能够见证你的冷静克制和职业立场以及反社会人格上司的小题大做。等结束后，你再把过程用准确客观的语言记录在记事本里。

反社会人格者有时会在上级面前训斥自己的下属，借此来展现自己的领导力。他们并不了解真正的领导力是什么，他们以为这样做有助于自己的职业发展。然而，大部分情况下，这样做只会适得其反。经验丰富的高管知道当众训斥下属是很不明智的举动。这么做只能显得他无法控制自己或控制局面，这些弱点都会被高管看在眼里。当然，从下属的角度，无论如何不要在这些场合对你的领导发脾气或者报复他们（这么做的话就上了他们的当）。相反，你要通过陈述事实来捍卫自己的决定、判断或成果。如果你做错了，勇于承认错误并道歉，请上司再给你一次机会。如果是其他人的过失（比如另外一个部门没有及时送来材料），你只需点到为止，而不是把责任全部推到其他人身上。要确保你努力做好了自己的分内之事（包括向上司请求帮助）来完成目标。如果你真的尽心尽力了，那么你会给大家以及曾当众训斥过你的上司留下能干和忠诚的印象。

你需要认真记录上司所说的话。无论是不是反社会人格者，很多领导都可能说点脏话。许多公司不允许出现这种言语侮辱，说脏话几乎在所有情况下都是明令禁止的，只有员工做了特别危险的事情时例外（例如按错了核反应堆的按钮）。而且，几乎在所有的案例中，说脏话的领导最终都会自讨苦吃，所以记得要将这些话“一字不落、原封不动”地记下来，以备后用。

如果被陷害了，你该怎么做

收集信息

收集与你的情况有关的所有文件，包括与反社会人格者的往来电子邮件、短信或备忘录，转录的通话内容，正式和非正式的绩效评估，以及其他与工作表现相关的文件（例如任务和目标、人力资源手册、公司的行为准则、组织结构图、你的打卡记录或工作时间表，以及在此期间做的所有个人笔记）。

如果对手是你的商业伙伴（这种情况并不罕见），你需要收集所有公司记录和文档、电子邮件、短信以及与反社会人格者、与其他投资者 / 商业伙伴或员工的信件往来。

请将这些信息从智能手机上下载到你家里的私人电脑上。

评估损失

评估你的就业状况，回答以下问题：你是否有一份糟糕的绩效考核？你的职业是否偏离了正常的发展方向？你在试用期吗？他们有没有给过你提醒？

最大的问题是：你能否在工作中恢复声誉？代价是什么？如果他人也遭受了反社会人格者的虐待，他们会支持你吗？公司的管理层站在你这边还是站在你的对手那边？你在现在的公司里还有哪些职业选择？你的简历更新过了吗？

评估同事

获取公司组织结构图的复印件。如果没有，就自己画一个。从你自己开始，加入与你同级别的同事、上级（向上三个级别）和下属。然后评估你对每个人的信任程度，他们是朋友还是反社会人格者的同伙，是受害者还是与反社会人格者在工作以外也有联系，抑或是与反社会人格者有秘密的亲密关系，等等。你可以从一些日常细节中看出些端倪，例如某个同事开始不跟你说话了，或是刻意疏远你；某个同事在办公室或是下班后更喜欢与反社会人格者在一起。

写下你的故事

与前文的建议类似，如果你在工作中遇到了反社会人格者，我们建议你写下自己的故事。按时间顺序整理所有文档并将其进行归类（例如财务或社交）。参考你的笔记和文件，写下你经历的整个事件。第一稿将是“意识流”报告，漫无目的，有时含糊不清，但充满情感。然后修订故事，确保故事的可读性，使完全不知情的圈外人（包括上级管理层、人力资源部门和你的律师）也可以轻松地读懂。这么做的目的是通过展示一份完整和准确的事件记录，使你的故事更令人信服。

为下一步做打算

访问一些针对反社会人格受害者的支持性小组，并阅读他人的故事和相关的研究材料。如果你想在网站上提问，请匿名进行，不要留下任何可识别身份的信息，以免反社会人格者会追踪到你。向就业法律方面的律师咨询自己的权益。向心理健康专家咨询，尤其当你的个人生活中也需要与反社会人格者相处时。向你的亲朋好友及配偶，或是你的生涯督导倾诉你的经历。

考虑投诉你的上司

在你正式投诉之前，需要仔细审时度势。公司的其他人对你的上司是什么看法？他在公司的声誉如何？他与公司管理层的关系如何？有其他人曾经投诉过你的上司吗？

要知道，反社会人格者已经在管理层和你身边的同事那里诋毁过你了。现在得想清楚你能做些什么。你不得不接受，在这种情况下你并不占优势。你的公司也许会有相关条款支持员工向人力资源部门或者上级管理层申诉，仔细阅读申诉的程序，权衡利弊。一些公司有匿名的举报热线，鼓励员工举报他们见到的非法行为（例如偷盗公司财产、生产记录作假）和辱虐行为（例如性骚扰和欺凌）。当你需要正式投诉时，有必要多了解这些途径并合理地运用它们。

切记，有时公司不会仅仅依据你的举报信就采取措施，或者即使有所动作，也不像你预期的那样。你需要有所准备，公司一般倾向于信任你上司的判断，想要改变这一点很难。如果你投诉的是一个反社会人格者，他的根基可能比你想象中的更深。你的投诉可能反而会暴露出自己工作中的不足和失误，甚至让人质疑你的忠诚。正中下怀，“不忠诚”恰恰是你的反社会人格上司为你精心罗织的罪名。你最后可能会因此丢掉饭碗。

如果你遭到了人身虐待，先从公司以外的亲朋好友或者专业人士那里寻求建议（把这个过程记录下来），再向公司人力资源部门或公司的其他渠道投诉辱虐行为。在此之前，你要确保充分了解正确的汇报流程以及这些行为将对你产生的影响；在此过程中始终保持警惕。

匿名投诉

保密性是组织文化中一个重要的主题。可一旦你投诉了上司或同事，你的工作记录将不再是保密的了。如果你担心受到威胁或害怕被报复，可以选择匿名投诉。即使你一开始匿名投诉，后期调查中也可以随时选择实名。然而需要注意，公司一般对匿名投诉不会太重视，他们很可能将其归因为谣言或传闻，你的匿名投诉可能会石沉大海。这种情况下，针对同一名上司的多个匿名投诉可能会比较有用。

如果你看到有人公然做出违法或辱虐的行为，你需要将此事上报给你的上司（你要确定他不是反社会人格者）。但是记住，只有当你和上司的关系十分牢固，且上司会相信你的时候，你才能这么做。否则，写一封匿名信给他就可以。你也可以利用公司的举报匿名制度。举报违法、不道德以及辱虐行为通常会被公司、行业视为忠诚，并且在某些要案中，这种做法甚至是对国家忠诚的表现。然而，千万不要陶醉在成为英雄的幻想当中，因为反社会人格者一直在操纵身边员工的感觉和想法。还记得吗？成功的企业反社会人格者会建立起一张极富影响力的关系网络，他很可能已经通过这个网络播撒了怀疑的种子，影响了他人对你的能力和忠诚度的看法。

考虑换个工作

在传统心理契约还发挥作用的日子里，员工默认会在一家组织工作一辈子，或者至少愿意把这份工作干到退休。但是时代在发生变化，你也应该随之调整对雇佣关系的态度。比较聪明的做法是，不断地更新自己的简历，把自己完成的项目、获得的成就和绩效评估填到简历当中，它就是你的保护伞。定期查看一下互联网上的公开招聘，这并不代表你随时想着要辞职，仅仅是一种良好的职业生涯管理手段。

如果你的上司真的是个反社会人格者，你唯一的办法就是通过申请工作调动来远离他，最糟糕的情况就是离职。许多公司都会有公告栏，里面会张贴其他部门和分部的空缺岗位，多了解这方面的信息，并且尽早做打算。注意，如果你申请内部调动，招聘经理一定会查看你过去的绩效报告并且征询你上司的意见。所以，为了能够继续在公司里工作，不管你的上司是不是反社会人格者，在职期间和他保持良好的关系是很有必要的。你也不用感到意外，有时你的反社会人格上司会助你获得新工作，尤其当你对他具有竞争性或威胁性时。如果你在一个跨部门的团队工作，你可以询问其他部门的员工是否有内部转岗的机会。如果你获得过表彰，比如月度最佳员工或者是分红奖励，记得把这些奖励写进你的人事档案里。只有你自己知道形势如何，权衡利弊之后，你可能会选择平级调动而不必是升职性的调动。如果你完成了一个新领域课程的学习，比如在审计部门工作的你现在获得了营销学硕士学位，那么对你以及公司来说，市场部的初级职位也是不错的选择。关键在于时刻保证让自己有备选机会，一旦发现他人对你的态度发生了变化（很可能来自你反社会人格上司的陷害），要及时调整自己的状态。

寻求人力资源部门的帮助

在参加我们讨论会和研讨会的职业人士当中，许多都是从事人力资源工作的。几乎所有人都表示，他们在现在或者之前的公司里，识别出一个或者多个具有反社会人格特征的员工。他们告诉我们，很多时候由于主管报告得太晚了，导致他们也无能为力。另外一些人指出，很多绩效报告写得太差或者不够细致，导致他们没办法根据绩效报告来处理那些（用他们的话来讲）“破坏性的”“反生产性的”“功能失调的”或者“很有问题的”员工。

除了你的直属上司，人力资源专员可能是与你讨论员工问题行为或可疑行为的最佳人选了。你并不需要说出具体何人是反社会人格者，你只需如实记录并报告那些虐待性的、反生产的、不符合绩效标准和工作要求，以及违反员工行为准则的具体行为。当然，你需要记住一点：人力资源部的人员也是为公司效力的，他们忠于公司的利益。在寻求帮助前，或许你可以先向同事打听一下人力资源部门的大概情况。

被逼离职

有时候你无法在企业内转岗，或是反社会人格上司暂时不会离开，被逼无奈，只有走为上策。离职的决定同样会影响你的配偶和家人，所以要确保你在离职之前将各方面的问题都考虑周全。比较明智的做法是，先找好下一份工作，再提出离职。

如果你被迫离职，则要弄清楚你的离职权益，比如解雇费、医疗保险、失业保险、累计的假期和病假工资。人力资源部门的员工有责任告知你这些事务。

公司有时会给你机会主动辞职，或者你主动要求公司给你这个机会，因为被辞退可能会对你的职业发展造成消极影响。这样的话，公司会要求你填一份离职申请表。在签署任何离职协议前，咨询一下法律顾问，弄明白你要同意哪些条款。

你通常会在离职面谈中被问到离职的原因，通常最合适的理由就是“私人原因”。注意你的措辞，最好事先咨询一下法律顾问。你或许感觉有必要告知公司你跟上司/同事/下属之间发生的种种矛盾。如果运气足够好，或许公司早已经发现了你的上司/同事/下属的辱虐行为；又或者公司惜才，用各种奖励措施来挽留你（但不要指望这个）。无论如何，选择合适的时间和理由离职，千万不要自绝后路。

重启你的生活和事业

一旦脱离了反社会人格者的控制，你会百感交集，许多感觉我们在前面几章已经描述过了。其中最强烈的感受应该是解脱，就好像卸下了身上重重的担子。如果有需要，你可以去尝试进行心理咨询。把你先前的工作和反社会人格者抛到脑后，你的生活仍然要继续。把这段经历当作生命篇章中最艰难的一页翻过去，睁大眼睛，热情洋溢地拥抱你的新生活吧。

这个世界是由形形色色的人构成的，很不幸的是，他们当中有一些是反社会人格者。在理想的世界里，我们相信真善美，与每个人平等友好地相处。然而，理想很丰满，现实却很骨感。我们渴望走在职业发展的康庄大道上，能在职场上找到友谊，现实中却备受挫折。我们真诚地希望本书能够帮助广大读者免受职场内外的反社会人格者的伤害，帮助受害者脱离反社会人格者的“泥淖”，重新回到快乐幸福和丰富多彩的生活中来。

Snakes In Suits

05
第五幕

戴夫的案例

场景三：谈笑封侯

戴夫坐在阳台上，欣赏着庭中的树木。他今早打了个电话到公司说自己病了，需要休息几天。

他发现最边上的一棵橡树有一截枯枝，思忖着："改天得把那边的树枝修一下。"

他大部分的时间都在查看电子邮件，看看是否有感兴趣的消息。"公司的事情到底怎么样了？"他好奇地想。最终，他发了一条短信给自己的秘书："丹妮丝，我感觉稍微好些了，但还有些咳嗽，这周公司里有什么重要的事情吗？"

过了一会儿，丹妮丝回了短信："弗兰克被炒鱿鱼了！玛琪在自己的办公室里哭得很伤心，我们很震惊。"

戴夫阴阴地笑了笑，拿起电话拨通了丹妮丝的号码，对方接起电话时，他装模作样地咳嗽了好几声。"天哪！丹妮丝，怎么会这样！"他大叫道。

"戴夫，事情就是这样。我们也不知道怎么回事。"电话那头的她强忍着泪水。

戴夫问她还听说了什么，她把知道的情况全都告诉了戴夫。戴夫问了很多问题，好像他对所有的细节都很感兴趣，最后戴夫安慰她一切都会好起来的，然后挂断了电话。

戴夫深吸了两口气，享受着新鲜的空气，然后拨通了杰克·加里戴博的电话："嗨，杰克，怎么样了？"

"还算顺利。"杰克的声音带着疲倦，"好事不出门，坏事传千里啊。"

"嗯，丹妮丝刚刚打电话给我了，显然很多人都很震惊。有什么事情我能效劳吗？"戴夫满怀期待地问道。

"暂时没有。我让人力资源部把你升职公告的草稿发给你看了，你需要在背景一栏里多填点东西，周一前发给公关部。我们打算等这件事的影响平息下去一点，周二把通知公布出来。"

"好的，明白。"

戴夫挂断了电话，脸上露出了笑容。他的妻子递给他一杯红酒，他们走到了阳台边缘。他观望着自己的院子，静静地端起酒杯，朝橡树的枯枝远远地敬了一杯。

"枯木不可留啊。"他对妻子说道并呷了一口酒，"而生活是如此美好。"

后续

弗兰克接受了公司给他的一份升级版的"退休金"。他与妻子搬到了一栋依山傍水的度假屋中安度晚年。他每日含饴弄孙，钓钓鱼，悠闲地打发时间。

与此同时，戴夫在公司里节节高升，一年后当上了副总裁。之后，在一次公司与竞争对手合并重组的过程中，戴夫成功当上了过渡小组的领导，趁机清理了他在公司里的对手，将他们统统辞退。但他一直对多萝西青眼有加，给她升职加薪。多萝西在他手下继续工作了一年之后，跳槽去了一家竞争对手公司。戴夫的妻子后来发现他和秘书有染，和他离了婚。最终，戴夫离开加里戴博公司，自己创建了一家非常“成功”的咨询公司。他在一所著名的大学里任客座教授，在他主讲的课程中，有一门课特别热门——商业伦理。

Snakes In Suits

附录

存在先天的反社会人格脑吗

早些年

黑尔博士在《黑尔变态心理学》的第一页[1]中提到，他曾和学生向《科学》(*Science*) 杂志投稿，被编辑拒稿，并收到如下的回复："坦率地说，我们发现论文中描述的一些脑电波波型非常奇特，不像是人类的。" 事实上，这篇论文的数据来自一个以反社会人格者罪犯为样本的行为与大脑的实验室研究。研究要求被试对电脑屏幕上短暂闪过的字母串做出反应，这些字母串可能组成一个中性词、积极情绪词、消极情绪词，或者不能组成一个正确的单词。被试须在看到"单词"后尽快按下按钮。实验结果显示，与出现中性词字母串相比，当显示出的字母串是一个情绪性的单词时，普通被试的反应时间更短，脑电波显示出更大以及持续时间更长的大脑反应（采用事件相关电位技术），而反社会人格者的反应时间和脑电波没有显著的差别，情绪性的单词对他们来说与中性词没有区别。

幸运的是，他们的研究[2]最终发表在了另一本重要的学术期刊上，这个研究是克莱克利假说（Cleckley's hypothesis）的首个实证研究证据。克莱克利假说认为反社会人格者缺乏整合语言中语义和情感的能力，他们的语言不带情绪色彩。目前为止，该研究结果已经被多个事件相关电位研究和神经影像学研究证实。[3,4,5]

神经影像学

在 20 世纪 90 年代初期，黑尔博士的研究小组实施了可能是研究史上第一个对反社会人格者进行的影像学研究。研究在布朗克斯退伍军人事务医疗中心（Bronx Veterans Affairs Medical

Center）的脑影像科进行，该科室的主任是乔安妮・英特拉特（Joanne Intrator）。该研究的被试是药物滥用的患者，他们被要求填写了 PCL-R 量表。参考威廉姆森（Williamson）等人的研究，患者被注入放射性示踪剂来确定任务中大脑的哪些部分最活跃。[6]研究结果清楚地显示，与正常人对比，反社会人格患者在加工中性词和情绪性的单词时，使用的情绪资源相对较少，大脑活跃的区域也与常人不同。一个发现是，当他们加工情绪性的单词时，他们脑区中与语义和决策相关的区域被激活了。

20 世纪 90 年代中期，黑尔博士的研究生肯特・基尔（Kent Kiehl）——现在是反社会人格神经生物学领域的重要研究者——在黑尔博士的实验室里，与精神病学领域的彼得・利德尔（Peter Liddle）、放射医学领域的布鲁斯・福斯特（Bruce Forster）合作进行了一项关于反社会人格的功能性磁共振成像（fMRI）的研究。该实验首次通过 fMRI 展现了研究结果：反社会人格者在处理语言、认知和行为的过程中几乎不会激活与情绪加工相关的脑区。[7]

最新发现概述

有了早期研究的基础，反社会人格的神经科学研究蓬勃发展起来，研究领域包括语言神经生物学、道德行为、决策、奖惩、执行功能、反应抑制、错误监控、情绪处理、认知 – 情绪整合、共情、社会认知和观点采择等。我们暂不在此就反社会人格的神经科学研究展开讨论，感兴趣的读者可以从本书注释中列举的科普性和科研性的文章、书目[8,9,10,11,12,13,14]中获得更多详细的信息［见埃斯皮诺萨（Espinoza）等人最近的研究］[15]。

我们需要特别说明，这个领域研究的主要工具是 PCL-R 及其衍生的测量工具 PCL:SV（见第 2 章）和 PCL:YV。[16,17] 这组量表是评估个体是否具有反社会人格的标准，并且都具有相同的四因子结构，因此每个量表都可以提供被测量者每个因子上的得分。相较于单个总分，四个因子的结构为我们提供了更具体、更细腻的人格描述。反社会人格的神经学研究者通常也在研究中采用四个因子的得分作为重要的研究变量［见博尔波（Poeppl）等人的研究综述］[18]。例如，沃尔夫（Wolf）等人 [19] 的研究中提到："此外，我们发现，相较于反社会人格的情感、反社会性和生活方式这三个特征，人际特征与他们的束状束带（连接腹额叶和前颞叶皮质的主要脑白质带）高度相关，人际特征具体表现为浮夸的魅力、自我膨胀、病态性的撒谎以及操纵。这一结果为反社会人格的症状学研究提供了一个关键维度的神经标记物。"

更重要的是，研究者成功地将反社会人格者的许多特质和行为与大脑的结构、功能和神经网络建立了联系，这具有重要的理论意义。例如，基于广泛的研究基础，基尔（Kiehl）及其同事们 [20] 确定了副边缘系统（paralimbic system，一组相互关联的与情绪加工、目标追求、动机和自我控制功能相关的大脑区域）的部分脑结构和信息加工特点与反社会人格的犯罪相关。多数病例显示，平均而言，反社会人格者情绪信息加工的脑区较小且活跃性较低，而奖赏和期待奖赏有关的脑区较大且活跃性较高。

博尔波等人 [21] 对 28 个 fMRI 研究和 155 个实验进行了元分析，分析结果与上述结论类似。该分析显示反社会人格相关的"异常"大脑活动越来越多地聚焦于前额叶、脑岛和边缘系统，具体表现为：语义加工、动作执行、疼痛处理、社会认知和情绪奖赏加工等至关重要的脑区活动减少；而在一个与认知奖赏加工相关的区域，以及另一个与语义加工和疼痛处理相关的区域中，其大脑活动增加了。有趣的是，这个研究结果中反社会人格者对语言加工时大脑语义分析的区域活动增强的结论与上述黑尔博士的研究结果一致，说明反社会人格者倾向于使用语言资源来处理情绪材料。

大脑区域是相互依存、相互联系的，因此研究中的另一个重要领域是功能性回路、神经元网络和神经元的连接。在这项工作中，研究者测量了静止状态（无任务）下神经元的功能性连接，揭示了大脑（解剖学上）的各个区域神经元激活模式之间的关系，并描述了大脑区域之间如何组织、互动和整合以实现功能性的耦合（p.36）。[22] 埃斯皮诺萨及其同事（p.2634）认为："反社会人格者的情感和人际关系症状（因素 1）与包括副边缘系统在内的多个脑区的异常联结有关。"[23,24,25]

注意模型

汉密尔顿（Hamilton）和纽曼（Newman）[26] 认为，可以用注意（认知）模型解释反社会人格的认知和行为模式，即可以用选择性注意加工过程解释上述反社会人格的行为学和脑成像研究结果。他们提出了一个"响应调制假设"，认为当个体的注意集中在目标导向的信息时，前额叶外侧皮层的"瓶颈"阻碍了情绪和抑制性信息的加工。

反社会人格脑？

那么，经过漫长的讨论，到底有没有反社会人格脑？从一系列反社会人格者的实证研究数据来看，至少在群体层面上，反社会人格者的大脑结构和功能的确与常人不同（有些反社会人格者表现出上述异常，另一些没有）。我们认为，他们的确是一个“异于常人”的群体，但导致他们异常的原因尚不明确。多数研究者使用“败坏的”“功能失调的”或“缺陷”之类的术语来形容反社会人格者。但需要注意，有时异常并不代表缺陷，而可能是一个进化适应的过程。的确，我们很难理解大脑神经元的错误连接如何造就了高智商的反社会人格高管。此外，还有一个亟待解决的重要问题摆在我们面前：企业反社会人格者或其他领域中的反社会人格专家们的大脑结构和功能与反社会人格罪犯们的类似吗？

神经学证据在法律中的影响

这不仅是学术上的争论话题，还对法律上的量刑有严肃和深远的影响。至少已有一个案例在死刑听证会上试图使用影像学证据为罪犯减轻刑罚。[27,28] 虽然这个尝试失败了，但法律和科学的争论仍将持续很长时间。[29,30,31]

Snakes In Suits

纪录片

在搜索引擎中搜索“反社会人格”，将出现数百个与此相关的电影、纪录片和网站。这些网站有的以反社会人格为特色主题，详细介绍反社会人格的相关信息，有的针对某个反社会人格的个体（或号称为反社会人格者）展开评论。然而，这些陈述和评论大部分是不准确的，与事实大相径庭甚至是刻意夸大了的。有一些网站打着 PCL-R 测试的幌子，声称可以判断你或是你认识的某个人是不是反社会人格者，还有一些网站将反社会人格者描述为英雄或“革命家和撼动者”。我们恳请读者在浏览网站时，对其中的内容进行理性和审慎的评估，并关注有关反社会人格的正规科学研究。一些网站和互联网资源提供了关于反社会人格研究进展的最新信息。本文中提到的许多研究者都有自己的网站。以下，我们将推荐一些纪录片，供读者们参考。

《隔壁的反社会人格者》(*The Psychopath Next Door*)

由加拿大广播公司（CBC）发行的纪录片，发行日期为 2014 年 11 月 27 日，导演是杰里米・托里（Jeremy Torrie）。该片于 2015 年获得“Aftermath 媒体奖”（Aftermath Media Award）。这部长达一小时的电影纪录片引人入胜，记录了具有反社会人格特征的人对周围人的影响。

《坏老板：通往成功的反社会人格？》(*Bad Bosses: The Psychopath to Success?*)

由美国有线电视新闻网（CNN）发行，发行日期为 2012 年 1 月 20 日，包含一部关于反社会人格老板的短片和一篇文章。但片中对反社会人格高管的比例描述有误，所犯的错误与补充资料 9-3 中提到的错误类似。

《我，一个反社会人格者》(*I, Psychopath*)

一部由澳大利亚导演伊恩·沃克（Ian Walker）拍摄的优秀纪录片，讲述了一名自称自恋型人格者（或疑似反社会人格者）在德国充满不安的诊断之旅，以及在成像实验室的一段故事。黑尔曾提醒制片人这段拍摄经历将很艰难，即使拍摄结束后，他也很难彻底走出来。之后公布的“镜头外花絮”（“off camera”）的视频剪辑片段证实了这一情况。

《反社会人格》(*Psychopath*)

英国第四频道——春分（Equinox）科学与纪录片频道出品的优秀纪录片，导演是罗莎琳德·阿登（Rosalind Arden）。这部纪录片在 YouTube 上有超过 500 万的播放量。纪录片的文字记录稿请参阅 http://www.hare.org/links/equinox.html。纪录片中的主角后来被释放，但在持枪前去杀害妻子的路上被警察拦截，最后死在了监狱里。

《我是 Fishead：企业领导是反社会人格者吗》(*I am Fishead: Are Corporate Leaders Psychopaths?*)

一部由米莎·沃特鲁巴（Misha Votruba）和瓦克拉夫·德伊克马尔（Vaclav Dejcmar）执导的引人入胜的纪录片，由彼得·科约特（Peter Coyote）叙事。纪录片的前半部分描述反社会人格，后半部分描述大型制药公司。制作人说：“我们创造了 fishead 这个词来比喻当今社会所面临的根本性、毁灭性的错误。fishead 的同义词有，问题、毁灭、根本、自私、漠视、不负责任、漠不关心、缺乏同情心、反社会人格、错误、无知和冷漠。”

《犯罪心理》(*The Criminal Mind*)

加拿大广播公司为系列电视剧试拍的纪录片，导演是托尼·韦德（Tony Wade）。电视剧最终未能拍摄。

《反社会人格磁共振成像》(*Psychopath MRI*)

对黑尔首次进行反社会人格单光子发射计算机断层扫描成像技术（SPECT）研究的详细描述。[Intrator, J., Hare, R.D., Stritzke, P., Brichtswein, K., Dorfman, D., Harpur, T., Bernstein, D., Handelsman, L., Schaefer, C., Keilp, Rosen, J., & Machac, J. (1997). A brain-imaging (single photon emission computerized tomography) study of semantic and affective processing in psychopaths. *Biological Psychiatry*, 42, 96-103].

Snakes In Suits

致谢

从我遇到第一例企业反社会人格者到现在已有25年了。在此期间，研究者进行了大量研究，解答了许多棘手的问题。基于生动的案例研究和与反社会人格行为相关的探索性理论，目前关于反社会人格者——“看不见的”人类猎食者的研究已颇具规模。丰富的应用研究不断加深我们对反社会人格者的行为模式的了解。过去对此持观望态度的组织现在接连不断地投入到对这种罕见但行为出格的人的研究之中。他们知道，组织中若出现了这样一个功能失调的人，将会造成多么严重的后果。此时此刻，修订后的本书，整合了最重要的研究结果，更有利于加深我们对反社会人格者的了解。

经过25年的合作与友谊，在第2版中与鲍勃㊀的合作让我对他严谨的科学态度、机敏的才智、令人愉快的幽默感和真诚的善良更添一份尊敬。没有人能像鲍勃一样如此全面透彻地了解反社会人格者的思想。

感谢我们的经纪人约翰·西尔伯萨克（John Silbersack），此书前后两版从最初围绕一些颇有争议的话题写成的粗略手稿，到最终构成一本书，整个过程都离不开他的帮助。感谢HarperCollins出版社的编辑丽贝卡·拉斯金（Rebecca Raskin），她既耐心又勤奋，帮助我们不断将新的研究结果整合到此书中。

我们也感谢在阅读第1版书后联系我们，并分享他们职业生涯中遇到反社会人格者的亲身经历的读者们。他们的见解再次证实了我们对反社会人格者在组织中如何兴风作浪的推测，并加深了我们对其“战术”的了解。我们有幸帮助一些读者解决了他们的困境。虽然不能百分之百打包票，但我们相信凭借智慧以及目

㊀ 即黑尔博士。——译者注

前我们对他们的了解，与反社会人格者斗智斗勇并战胜他们是完全有可能做到的。

我对我的妻子琼（Joan）的支持深表感激。当我被家务琐事困扰时，她作为妻子、朋友和生活伴侣，给予我无私的爱、支持和鼓励，有了她的全力支持和付出，第 2 版书才能如此顺利地问世。她对生活的热爱，开放的胸怀，对人类心灵的深刻理解每天都带给我惊喜。我永远感激她的爱，我每天都在思念她。

保罗·巴比亚克

2019 年于纽约

在我多年对反社会人格的研究生涯中，有幸能够与众多杰出的学生和学者共事，在此，我要向他们表示衷心的感谢。尤其在此书的撰写过程中，我由衷感谢辛西娅·马蒂厄（Cynthia Mathieu）博士、克雷格·诺伊曼（Craig Neumann）博士、丹·琼斯（Dan Jones）博士以及安德里亚斯·莫克若斯（Andreas Mokros）博士。50 年前我开始涉足这个研究领域，见证了这些年来整个领域迅速的发展。反社会人格的研究不再只有少数学者和临床研究者孤军奋战，而是集结了全世界数百名研究者的共同努力。大家彼此合作，众志成城，致力于了解反社会人格的本质及其影响，造福社会。2005 年反社会人格科学研究会（SSSP）的成立是一个里程碑的事件，该组织致力于促进反社会人格及其社会影响研究的国际和跨学科合作。

反社会人格的科学研究和辩论对于促进心理健康和司法公正非常重要，普通大众也有必要尽可能多地了解反社会人格。正是出于这个目的，我撰写了《黑尔变态心理学》一书。在写书的过程中，我与本书的另一名作者保罗·巴比亚克开始进行专业的讨论。他向我提供了一个绝佳的案例，我将其收入白领反社会人格相关的章节中。从那以后，我与保罗先后合作完成了多个项目，每一次都非常愉快。本书便是我们合作的成果之一。作为一名工业与组织心理学家，他丰富又富有洞见的专业经验体现在本书的字里行间。

我想在此对凯莉·诺伊费尔德（Kylie Neufeld）出色的工作表示感谢。她在过去20年里作为我的助手协助我的各项研究和写作，为我搭建并维护我的个人主页，参与黑石研究集团[1]的工作。感谢我们的经纪人约翰·西尔伯萨克，他对此书的第1版和第2版都提出了富有见地的建议，衷心感谢他的指导和努力。我们还要特别感谢此书的编辑丽贝卡·拉斯金，她仔细阅读了书稿并提出了深刻而有价值的评论和建议。还要感谢她对我们延迟交稿的耐心与包容。

感谢我的妻子同时也是我的挚友，阿弗丽尔（Averil）。在过去50年里，她一直为我营造充满爱和滋养的氛围。她有敏锐的洞察力，对重要的事情有自己的主见，是我最可靠的顾问。她是儿童虐待与忽视案件的咨询顾问，同时也是不列颠哥伦比亚省家庭服务中心的合规总监。作为一名社会工作者，她经常需要在第一线面对最糟糕或最感人的事件和人。她的经历和我们之间的讨论给我的工作带来了深远的影响。

最后，感谢我们最爱的女儿谢丽尔（Cheryl），她曾就职于不列颠哥伦比亚大学医学院，是她教会了我们在困难面前要始终保持勇气、勤奋和优雅。她永远活在我们的心里。

罗伯特·D. 黑尔

2019年于温哥华

---

[1] 黑石研究集团（Darkstone Research Group）是由黑尔博士主持的一个研究机构。——译者注

注释

前言

1. Hare, R. D. (1999). *Without conscience: The disturbing world of the psychopaths among us*. New York, NY: Guilford Press.

2. 关于问题的细节讨论，详见 Lilienfeld, S. O, Watts, A. L. Smith, S. F. (2015). Successful psychopathy: A scientific status report. *Current Directions in Psychological Science*, 24, 298–303. doi: 10.1177/0963721415580297.

3. Babiak, P., & Hare, R. D. (2006). *Snakes in suits: When psychopaths go to work*. New York, NY: HarperCollins.

扫码获取全书注释